シリーズ こころとからだの処方箋

ボーダーラインの人々

―多様化する心の病―

監修●上里一郎
編●織田尚生（東洋英和女学院大学人間科学部）

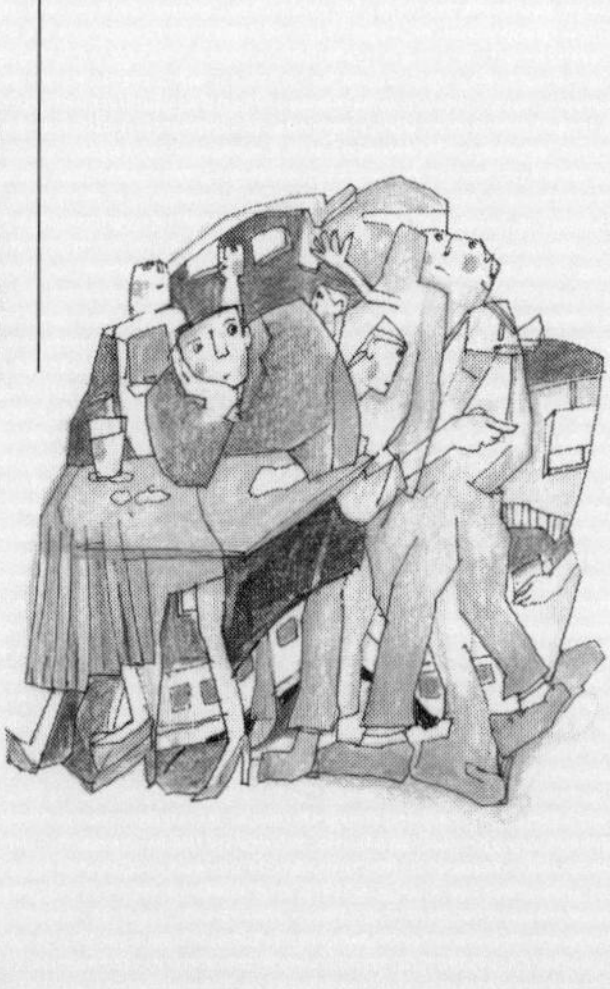

ゆまに書房

監修にあたって

二十一世紀は心の時代だと言われる。いわゆる先進国では、物質的には充足されているが、生きる意味や目標を見つけることができずにいる人々が少なくない。

グローバル化や科学技術の著しい進歩により社会は激しく変動しており、将来を予測することが困難になっている。例えば、労働環境一つを取ってみても、企業は好収益を上げていても、働く者個々で見るとその労働環境は著しく厳しいものになっている。それは、過重な労働条件・リストラの進行・パート社員の増加などに見ることができる。極端な表現をすれば、〝個人の受難の時代〟の到来といえるかもしれない。労働・地域・社会・家族など、私たちの生活の中に、このようなめまぐるしい変化は影を落としている。自殺者・心身症・うつ・犯罪の若年化や粗暴化などといった社会病現象の増加はその影の具現化でもある。

このシリーズ「こころとからだの処方箋」はこれらの問題に向き合い、これを改善するため、メンタルヘルスの諸問題を多角的に取り上げ、その解決と具体的なメンタルヘルス増進を図ることを主眼として企画された。

テーマの選定にあたっては、人間のライフサイクルを念頭に、年代別（青少年期、壮年期、老年期など）に生じやすい諸問題や、ドメスティックバイオレンスや事故被害、犯罪被害といった今日的なテーマ、不眠や抑うつなど新たな展開を見せる問題などを取り上げ、第一線の気鋭の研究者、臨床家に編集をお願いした。一冊一冊は独立したテーマであるが、それぞれの問題は相互に深く関連しており、より多くの巻を手に取ることが、読者のより深い理解へと繋がると確信している。

なお、理解を助けるため、症例の紹介、引用・参考文献などを充実させ、また、専門用語にはわかりやすいよう注記を施すなどの工夫をした。本書は、医学・心理学・看護・保健・学校教育・福祉・企業などの関係者はもとより、学生や一般の人々に至るまでを読者対象としており、これら各層の方々に積極的に活用されることを願っている。

上里一郎（あがり・いちろう　広島国際大学学長）

はじめに

きわめて現代的な病であるボーダーラインの人たちは、底知れぬような寂しさや空虚感を生きており、人生の意味を発見するための、心理的な援助者を真剣に求めている。本書は主として、こころの臨床における、専門家を目指す人たちのために編んだものである。境界性人格障害者に対する心理療法のためには、面接の枠組みを守ること、解釈と直面化の技法、治療者の内的体験をモニターすること、象徴表現の理解、さらには布置と自然発生的な癒しという発想、これらを身につけなければならない。

第一章では、ボーダーラインとは何かということについて、心理療法の原点に帰り、実際に即して論じる。第二章では、広く境界例に関する研究の歴史を取り上げる。第三章は本書の特色ともなるが、境界性について神話学から検討する。第四章は、ロールシャッハ研究によるボーダーライン論。第五章は、精神分析を用いた援助の技法である。第六章は、分析心理学の仮説と錬金術の研究。第七章では、二つの事例研究が提示される。第八章では、子どものボーダーライン心性が検討される。第九章は、身体の病気のために、生と死の境界に置かれている子どもたちの、境界の心理学について述べる。

本書は今日、こころの臨床における援助対象として重要な課題となっているボーダーラインと、わたしたちすべてのこころのなかにある「内なるボーダーライン」の心理を多面的に捉える。こうした取り組みによって、著者らは境界性人格障害の心理を理解するだけでなく、心理的援助の本質について考える。

（織田尚生）

【目　次】

第1章　ボーダーラインとは何か

この章では、ボーダーラインとは何かということについて、臨床体験に根ざして述べる。精神医学とユング分析心理学、さらには臨床心理学を専攻した者として、できる限り広い視野から、そして臨床現場に即して、ボーダーラインについて考えてみよう。わたしの立脚点はユング分析心理学の考えに置いているが、全体を通読すればわかるように、本書におけるボーダーライン研究は、精神医学や臨床心理学、そして精神分析や神話学にも開かれている。なかでも精神分析からの貢献は非常に大きく、それを抜きにしては、今日のボーダーライン研究を語ることはできない。しかし、ここで取り上げるボーダーライン論が、何よりも日常の臨床経験から得られた、実際的で体験的なものであることを強調しておく必要があるだろう。また、新しいボーダーライン論を展開することも目指している。

1 臨床経験から考える

(1) 最初期の現場から

精神科医として、そしてユング派分析家として、数多くのボーダーラインの人々とかかわってきた。こころの臨床家としてわたしが仕事を始めたころと、この領域でボーダーラインが重要な援助対象として取り上げられるようになったころとは、ほぼ時を同じくしている。わたしは一九六九年ごろから精神科医として、ボーダーラインと考えられる人々に出会うことになった。しかし当時は精神医療の世界でも、今日の境界性人格障害者の存在は、いまだ一部の人たちにしか知られていなかった。

当時わたしは精神科専門病院に勤務していたが、現在では心理療法が主たる援助手段になっている境界性人格障害の人たちが、当時はうつ病や統合失調症、あるいはヒステリーとして、精神科で外来治療や入院治療を受けていた。これらの人たちに対する援助の方法としては対症療法的に、抑うつ症状に対しては抗うつ薬、幻覚妄想に対しては抗精神病薬が投与された。人格の病としての境界性人格障害者には、これらの薬物投与はいずれも十分有効な援助とはなりえないものであった。なお現在でも境界性人格障害の人たちのこころを理解することは簡単ではない。そのため後に述べるように、わたしたち自身のボーダーライン傾向、つまり「内なるボーダーライン」を体験する必要があると思われる。

(2) 境界性人格障害の見立て

ボーダーラインの人たちに対する見立てについて、心理療法治療者の立場から考えてみよう。ボーダーラインといえば、統合失調症と神経症との境界領域にあるものを指すという時代が過ぎてもしばらく、自己愛の傷つきという意味で共通している、境界性人格障害と自己愛性人格障害を共に含んでいた。しかし現代の臨床現場では、ボーダーラインは主として、自己愛性人格障害に比べて自己愛の傷つきがはるかに深い境界性人格障害を指すようになった。まして潜伏性の統合失調症という意味や、統合失調症と神経症との鑑別が判然としないという意味での、境界例という診断名はほとんど使われなくなっている。

境界性人格障害と思われる人にはじめて出会ったのは一九六九年、ある精神科専門病院の入院病棟においてであった。その入院患者は若い人で、不安定な情緒状態、抑うつ気分、アイデンティティーの不確かさが認められた。しかし何よりも特徴的であったのは、クライエントがわたしに、「この患者さんのために、役に立つ援助を何とかしてあげたい」という、強い思いを抱かせたことである。当時わたしは、一人の経験の少ない精神科医であった。必要がないと思われる入院生活を続けていたこの方に対して退院を勧めた。クライエントは自ら希望して、その病院を退院することができた。患者さんは後に医療を離れて企業に勤め、社会適応を果たすようになる。しかしわたしは当時、心理療法を知らない精神科医であり、このクライエントに対して十分に心理療法的な援助を行うことはできなかった。

その後わたしは現在まで、数多くのボーダーラインのクライエントたちと出会い、現在でもそのような人たちの面接を担当している。ここで述べたように、ボーダーラインの人たちが持っている「治療者を動かす力」は、見立てを行ううえで大切なポイントになる。ボーダーラインという病は、人と人とのあいだの心理的な関係性の病理である。だから心理的な見立てを行う場合には、面接による心理査定が不可欠である。わたしたちがクライエントと心理面接を繰り返すことによって、査定のための資料として、面接者自身のこころの動きがモニターされなければならない。正確な見立てのための面接を行おうとすれば、少なくとも四回程度の診断面接が必要であろう。心理的な関係性の診断を通してはじめて、信頼するに足るクライエント理解が可能になる。

わたしたちが援助者として彼らとの心理的な関係性を深くするとき、ボーダーラインの人たちの無意識的な吸引力に、自身がからめとられるかもしれないという危険性にさらされる。治療者としてクライエントから、影響を受けなければ援助はできない。しかしそうだからといって治療者は、クライエントから影響を受けすぎてはならない。治療者はクライエントとの関係において、自分の立っている位置から動かされることのないように努めなければならない。このような課題を遂行するために、治療者はどうすればいいだろう。そのような課題をこころに留めて、話を進めよう。

(3) ボーダーラインのクライエント

境界性人格障害の人たちの一部には、その経過の途中で幻覚妄想状態のために、あるいは高度に情緒が不安定になったために、病院の精神科への比較的短い期間の入院を要するような重症の事例がある。しかし多くの事例では入院治療は必要なく、医療機関の外来で、あるいは薬物投与のない心理相談機関で、心理療法を用いた援助が可能である。今から三〇年前、あるいは四〇年以前と比較して、今日では軽症の事例が増加しているという印象がある。

一九七〇年にある総合病院精神科で出会ったクライエント［織田、1977／1978／1981／1986］は、わたしに非常に大きな影響を与えた。わたしが心理療法を専攻する契機となったクライエントであり、その点でもこの方に感謝している。このクライエントとは、入院病棟で宿直勤務のときに出会った。わたしは宿直を担当する若手の精神科医師であった。クライエントはおそらく、その病院に入院してから日が浅く、いまだ一週間程度しかたっていなかったと思われる。クライエントは精神科外来の新患担当の医師からは、ヒステリーと診断されていた。それには、次のような理由があった。

クライエントには幻聴体験があり、一時的な精神運動興奮を生じるなど、精神病状態を思わせる症状が認められた。また自殺念慮などのために、これまで何度か精神科専門病院への入院歴があった。しかし診断面接において、初診の医師との対話が可能で、コミュニケーションにおける情緒的な疎通性は良好であった。この点からクライエントは、統合失調症とは考えられなかった。ヒステリーと診断されたもうひとつの理由として、心因性の難聴が認められた点がある。さらに当時は、本章で取り上げている範疇のボーダーラインがよく知られていなかった、というのも要因となっている。

宿直担当医師としてクライエントと出会ったとき、彼女は「食べるな、眠るな」という声が聴こえるからという理由で、病院給食を食べるのを拒否し、就寝するのを拒否して、夜通し病棟の廊下を徘徊していた。主治医の方針で拒食のクライエントに対して、チューブ栄養を投与するのが、宿直医師の役目であった。チューブ栄養を与えるのは、栄養確保のためにやむをえない処置ではあったが、それは強制を伴うものであり、クライエントに対して理不尽なことをしていると感じた。ここにはわたしのこころのなかの、内なる治療者が活動していたと思われる。そのようなわたしの思いはおそらくクライエントに影響を与え、退院後に希望して、わたしの担当する外来を受診し始めた。わたしは、このクライエントの心理療法担当者となった。そしてわたしは、いわゆる教育分析を受けるようになり、この方の心理をそれまでよりも理解するようになった。

2　心理的援助のために

(1)　神秘的関与

本書が境界性人格障害に苦しむ人たちに対する心理的援助を志す人への、道案内を果たしてほしいと思う。心理的援助を行うためには、まずクライエントの心理を理解しなければならない。ここでわたし自身の臨床経験から、できる限りボーダーラインの人たちの心理を理解すべく努めてみよう。これから述べるボーダーライン研究は必ずしも、境界性人格障害を差別化して研究するというものではない。絶望的な空虚感や、対人関係における融合や分割の心理に苦しむ人たちと、わたしたちが共通に持つ心理を研究するという視点を持ってみよう。つまり「内なるボーダーライン」はわたしたちすべてのこころのなかに眠っている、人間心理の本質であると考えられる。

分析心理学者ユングは早くも一九二一年［Jung,1921］、文化人類学のレヴィ-ヴリュール（Levy-Bruhl）の業績を心理学に応用し、未分化で原初的な対人関係の心理を、神秘的関与（***participation mystique***）と呼んで重要視している。この当時、境界性人格障害という臨床単位は認められていなかったが、神秘的関与という心理はボーダーラインの心理を理解するために重要と考えられるのでここで取り上げよう。ユング自身によってそれは、次のように定義されている。

神秘的関与は、レヴィ-ヴリュールに由来する術語である。神秘的関与は、他者とのある種特有の結びつきを意味する。つまりそれは、主体が自分を客体から明瞭に区別できないという事実によって成り立っている。結局、主体は直接的な関係性によって対象と結びつくが、その関係性は部分的な他者との同一性にまで達する。こうした同一性は、主体と対象とが先験的に同一であることから生じている。神秘的関与は、このような原初的状態の名残である。（途中省略）神秘的関与は、現代文明との接触の少ない人々のあいだでは、しばしば見られる現象である。しかしそれは、同じ頻度と強さでは起らないにしても、文明人のあいだでもまったく普通に認められる。（途中省略）対人関係における神秘的関与は、ある種の転移による関係性である。この場合の対象は原則として主体に対して、魔術的な、つまり有無を言わせぬ影響力を持っている。（以下省略）

ここに引用した神秘的関与の定義における、「関係性における、部分的な、他者との同一性」「対象が……主体に対して、魔術的な、つまり有無を言わせぬ影響力を持っている」という概念は、現代の「分割を伴う、投影同一化」の心理とほとんどまったく重なり合う。ユングの発想は後に触れる、メラニー・クライン* [Melanie Klein, 1946] における投影同一化という発想を先取りしたものだといえるだろう。

わたしが最初に精神科病棟で出会った境界性人格障害と思われる患者に対して、「この患者さんのために、役に立つ援助を何とかしてあげたい」という気持ちになった、ということはすでに述べた。このようなクライエントによる治療者への影響力は、確かに「治療者を動かす力」である。ユングが神秘的関与の定義として述べているように、まさにこの心理は治療者にとって魔術的であるとさえいうことができる。

(2) 魔術的な影響力

わたしたちが境界性人格障害に悩むクライエントによる、このような魔術的な影響力、つまり神秘的関与の心理によってからめとられないようにするためには、どうすればいいのだろうか。もちろん、治療者とクライエントとのあいだの神秘的関与は相互的なものであり、クライエントばかりでなく治療者もまた彼らに対して、魔術的な影響力を及ぼす可

メラニー・クライン（Melanie Klien）
一八八二～一九六〇。オーストリアで生まれ、イギリスで活躍した、女性の児童精神分析家。早期対象関係の研究を進めた。クライン学派を創始し、やがてそこから対象関係論が生まれた。

能性がある。

すでに述べたように、ユングは早くも一九二一年、文化人類学の業績から示唆を得て、心理療法的な関係性のなかで働く心理として、神秘性関与という概念を提示している。しかし分析心理学の領域ではその後長く、このような治療者とクライエントとのあいだの、治療的な関係性、つまり転移逆転移関係の心理学がさらに十分に発展させられることなく置かれていた。

フロイト以降の精神分析の領域では、すでに述べたように、メラニー・クラインが一九四六年、発達早期の母子関係の検討から、投影同一化（projective identification）という概念を述べている。この投影同一化という心理は、分割（splitting）という原初的な防衛機制とともに、ボーダーラインの人々の心理を理解するときの鍵概念として広く認められている。なお本書では投影性同一視という訳語が多く用いられているが、わたしは「投影が他者に対して強い力動的な影響力を及ぼす」という意味で、投影同一化という訳語を使用したい。分割については分裂とも訳されるが、分割が必ずしも病理的な現象ではないという視点から、分裂ではなく分割という訳を用いることにする。

治療者としてクライエントとのあいだに過剰な神秘的関与の関係を形成しないために、あるいは治療者がクライエントからの投影同一化の影響を受けても、治療者として機能し続けるためにはどうすればいいのだろうか。その留意点としてはまず、フロイト以来の禁欲規則や、治療者の中立性など、心理療法における外的枠組みを大切にすることが挙げられる。外的枠組みの尊重はどのようなクライエントに対しても必須のことであるが、人格障害など、クライエントが重症になればなるほど、枠組みを守ることの重要度は高くなる。

(3) 心理的な分割の傾向

分割という心理はわたしたちのこころの骨格である、元型的なものに内在している対極性と密接に関係している。ユングの元型論は、人間のこころの基本構造として、さまざまな対極物によって構成されている元型的なものの存在を仮定する。わたしたちが何らかの心的危機、あるいは病に圧倒されるときには、こころの対極物のあいだのつながりが失われたり、ばらばらになったりする。このようなこころの状態を分裂と定義しよう。ユング派の仮説に従えば分割というのは、わたしたちが本来持っている元型的な対極物のあいだの相互のつながりが、失われる可能性をはらんだ状態であり、さらに進んだ分裂は、相互のつながりが失われた状態ということができる。たとえば統合失調症の場合には、これに当てはまるだろう［織田、1990］。しかし分割という状態も、その程度が限界を超えなければ、誰のこころのなかにも生じうることである。

わたしたちすべてのこころのなかにある、分割の心理について考えてみよう。たとえばわたしが仮に、仕事のできる人であるとする。わたしはひそかに自分のことを、「わたしはできる」と思っているだろう。実際わたしが上げた実績を考えると、客観的に見てもわたしの自己評価は誤りではなさそうである。しかしわたしは同時に、「自分が周りから高く評価されてはいけない」という思いがある。「わたしはできる」という思いが生じると、必ず同時に「そんなはずはない。わたしはだめだ」という自己否定の思いが浮かび、自分自身を、あるいは自然体の自分を殺し（押さえ）てしまおうとする。

このような自己肯定と自己否定の共存、あるいは軽い分裂の傾向は、わたしたちすべてのこころのなかに、おそらく普遍的にある心理的な傾向性であろう。しかしこうした、二つの対極的な心理のあいだの自然で有機的なつながりが、今よりもっと失われるときにはどうなるだろう。そのような場合には、分割の心理が極端になり、それはわたしたちを苦しめ、わたしたちが本来持っている能力が十分発揮されるのを妨害する。

(4)「内なるボーダーライン」という発想

わたしたちがクライエントを心理的に援助しようとするとき、何がその基本として大切だろうか。治療者として必要なことは、クライエントのこころの病理とそれからの回復可能性について、的確に見立てを行うことができなければならない。もうひとつそれに劣らず重要なことは、クライエントの課題を病理として捉えるだけでなく、それをわたしたちのこころにある普遍的なものとして理解することであろう。ボーダーラインの場合にも、これらの点はまったく変わるものではない。

ボーダーラインのクライエントの課題を治療者が普遍的なものとして捉えるためには、すでに触れた「内なるボーダーライン」という考えが役に立つ。有効な援助を行うためには、クライエントも治療者も共通して、「内なるボーダーライン」を生きることができなければならない。このような仮説の基礎には、臨床経験からボーダーライン心性の根底をなすと考えられる、神秘的関与や分割の心理が、人間の普遍的な心理に根ざしているとみなす思想がある。そのような思想がわたしたちの根底にあれば、もっぱら解釈や直面化に力点を置いてクライエントを治療しようとする、精神分析の面接方法とは異なる考えを持つことができる。ユング派分析家であるわたしは、精神分裂から多くを学びつつも、こころの普遍性に臨床と人間理解の基礎を置いている。そしてまたわたしの場合、精神分析における解釈や直面化に対しては、治療者の態度として、「意図的意識的ではなく、自然発生的な癒し」という発想を持っている。このような新しい発想については、わたしの最近の著作を参照してほしい［Oda, 2000／2001／2004／織田、1998／2000／2005］。

仮想的なある回の面接内容について、その一部を取り上げてみよう。面接内容は事実そのものでなく、わたしたちのこころに普遍的に存在する「内なるボーダーライン」をよりどころにしている。クライエントの個人的な問題には、まったく触れていない。クライエントは面接時間の終わりに近づくまで、分割の心理に苦しめられている自身について語り続けた。「前回の面接からずっとしんどくて、早く(ここに)来たいと思っていた。でもいざ来てみると、話しても所詮変わらないと思う。こころが落ち込んでいても、一方ではたいしたことないと思う。……ひとつしゃべろうとすると、打消しが入るからしゃべれなくなる。『こんなにしんどい』と言おうとすると、『たいしたことない』という打消しが入る。何か話をすると、『そうではない』という気持ちが強くなる。……その後考えていたのは、先生（治療者）が（死んで）いなくなったら、この気持ちを誰にしゃべったらいいのかということ。」ここでクライエントは、転移感情を含む分割の思いを語っている。

(5) 分割を生きる

ユング派分析家である、わたし自身の治療態度について述べてみよう。ここに取り上げたようなクライエントの分割された思いを聴きながら、わたしのこころはそのとき自身の家族に愛着の気持ちを寄せている自分と、自身の健康に対する不安を感じている自分に対して向き合っていた。二つの心理のあいだには、軽い分割傾向があったのではないかと思われる。さらに言えばわたしは、面接中の治療者として、このクライエントに対しても強い関心を持っていた。つまりユング［1946］が「転移現象の核心をなすもの」だという、血族関係リビドー（kinship libido）を、自分の家族ばかりでなくクライエントに向けていた。つまりわたしは家族とクライエントに対する血族関係リピドーと、自分自身に関する健康上の不安に向き合っていた。繰り返しになるが、ある種の軽い分割を体験していたといえるだろう。

クライエントのこころには、一方では自分が生きることに意味を見出せない苦しみや、死に関する不安に支配されている。しかし他方でクライエントは、それはたいしたことではない、と打ち消してしまう。治療者のこころはどうであろうか。わたしは治療者としてずっと、ほとんどまったく黙って話を聴いている。少なくとも解釈投与や直面化を促すことはまれである。もちろんわたしのこころのなかでの動きについて、クライエントに語ることはない。わたしのこころには、自分の家族に対する愛着と、家族にも関係する自身に関する不安が思い浮かんでいる。すでに述べたように、ここに軽度の分割があるだろう。そして先に触れたように、この血族関係リビドーは治療者からクライエントに向けられたリピドーとつながるだろう。さらに、クライエントが治療者に向けているリビドーとも対応しているかもしれない。また、わたし自身の健康に対する不安は、直接的な関係はないが、クライエントによる「(治療者が)いなくなったら」という不安と関連があるかもしれない。

この場面における治療者クライエント関係には、強力なものではないが、一部は神秘的関与の心理が働いているであろう。クライエントの内面の、肯定と否定との分割ばかりではない。治療者とクライエントとのあいだに心理的な距離を置いた上での、血族関係リビドーと不安が面接場面に布置していた。それらは治療者のこころにも、クライエントのこころにもあった。これらのある種の分割に、治療者は向き合い続けていた。そうすると、このような経過を通して、同じ面接時間のなかで、その後半の部分では、クライエントが語る連想の内容は明らかに変化していた。

(6) 自然で真実のこころ

面接の後半の部分では、分割の心理はだんだんと目立たなくなった。クライエントのこれまでのこころの層に比べて、明らかに深い層と思われるところから、クライエントの防衛によって隠されていない、もっと自然な真実のこころが語られることになった。その断片について、ここで触れさせていただこう。

「今、ほっとしているんですけど。こんな感覚って、わたしには（いつもは）あまりないじゃないですか。……がんばらなくていいですよね。なんか本当に悲しい。いつもは、ひとつの感情に沈んでいることができない。そこにたどり着く前に、（自分のこころに）はね返されてしまう。……死ぬつもりはないけれど、生きている意味がわからない。なぜ仕事をしているのかもわからない。仕事は忙しいし、体も疲れています。きちんと考えて一生懸命がんばるけれど、それに何の意味があるのかわからない。（まるで、治療者に対して「人生の意味を教えてほしい」と求めているかのようである。）（治療者は沈黙のなかで初めて、『〈その意味については〉ご自分のこころのなかから発見されないと、本当の解決にはならないかもしれません』と発言した。）……こんなことは誰にも聞けないし、こんなわたし誰にも見せたことない。ここに（面接に）来なかったら、こんなわたし（人に）見せなくてすむのに。」

ここに提示した物語は、わたしたちの「内なるボーダーライン」が発する、魂の叫びであることは確かであろう。こころのなかのボーダーラインの人々は、つまり「内なるボーダーライン」の人たちは、自己愛性人格障害の人たちに比べて、さらに深く傷ついているように見える。なぜなら彼らは、「自分自身で、生きている意味を見出すことができない」ために、苦しんでいる人々だからである。

カール・ユング
(Carl Gustav Jung)
一八七五〜一九六一。スイスに生まれた精神科医。フロイトと共に初期の精神分析運動の発展に尽くしたが、後に彼と決別して分析心理学を創始した。分析心理学の臨床に従事したばかりでなく、錬金術・神話・昔話の心理学的研究から、人間理解の仮説としての元型論を発展させた。

3 「こころ」の容器

(1) 錬金術研究と心理療法的な容器

分析心理学者ユング*（C.G.Jung）は、その心理学研究への献身の六〇年における後半の三〇年間を、錬金術の心理学的研究にささげた。しかし彼の研究のエネルギーは主として、難解で隠喩を用いて語られている錬金術の膨大な古い文献を、ユング心理学の視点で解読することに注がれていた。したがってクライエントへの実際の分析に、錬金術の思想をどう生かすのかという点では、ユング自身が本格的に取り組んでおらず、彼の没後の仕事として多くが残されている。

わたしたちが生きている文化は、ヨーロッパ中世における錬金術の伝統とは非常に遠いが、それでもユング派の分析家として、錬金術の発想をわたしたちの臨床の現場にどう生かすのかということは課題となっている。「内なるボーダーライン」を生きている、ここで取り上げた事例の方は、面接前半の分割の心理を体験している世界から、同じ面接時間の後半には明らかに変化している。後半でクライエントは、ある意味で前半よりももっとしんどいこころを生きているが、こころのより深層に移動している。そして分割の心理からは、とりあえず癒されている。

ここで改めて、心理療法的な関係性の視点で考えてみよう。面接前半では治療者のわたしは、すでに述べたように、自分の家族に対する愛着と自分自身の健康に関する不安の気持ちに向き合っていた。そして、それらを抱え続けていた。治療者における、これらの自分自身に向けての血族関係リビドーや不安は、クライエントの治療者に向けられた依存や愛着、さらにこの方自身の不安やあきらめという否定的な気持ちと、間接的に対応していたと思われる。

わたしの仮説では、治療者が自身に自然発生的に生じるこころの動きに向き合い、それらを抱えるときに、さらには治療者が自分のこころの動きとクライエントのそれとの対応関係を、こころのなかで生き抜き、そして検討するとき、治療者とクライエントにおける分割の力動が緩和され、両者のあいだに新しい領域、あるいは錬金術的容器、つまり心理療法的な容器が生じると考えられる。

(2) 容器へのこころの収容

クライエントとのあいだで心理療法面接に取り組むとき、治療者のこころの世界とクライエントのこころの世界とが出会う。これらの二つのこころの世界は、そもそも別個のものである。しかし臨床経験から、次のようなことがいえるだろう。治療者とクライエントとの二人のあいだで、心理療法的な癒しが生じるためには、これらの二人がともに関与するけれども、二人のいずれとも異なる第三の場所、さらには二人のこころを収容できる新しい容器（錬金術的な容器）が発生する必要があると思われる。もちろんここで述べた場所や容器は、目で見たり手で触れたりすることはできない。わたしたちは思いやイメージを通して、その場所や容器を実感できるだけである。しかしそれでも、それはこころで実体として捉えられる。錬金術的容器については、これまでにも述べてきたので、文献を参照してほしい（[Oda,2001／織田、1998／2005／岡本、2001]）。

このクライエントの場合、面接後半での体験は、分割の心理を超えたところにあると思われる。クライエントの気持ちは、こころが沈んでいると述べているように、前半よりもかえって抑うつ的である。しかしこの方は少なくとも、面接前半のように過剰な分割の心理に苦しんでいない。この方を「内なるボーダーライン」を生きている人、と呼ばせていただいた。家庭や職場では、過剰な神秘的関与や分割の心理を人に見せないで生きることができる。それでもクライエントは、日常生活で相当の無理をしていて、おそらくこころの傷つきを含む真実の自分を、十分に生きることができない状態にあると思われる。クライエントはこの面接を通して、その前半の部分で、分割したこころの状態とそのしんどさを語っている。このような分割の心理を語ることも、この方にとっては必要であったと思われる。なぜなら、クライエントが自らの傷つきを語ってくれなければ、治療者はその傷の深さや痛みを理解することは困難だからである。クライエント自身にとっても、治療者がこの方のみならず自らの、「内なるクライエント」の傷つきを受け入れることを通して、自分の傷つきと癒しを生きることが可能になるだろう。

治療者がクライエントを理解できるようになるためには、自分自身のこころを通して、つまり自分の内界でクライエントにおける分割や血族関係リビドーと対応する世界を体験する必要がある。クライエントの体験に対応する、治療者の体験についてはすでに例を挙げた。面接時間の前半のそのような時間のなかで、錬金術的な容器が布置する準備が進行していたと考えられる。

面接時間の後半の部分では、すでに治療者のこころだけではなく、クライエントのこころにも容器が生じ、そこで心理療法的な癒しが始まっている。治療者のわたしは、クライエントが自身の人生について、その意味を発見するという取り組みを始める可能性を感じていた。そのための共同作業に参加している、という意義を感じることができた。治療者のこころにも容器が布置し、ある種の癒しが生じていたと思われる。場所論的に言えば、クライエントと治療者のこころのなかだけでなく、両者のあいだの場所に第三の容器が、同時的に生じているといえるだろう。その第三の容器では、クライエントも治療者もともに収容され、癒される可能性があると思われる。

(3) 過剰な神秘的関与を乗り越える

こころに内在するボーダーライン心性に対して、特にその過剰な神秘的関与の心理から癒されるためには、クライエントばかりでなく治療者自身も、切断のこころに開かれている必要があるだろう。分割は無意識的なものであるが、切断は意識が関与している。なお、心理療法全般に言えることであるが、クライエントの精神世界の動きから間接的な影響を受けて、治療者が自然発生的に、クライエントの内界の動きと対応するこころを生きることを、わたしは変容性逆転移［織田、1998］と呼んでいる。

クライエントが過剰な神秘的関与の心理、あるいは過剰な分割を乗り越えるためにはどうすればいいのであろうか。もちろんクライエントが強力な神秘的関与や分割の影響の下にあれば、治療者もまたそれらの影響を受けざるを得ない。一般に神秘的関与や分割はそれが過剰でなければ、母子関係を通したこころの成長や、心理療法的な対人関係における癒しの手段にもなっている。それが過剰にならず、治療的に働くようにするには、どうすればよいのだろうか。

神秘的関与や分割が治療的に働くためには、わたしたちが治療者として、こころの破壊的な側面、たとえば怒りや傷つきや病に対して開かれている必要がある。これもまた心理療法全般に言えることであるが、とりわけボーダーラインのクライエントに対しては、非常に重要なことであろう。すでに一部は触れたように、ボーダーラインの人たちは彼ら自身の傷つきや怒りや病をあえて見ないようにしているけれども、それらはいずれもとても深刻なものである。これらのクライエントが持っている破壊的なものは、分割を伴う神秘的関与を通して治療者とのかかわりを深めるばかりでなく、治療者を無意識的に支配し、治療者が治療者として機能することを妨げてしまう可能性がある。

過剰な神秘的関与や分割を乗り越えるためには、治療者は怒りを伴う切断の機能を発達させなければならないだろう。それによって治療者は、クライエントとのあいだで融合的な関係性に陥ることを防ぎ、他者とのあいだで分化した存在としての自分を守り、自分自身を生きることができる。治療者が切断の機能によって自分を生きることができるとき、クライエントのこころにも同じく、切断の心理機能が布置し、自分を生き始めるだろう。この点について、臨床事例の断片に触れることにする。なおすでに触れたように、共に切り離すという力動である分割と切断とは、前者が無意識的な動きであるのに対して、後者が意識的なこころの動きである点で区別される。

(4) 怒りと切断の機能

「内なるボーダーライン」[Oda, 2001／織田、2001／2005] に苦しむクライエントとの、ある回の面接の一部である。治療者のわたしに対して、クライエントは「こころを理解してもらっていない」という理由で、激しい無言の怒りを向けた。クライエントから向けられた怒りに傷ついた治療者も、クライエントに対して怒りを感じた。治療者は自身の目の前の、現実のクライエントと自分とのあいだに浮かぶ、イメージとしてのクライエントを切断していた。治療者がこのような怒りの情緒を伴うイメージを抱え続けていると、クライエントからの怒りによって傷ついていた治療者のこころは、やがて癒されて少しずつ楽になっていった。この回の面接では、クライエントも治療者も終始無言であったが、治療者は面接の終了時にクライエントを、時間通り静かに面接室から送り出すことができた。ただしこの方は、次回の面接予約をしないで帰っていった。

面接数日後に申し込まれた、一週間後の次回の面接では、クライエントの治療者に対する激しい怒りもまた癒されていた。このたびの面接では、印象的な夢が語られた。夢について クライエントは、「先生（治療者）の足（右の大腿部）がすでに切断されており、切断された足の代わりに義足が装着されていた。わたし（クライエント）は、雨のなかを先生に傘を差しかけて、二人で外に出かけようとしていた」と述べた。クライエントはこの夢に関して、「わたしが先生の足を切断したのだと思います。……先生を一人で行かせないために、先生の足を切ったのかもしれません」と、連想を語っている。クライエントに対してはこの時期のいくつかの面接が転回点になり、治療者とクライエントとのあいだの過剰な神秘的関与や分割が乗り越えられ、治療は癒される方向に前進した。

この回の面接について、少し補足をしておこう。前回の面接で、クライエントは治療者に激しい怒りを向け、治療者のわたしはこころのなかで、そして空間的には治療者とクライエントとのあいだで、怒りの情緒と切断のイメージを体験していた。クライエントも夢で知られるように、おそらく同時的に、切断のイメージを体験していたことがわかる。ここで心理療法的に興味深いのは、怒りの情緒や切断という破壊的なイメージが、この心理療法を破壊することなく、逆に心理療法を進展させていることである。クライエントが治療者に傘を差しかけて外出するという夢のイメージには、なお神秘的関与の心理が働いているであろうが、過剰なものではなく、ここにはクライエントの「内なる援助者(治療者)」の存在が認められ、同行二人的で治療的な関係を見ることができる。

ボーダーラインの人たちに対する心理療法における、治療者の基本的な態度として、心理面接の枠組みを守ることの大切さについてはすでに述べた。さらには、治療者の内的な作業として、クライエントに向き合いつつ、同時に治療者自身のこころの世界に生じる動きに向き合うことの大切さを強調した。そしてもうひとつ重要であるのは、わたしたちがともすれば避けようとする、こころの破壊的なものに開かれなければならない、ということだろう。たとえば心理的な切断によって、わたしたちは自分を過剰な神秘的関与の心理から切り離すことができる。なお切断ということでは、ここに述べたような狭義の切断だけが問題ではない。面接の終了時間を厳密に守ることなど、広い意味での切断の機能を尊重する態度が重要である。

4 境界の神話

古くはボーダーラインは、統合失調症と健康者を含む神経症、つまりは健康者や神経症者の心理というわたしたちが共感できるこころの世界と、統合失調症による理解の容易でない領域との境界にあると思われていた。しかし現在ではボーダーライン心性は、境界性人格障害という、統合失調症とも神経症とも明らかに異なる、独特のこころの世界と考えられている。わたしたちの課題として、二つの異なる領域のあいだの普遍的な境界が、どのような意味と機能を持つのかということを、研究する必要があるだろう。このような視角から第三章では、境界に関する神話学からの寄与が、神話学者・吉田敦彦によってなされている。吉田による境界の神話学を参照しながら、ボーダーラインの人々、さらにはわたしたちすべてのこころのなかの境界（ボーダーライン）の心理、つまり「内なるボーダーライン」、あるいは境界の心理学を意味する「境界性」について検討しておこう。

吉田は境界の神話について、古事記と日本書紀からフナトの神（またの名前はツキタツフナトの神、さらにまたの名はクナトノサへの神）という境界の神格を取り上げている。

このフナトの神に関する吉田の発想を取り入れながら、境界性について考えてみたい。日本書紀の一書の第六によればフナトの神とは、次のような神格である。フナトの神とは、イザナキが生の領域としての地上から黄泉の国を訪問するときに携え、そしてそこから逃げ帰るときに、死の領域としての黄泉の国と地上を切り離すために、追跡してきたイザナミに向かって投げつけた杖であった。西郷信綱［1975］らによる日本神話の注釈書には、フナトは村境であり、フナトの神は道祖神であると指摘されている。別名の「クナトノサへの神」は、ここから手前には来るな、という意味であるという。

神話学から吉田は、「フナトの神であるイザナキの杖は、（途中省略）イザナミが支配することになった、地下の死の世界と地上との境を守る。そして黄泉の国から中つ国への禍々しいものの侵入を、阻止する役を果たすことになったとされている」という。ここでフナトの神と呼ばれる境界の神格は、対極的な生の領域と死の世界とのあいだにあって、生への死の侵入を防ぐために、対極的なものを分割する機能を持っていることがわかる。

境界の神話について、もうひとつのことに触れておかなければならない。日本書紀の一書の第二によれば、天孫降臨神話の前の段階として、高天の原のタカミムスヒはフツヌシとタケミカヅチを派遣して、中つ国を平定させる。地上の支配者であったオホアナムチ（オホナムヂ）、すなわちオホクニヌシは、中つ国を天神に譲り、自らは政から引き、つまり死んで宗教的なことのみを司るようになる。このときフナトの神を自分の身代わりに、先の二神に仕えさせる。すなわちフナトの神は道案内者となって、二神による中つ国平定のために貢献する。フナトの神はイザナキがこの世と黄泉の国とのあいだを歩いて往復するために使った杖だったので、彼が道案内人となるのはよく理解できる。神話学的で宗教学的にいえば、フナトの神は生の領域と死の領域など、異なる宇宙領域のあいだを往復する、わたしたちの魂の導き手であるともいえるだろう。

吉田による神話学からの、境界性についての論考は広範囲に及んでいる。ここではそのなかのフナトの神に関する考察のみを取り上げたが、彼の論考には、心理学から見ても強く示唆されるものが含まれている。異なる領域間、つまりそれが生の領域と死の領域との間であれ、おなじ地上の世界での自分の地域と、異界としての隣の地域とのあいだであれ、フナトの神は境界の神格として領域間を遮断することによって自己の領域を守る。しかしそれだけでなく、それと矛盾するが、彼は魂の導き手として領域間をつなぐ働きもしているのである。

わたしはここでフナトの神について、新しい第三の視点を付け加えておきたい。すなわちそれは、コスモゴニーの観点である。フナトの神、すなわち杖の神を携えたイザナキは、地上と黄泉の国とを往復することを通して、生の領域と死の領域とを分化させた。つまりわたしたちのこころの宇宙における創造が促進されたのである。境界の神格は、異なるこころの領域をつなぎつつ、切り離すことを通して、こころの宇宙を創造するのだ。境界性における、そうした建設的な側面を忘れてはいけない。

5 境界性と現代の自己実現

このように見てくると、境界性というものの本質が見えてくる。わたしたちが心理療法の現場において、ボーダーラインの人々に、あるいはこころのなかの「内なるボーダーライン」に向き合うとき、治療者もまた境界性を生きることを求められる。境界性とは、対極的なもので構成されるこころの境界において、その相互に対極的なものを分割しつつ、同時につなぐという働きである。わたしたちは過剰な神秘的関与や病理的な分割に陥らないように、治療者として境界性の二つの機能を共に生きることを求められる。そしてこのような切断と連携の作業は、第三の機能を呼び覚ます。つまりこれらの作業を進めることによって境界の働きは、わたしたちのこころの宇宙の構築や再構築（コスモゴニー）を進めるのである。

境界の持つ機能、つまり境界性として大切なことは、困難な課題ではあるが、切断するばかりでなくつなぐということである。たとえば生と死、血族関係リビドーとしての愛着と怒り、というような対極的なものを共に生きることであろう。フナトの神は異なる宇宙領域間を移動することによって、領域間をつなぐという役割を果たした。この神格は、イザナキが地上と黄泉の国とを往復した杖であった。その杖は、オホクニヌシが死後に残した杖でもあり、フツヌシはそれによって地上の領域間を移動した。このように杖で表される神格、つまりフナトの神は互いに異質な二つの世界を、切断しつつしかもつなぐという機能を持っている。そしてこのような作業を通して、境界性の力動はこころの宇宙を構築し、あるいはまた再構築するのである。

ボーダーラインの人々の数は、ますます増加しつつあるように思われる。この理由としては、以前はその存在が見過ごされていたという理由だけではないだろう。現代社会におけるわたしたちは、家族や社会における人と人との関係において、自然なつながりを持つことが困難になっているのではないだろうか。このことは家族がそろって食事をするという習慣が崩れ、少なくない子供たちが一人で、あるいは自分の部屋で食事をすませるという行動にも現れている。このような対人関係におけるこころのつながりの希薄さは、わたしたちの国と国民における連帯感の薄さにもつながっているのであろう。

わたしたちはしかし、ひとりでは生きられない。このような人と人との関係性の希薄さを補償しようとする動きもある。学生たちは毎日、携帯を使って通話やメール交換を繰り返している。ときにこのような通信手段を用いたかりそめの対人交流に熱中する人びとのなかには、依存の病理にまで発展する人もいる。ここに述べているような対人関係の希薄さは、それを手軽に補償しようとする動き、たとえば携帯依存を引き起こす。対人関係依存の状態は、こころが切り離されて過度に分割される心理と、過剰な神秘的関与による融合的な対人関係の心理と関係している。このような現代社会のあり方も、今日のボーダーラインと関連しているのではないだろうか。現代の社会は家族においても、地域社会や国家のレヴェルにおいても、いかにしてわたしたちの連帯感を取りもどすのか、という課題を背負わされている。面接室における取り組みばかりでなく、社会を変えていくという視点を持つことも大切であると思われる。

境界性における第三の機能、つまりこころの宇宙の構築、あるいは再構築への力動は、ボーダーラインの人々や、わたしたちの「内なるボーダーライン」のこころの世界と結びついている。境界性が機能することによってこころの宇宙が再構築されることは、何らかの行き詰まりやこころの危機や病に対処するための方策であろう。しかしそればかりでなく、内的宇宙の再構築は、わたしたちの向上心や自己実現の衝動と、密接に関係していると考えられる。ボーダーライン心性ばかりでなく、「内なるボーダーライン」によって突き動かされて、心理面接を受ける人たちが少なくない。クライエントの人たちは、強い自己実現の衝動と向上心とによって、わたしたち治療者に対していつも感銘を与えている。わたしたちのこころのなかの「内なるボーダーライン」は、現代における自己実現のあり方について、わたしたちに絶えず問いかけているのではないか。

ここまで事例に触れながら、境界性の心理学と、ボーダーライン心性の傷つきと癒しについて、社会のあり方も含めて検討してきた。治療者は分割を伴う過度の神秘的関与による、融合の心理を意識的に切断することが求められる。そして治療者が、無意識的に分割されている両極的なものを共に抱えることを通して、自身のこころのなかで、つながりと癒しを体験することが必要である。このときには同時に、クライエントのこころのなかでも分割するばかりでなく、両極的なものを共に抱える動きが布置する。これら両者のこころのなかの動きと同時に、二人のあいだに心理療法的な容器が生じる。二人のあいだに布置した容器のなかでは、心理的な傷つきと癒しを生きることができる。このような面接を繰り返すことによって、わたしたちのこころは癒されるであろう。

（織田尚生）

引用・参考文献

Oda Takao 2000 Transforming the narcissistic personality. *Journal of Sandplay Therapy* Vol. 9, Num.2, 54-83
Oda Takao 2001 Wounding and woundedness in the analytical relationship, *Harvest : Journal of Jungian Studies* Vol.47, Num.2, 64-73
Oda Takao 2004 Therapist's meditatio and therapeutic relationship. *Journal of Sandplay Therapy* Vol. 13, Num.1, 25-43
織田尚生 1977「分裂した自己像の統合過程の進展と女性性の獲得」河合隼雄ほか（編）『心理臨床ケース研究1』誠信書房 23-38p
織田尚生 1978『境界例に対する夢分析を用いた精神療法の技法―親に向ける憎しみと「死と再生」によるイニシエーションについて―』『精神分析研究』第22巻 163-172p
織田尚生 1981「コンプレックスの解消」『サイコロジー』6月号 52-67p
織田尚生　1986「コンプレックスとのかかわり」『ユング心理学の実際』誠信書房 15-30 p
織田尚生 1990『王権の心理学』第三文明社
織田尚生 1998『心理療法の想像力』誠信書房
織田尚生 2000「こころの傷つきと想像力」『心理療法とイメージ』河合隼雄・編　岩波書店　167-208p

織田尚生 2005『心理療法と日本人のこころ』培風館

岡本智子 2001「セラピストの想像力と錬金術的容器の布置」『心理臨床学研究』第18巻第6号 593-605p

Jung. C.G. 1921 *Psychological Types* Princeton. University Press 456-457

Jung. C.G. 1946 The psychology of the transference. *Practice of Psychotherapy* Princeton University Press 233-234

Melanie Klein 1946 Notes on some schizoid mechanisms. *Envy and Gratitude and Other Works* The Hogarth Press 1-24

西郷信綱 1975『古事記注釈第一巻』平凡社 200-208p

第2章　境界例研究の歴史

1　はじめに

ボーダーラインという概念は米国で生まれ育ったものである。ヨーロッパの伝統的精神医学は、近年までむしろ否定的な見解をとり続けて来たのであり、WHOによる国際的疾患分類ICDにこの種の人格障害が加えられている今日でも、ヨーロッパにおけるボーダーラインへの関心は薄い。（ICD—10では「境界性人格障害」は、「不安定性人格障害」の下位分類として、「衝動性人格障害」と同列に分類されている。）日本では当然のように受け入れられているボーダーラインであるが、世界的に見ると、文化による精神的な問題に対する見方の相違が顕著に反映されている概念であろう。

文献的に「神経症症状が精神病を覆い隠している」という意味で初めてボーダーラインなる用語を用いたのは、ナイト*［Knight,1953］によれば、アメリカのリックマン［Rickmann,1928］によってであるという。境界例は統合失調症とは違って、薬物療法ではどうにもならない病態であり、治療は精神療法しかない。後に述べるように境界例というのは人格の問題であり、その病理が人間関係にもれ出てくることを本質とするので、精神療法

ナイト（Robert P. Knight）
アメリカの精神分析医。「境界状態」を初めて提唱した。

即研究となる。このような事情によって、境界例研究の中心は治療学、特に精神分析的な治療学であり、米国の精神分析・力動的精神医学が中心となって精力的に推進して来た。逆に精神分析は境界例研究によって大きく進歩をとげた、といえる。すなわち、現代精神分析における境界例は、古典的精神分析にとっての神経症に相当するであろう。

また、ＩＣＤ—10にも境界性人格障害が組み込まれた事実に示されているように、境界例という臨床単位の存在は現在世界的に認められている。

境界例研究がアメリカ精神分析を急速に変容・発展させたのは、ナイト［1953］による「境界状態」以降である。そして、境界例の精神分析的研究はさらに米国一般精神医学にも大きな影響を与え、境界例概念は一九八〇年のＤＳＭ—Ⅲ（米国精神医学会診断基準第3版）において精神医学的疾患分類に新しい臨床単位として加えられるに至った。この流れのなかで、後に述べるが、境界例は人格障害として理解されるようになり、境界例研究は人格障害の包括的な研究にも発展している。こうした流れの中心にあるのは、心理的発達ということに高い価値をおき、なんとか人格のあり方というものを変容させ、病理を癒そうとする努力である。

日本での現状は言うまでもないが、アメリカの研究を追う形で、精神分析学派を中心に治療学的研究が熱心に行われて来た。「ボーダーライン」という用語は定着し、臨床現場で境界例といえば、一般的には数の上で少数派に過ぎないにもかかわらず（稀にボーダーラインが多数集まるところもあるようだが）、鋭く存在感のある呼び名になっている。

一方で、独仏を始めとするヨーロッパ精神医学は、いわゆる人格障害と呼ばれる問題に関しては独自の立場を保っており、おおむねボーダーライン概念には批判的である。独り英国学派（精神分析）は、人格障害という呼称でなく、病的人格という概念で人格障害を扱って来ており、独自の発展を遂げてきている。その対象は、ＤＳＭによる人格障害で扱われているものにほぼ相当する。米国の精神分析（自我心理学）は境界例の治療的研究の発展において、この英国対象関係論から多くの重要な考えを取り入れてきている。

そもそもヨーロッパ精神医学では人格障害そのものが医学的治療の対象とされ難く、精神医学の積極的関心は惹いて来なかった。これは、人格障害と呼ばれる問題に対する、文化の態度の違いを反映しているのであろう。例えば、鈴木によれば、フランスは人格障害を相当にその文化の中に抱え込むところがある、という［成田・大野・鈴木、1997］。そして同様の傾向を中国にも認めるという。フランスの様な文化には近代以前のものがまだ大きな力を持っていて、人格障害のような近代概念に対しては保守的で、人格障害的なものが医学的な対象として顕在化する以前に文化のなかに吸収されてしまうという。一九世紀のモラルの変質概念を小説化したゾラや、サド、ジュネといった作家がいるように、人格障害にたいする文化的キャパシティーのようなものがあり、種々のパーソナリティーが簡単には病気と見なされない、と興味ある発言をしている。

蛇足だが、独仏では精神分析もまたあまり受け入れられていない。鈴木のいうようにその伝統的文化から拒絶されているのであろう。精神分析が、なぜ英米、またある程度日本でも、根付いて来ているのか、その理由を考えることも意味あることであろう。

2　境界例概念の歴史的な発展の流れ

岩崎［1972］によると、歴史上以下の様な立場が現れ、大雑把にいって、(1)→(4)の方向で今日的な概念にまとまってきた。すなわち、初期には、表面的には神経症症状を呈しながら、その本質は分裂病であるとする潜在性分裂病が境界例の本質であるとする考えであったのが、神経症でも統合失調症でもない独立した人格障害としての entity とされるに至っている。しかも、今日では統合失調症との近縁性は否定され、むしろ躁うつ病に近い病態を呈するとされている。そして、初期に注目された統合失調症に移行する群は、DSMにいう分裂病型人格障害（schizotypal personality disorder）に含められるようになった。

(1)　潜伏性分裂病（統合失調症）の立場：本質は統合失調症でありながら、症候的には神経症水準を呈している状態とする。潜在性分裂病（latent schizophrenia）［Federn, 1947］、偽神経症性分裂病（pseudoneurotic schizophrenia）［Hoch & Polatin, 1949］、潜伏性分裂病［Bychowski, 1953］など。

(2)　神経症と統合失調症の中間状態にあり、そのどちらにも移行しうるものとする立場：境界状態（borderline state）［Knight, 1953］など。

(3)　慢性的に、時に一生、神経症と統合失調症の中間状態に留まり続ける臨床単位とする立場：境界患者（borderline patient）［Schmideberg, 1959］など。

(4)　臨床的に神経症と統合失調症の中間的な特徴を示し、背後にある特異な人格構造上の障害にその本質があるとするもの：境界人格構造（borderline personality organization）［Kernberg, 1967］、かのごとき人格（as if personality）［Deutsch, 1942］など。

⑴→⑷の流れを、岩崎［1972］を参考にしながら、順に述べる。

⑴ 潜在性分裂病（統合失調症）の立場

統合失調症の精神分析は古典的精神分析では禁忌とされていたが、フェダーン*［Federn, 1947］は、正統的な精神分析に技法上の修正を加え、自我の脆弱性を持つ統合失調症者にたいする精神分析的な精神療法を始めた。自我の脆弱性とは、自我と非自我を区別する自我境界（ego boundary）が危うく、精神内界と外界の境界を識別する現実検討能力が障害されやすいことを指す。この自我の脆弱性のために精神病者は正統的精神分析に耐え得ない。

フェダーンの仕事は、精神分析の発展の歴史上、また、精神医学の治療学の歴史においても画期的なことと思われる。フェダーンは、一九〇六年頃から、神経症領域にあると見なされた患者に古典的な精神分析を施すと、精神病的な症状を生じてくることを観察し、潜在性精神病の顕在化と呼んだ。この現象の原因として、フェダーンは、①精神病者を神経症と誤診した場合、②精神分析の抑圧解除・退行促進作用の二つの可能性をあげ、精神分析療法の実施にあたっては、細心の注意を要することを強調した。フェダーンはこのような潜在性分裂病者の経験から、古典的な精神分析の治療技法に再抑圧・防衛強化・支持

フェダーン（Paul Federn）
一八七一～一九五〇。ウィーン生まれの精神分析医。フロイトの弟子で自我心理学派。フロイトの退行的／病的な自己愛論に対し、「健康な」自己愛論を展開し、フロイトが禁忌とした精神病の精神分析的治療を創始した。

的接近といった修正を加え、さらに統合失調症者にたいする精神分析的接近に際する技法上の修正として、①自由連想法の放棄、または中断、②陽性転移の分析の放棄、③転移性神経症の喚起の放棄、などを挙げたが、これが後の多くの境界例治療者によってそのまま受け継がれることになった。

このように、自我の脆弱な患者では、弱い自我の防衛を解釈により除去することをせず、逆に防衛を積極的に支持し、患者の現実検討能力を高めることが必要で、この支持的接近が、以後の境界例治療の基本的な態度となった。後にのべるナイトやシュミデベルグ(Schmideberg)もこの意味での支持的精神療法の必要性を強調し、実践した。しかし、その後の研究で、フェダーンの始めた精神分析的な支持的精神療法は、境界例の治療には効果のないことが確認されることになり、新しい治療的接近が追求される中、カーンバーグ(Kernberg)が登場することになる。この発展については後に改めて述べることとし、この項にあげるべきもうひとつの重要な研究として、記述的精神医学によるものにふれておきたい。

ホック*とポラティン［Hoch & Polatin, 1949］の記述した「偽神経症性分裂病(pseudoneurotic schizophrenia)」の臨床像は、今日の境界例症例にも通ずるものである。彼らはこの種の患者の診断上の重要所見のひとつとして、汎不安(pan-anxiety)、汎神経症(pan-neurosis)をあげた。汎不安とは、強力な瀰《び》慢性の不安であり、患者の日常生活の隅々にまで浸透していて、特定の不安な状況や体験に限定されない。患者は何事をなすのも不安で、何事をなしたとしても不安から解放されないし、どちらにも決めかねている状況も不安である。

ホック(Paul Hoch)
一九〇二～一九六四。ハンガリー生まれ。コロンビア大学医学部教授、アメリカ精神病理学協会会長、ニューヨーク州精神衛生局顧問を務めた。政治力を活かし、精神病理学的研究、精神病治療を精力的に行ってアメリカ精神医学の発展に貢献したこの強い瀰《び》慢性不安によって、神経症性防衛としての汎神経症が引き起こされている。汎神経症とは、同時に複数の神経症症状をあわせ持ったり、ある状態像から別の状態像へと転々と変遷する状態をさす。通常の神経症は単一の状態像を示すものであるし、またたとえ複数の症状があっても、防衛は一応成功し、それなりに安定しているもので、汎不安といった、絶えず苦しく、浮動的・不安定的な状態に追いやられることはない。そして汎神経症患者がこうした神経症的防衛を選ばない場合や防衛が機能しない場合に、深い抑うつを示したり、行動化を起こしたりする、というのである。

以上の諸研究はいずれも自分達の観察した患者を本質的には精神病とくに統合失調症圏とみなしていたわけだが、今日的な立場からいえば、彼らの記載した症例の中には、統合失調症とは異なる精神病理を持った患者達も、すなわち特異な人格構造を持った患者群も含まれていたものと考えられる。

(2) ナイトの境界状態（borderline state）の概念

上記の潜在分裂病の概念は境界例の本質を統合失調症としたが、当時臨床精神医学への応用が盛んになって来ていた自我心理学の立場から、この種の患者の病態は神経症と統合失調症の中間にあるが、そのどちらにも移行しうる状態と考える見方も出ていた。その代表が境界状態についてのナイト［1953］の概念であり、境界（borderline）という用語を定着させた、とされる。

が、後年実験的な治療の行き過ぎやＣＩＡとの結びつきが批判されるところとなった。

彼は当時の境界例研究者を批判して、神経症と精神病は画然と区別されるものである、という伝統的精神医学に由来する前提を否定し、一過性ないし永続的に両者の区別がつかない状態があるとした。また当時の力動精神医学的診断は精神疾患を各リビドー発達段階への固着と対比して分類する、いわば古典的リビドー論によるものである、とした。彼は防衛機制の退行について論じ、境界例においては、自我の防衛機制はより深い退行的な部分と、より浅い、或いは退行度の低い部分とが共存しており、退行度の低い部分は、より退行的な部分の守りになっている、と考えた。そして、これら防衛機制の発達度・退行度、自我状態を正確に把握するための手段として、①精神医学的面接に加え、②自由連想法による面接、③ロールシャッハテスト等の構造の硬くない心理テストの使用を勧めた。退行的な防衛は、より構造化の少ない心理テストで露呈しやすいためである。ナイトは、自ら境界状態という用語は診断名としては不適切であるといい、個々の患者の自我の防衛機制・適応的手段と本能的力(自我解体的に働きうる)とのあいだの均衡を力動的に評価し、防衛、適応機能を保護、強化する治療の必要性を説いた。

当時は患者に精神病的機制が少しでも認められれば、精神分析の適応外とされるのが一般だった。しかし、ナイトの仕事が当時の米国精神分析界で大きな議論を呼び、境界例が精神病であるにせよ、精神病とは異なる一臨床単位であるせよ、ナイトの主張に従って境界例の治療・研究を行う精神分析家が続々と現れるようになった。彼らは自我の脆弱な患者には標準的な精神分析に変更を加え、週三〜五回のカウチを使った自由連想法による分析から、週一〜二回の対面法による精神療法に変えた。これは丁度、一般の精神科医の行う支持的精神療法と標準型精神分析との中間に位置するような方法である。当時最盛期を過ぎたかに見えた米国精神分析は再び活性化され、この境界例の中間的な精神療法が米国の精神分析と一般精神医学とを橋渡ししてきた感がある。後に述べるグリンカー(Grinker)やガンダーソン(Gunderson)等による精神分析の外での境界例研究も盛んに行われることになり、両者が歩みよって、DSMの記述的・操作的診断基準に力動的精神医学の見方が取り入れられたのである。

(3) 独立した臨床単位として見る立場

ナイトは境界例を本質的には精神病とみていたが、非行等の問題を持つ境界例の人々の治療を献身的に行っていたシュミデベルグ*は、この障害をむしろひとつの独立した、精神病とも神経症とも異なるものとして捉えていた。シュミデベルグ[1959]によれば、境界例は、①正常、②神経症、③心因性の精神病、④精神病質と境を接する一臨床単位であり、その理由として、患者が原則として一生の間同じ状態に留まることをあげている。患者は改善、増悪を繰り返しながら、その不安定さのなかに安定しており(stable in his unstability)、境界状態が統合失調症に発展することは稀であるとし、潜在分裂病、偽神経症性分裂病といった、前精神病状態という見方を明確に否定した。さらに、境界例患者の本質はその症状ではなく、人格の重篤な障害(severe disturbance of the personality)にある、と言及した。こうした臨床単位としての人格障害という見方は、後に述べるカーンバーグにそのまま引

シュミデベルグ (Melitta Schmideberg)
一九〇四～一九八三。メラニー・クラインの娘で精神分析医・自我心理学者。クラインの指導を受けていたが、後に母とは激しく対立し、ニューヨークに移住した。子供や犯罪者の心理治療で成果をあげた。

き継がれた。いよいよカーンバーグの境界人格構造の登場となるのだが、その前に、カーンバーグの理論に影響を与えた精神分析の流れにふれておきたい。

(4) 英国の対象関係論学派について

ナイト以降境界例研究は白熱化し、一九五〇年代後半から一九六〇年代前半にかけては、境界例の同一性障害が注目されて、アメリカのエリクソン*(Erikson)の「同一性拡散(identity diffusion)」や英国学派(対象関係論)のウィニコット*(Winnicott)による「偽りの自己」などの考えが発表された。英国の対象関係論は米国精神分析とは独立に病的人格の治療を行って来ている。エリクソンまでの米国精神分析による境界例研究は自我心理学、ないし正統派精神分析の立場からなされてきたものであるが、後に述べるカーンバーグは、クライン*〔Klein, 1945〕の対象関係理論を取り入れて境界例の病理を洞察し、自我心理学と対象関係論、および記述的精神医学を総合して境界例を捉えようとした。境界例はその中間的性質から、この三つの異なる学派をある意味で繋ぐことになったともいえる。

自我心理学が、発達段階としてエディプス期、防衛機制として抑圧を中心にした理論構成であるのに対して、対象関係論は、発達段階として一才以前の母子関係、防衛機制として分裂(splitting)を中心とする原始的防衛機制に着目し、早期乳幼児期の精神力動、早期の人格構造の発達・病理形成について研究して来た。精神分析では、人格発達上の固着点形成と発病後の病態水準とが結び付けられるが、境界例や精神病では抑圧が可能になる

エリクソン(Erik. H Erikson)
一九〇一~一九八〇。デンマーク人の両親を持つ。誕生前に両親は別離し、母親はドイツでドイツ人小児科医と再婚し、その後このドイツ人の養父のもとで育った。歴史、芸術、言語に強い関心を持ち、大学に入らず、ボヘミアン的放浪、芸術修行の旅に出た。自我心理学の流れを受け、アイデンティティ(自己同一性)の生涯にわたる段階的達成という視点から自我の発達をみる人格理論を唱え(ライフ・サイクル論)、特に青年期を、アイデンティティ危機を通してアイデンティティが最初に確立される時期として最重要視する。

ウィニコット(D. W. Winnicott)
一八九六~一九七一。非国教主義のメッカ、イングランドのプリマスに生まれた。四〇年あまり病院小児科医を務め、そこで子供の精神分析を行った。クラインに師事し、その後独立した立場を確立した。母と乳児のやりとりに関心を向け続け、治療論として人生最早期の母親の役割を重視した環境論を築き、重症の成人も治療した。Transitional object,

以前の早期発達段階への固着が仮定される。対象関係論のプレエディパルな発達段階の研究は境界例の精神力動的理解にそのまま応用され、大いに役立つことになった。クライン、フェアバーンほかの分裂性人格（schizoid personality）についての研究である。

クラインは一九二〇年代から三〇年代前半に、前エディプス期の非常に幼い子供の臨床体験に基づき、乳幼児の内的世界を対象関係論的に理解しようとした。そして、一九三〇年代から四〇年代にかけて、この研究を躁うつ病や統合失調症といった成人の精神病患者の病理的な対象関係の理解にも応用し、乳幼児の原始的精神力動が、固着点形成という意味でこうした成人患者の無意識的な心にも見い出されることを証明した。これと並行してクラインは、スキゾイドパーステリティーの心の深層においても同様の早期対象関係が活動していることを発見した。さらに一九五〇年代後半からの研究では、早期対象関係を性格障害、嗜癖、依存、倒錯等の非精神病的な患者の理解にも応用した。無意識的幻想、妄想分裂ポジション・抑うつポジションという心的発達におけるポジションという見方（ステージという一回きりの固定したものではない）、分裂・投影性同一視などの防衛機制といった基本的概念はクラインが確立したものである。

3 カーンバーグ*の境界性人格構造の概念

これまで述べて来たように、一九五〇年代後半から精神力動的な境界論が盛んとなり、

good enough mother, holding, 創造的過程としての playing, true self/false self, illusion と disillusion 等の鍵概念は広く知られている。

クライン (Melanie Klein)

一八八二〜一九六〇。ウィーン生まれ。フェレンチ、アブラハムの分析を受ける。乳幼児の精神分析的遊戯療法を通して、ロンドンで対象関係論の礎を築き、ウィニコットやビオン等の後世の独創的な分析家が彼女の指導を受けている。長男は事故で早逝したが、娘は精神分析医となった。

カーンバーグ (Otto F. Kernberg)

一九二八〜。オーストリアのウ

精神分析の関心も古典的なエディプス葛藤から人生早期のプレエディパルな問題へと移行していった。その流れの中で、カーンバーグはメニンガー病院における境界例治療の経験とその正確な臨床的記述に基づき、自我心理学と対象関係論の双方の知見を駆使して、これまで移行的状態ともみなされていた境界例が、特異な力動的水準で安定して機能する人格構造を有することを明らかにした［1967］。それは「神経症的人格構造」と「精神病的人格構造」の中間の水準に位置するとして、「境界人格構造（borderline personality organization）」と名付けられた。カーンバーグは境界人格構造の特徴として、同一性（identity）の障害を持つこと、現実検討能力が保たれていること、後に述べる分裂（splitting）を主な防衛機制としていること、の三点をあげた。カーンバーグの体系的・包括的な仕事は精神分析のみならず、アメリカの一般精神医学にも説得力を持ち、大きな影響を与えることとなった。

カーンバーグの境界例論では、境界例患者の記述的な臨床像だけでなく、彼らの精神療法的治療関係において観察された事実に基づいているところが重要である。人格の病理というものは、人間関係の中に漏れ出てくるものだからである。ナイトの論文［1953］が発表されて以来、支持的精神療法はカーンバーグの勧めるメニンガー病院でも境界例治療の基本方針として採用された。しかし、以後約二〇年間に渉って、メニンガー病院での治験例を含めた数多くの症例に対し追跡調査が同病院によって行われ、結果ナイトらの唱えた支持的精神療法は境界例患者には無効である、との結論に至ったのである。その理由は、「これらの患者達に強く働いている特徴的な諸防衛が、治療同盟の確立を阻害するからである」と

ィーン生まれ。現在のアメリカ精神分析学会の第一人者。現在コーネル大学医学部教授等、要職に就く。境界例治療の為、アメリカで発展した自我心理学にイギリスの対象関係論を取り入れて、独自の自我心理学的対象関係論を築いた。

述べられた。その諸防衛を明らかにし、新たな治療論を確立したのが、カーンバーグである。

(1) 分裂機制 (splitting)—境界例の基本的防衛機制

カーンバーグは自分の境界例の精神療法過程において、説明の困難な現象を経験していた。すなわち、患者がある情緒的背景において述べた内容と、別の、通常は反対の情緒的背景において述べた内容とを治療者が結びつけようとすると、患者が極度に不安になってしまう。カーンバーグは、この正反対の自我状態を関係付けることなく相離しておこうとする心理機制をさして、分裂(splitting)と呼び、境界例の中心的な防衛機制と考え、分裂の解消こそが境界例治療の基本的課題であると考えるようになった。

一般に境界例治療では、治療同盟を築くことそのものが難しい。カーンバーグは、その一因として、分裂の機制によって潜伏性陰性転移が見過ごされやすいことをあげた。境界例では、潜伏性陰性転移は神経症の場合のように意識化によって徐々に解消されるという経過をとらず、一見陽性転移によって回復しつつあると思われていた矢先に、往々にして突如行動化が起こったり、治療が中断したりするのが特徴である。フェダーンに始まるカーンバーグ以前の支持的精神療法では、治療関係の陽性の側面を重視するあまり、このように分裂された陰性転移を見過ごしやすい状況を招いた。それが支持的療法の失敗の一因である、とカーンバーグは結論づけた。

先に述べたように、カーンバーグは分裂をはじめとする境界例の防衛機制についての考えをクラインから取り入れている。クラインは乳幼児の精神療法を通して、乳幼児が活発な無意識的幻想（unconscious phantasy）の能力を持つことを発見したが、その幻想を形成するのは、現実の外的世界に客観的に存在する対象（母親）というよりも、乳幼児の精神内界に出来上がる対象の表象（母イメージ）が主たる役割を果たしていることを観察し、これを「内的対象」と呼んだ。例えば、客観的には、優しく、決して叱ったり、罰したりしない母親の子供に、非常に過酷な超自我が形成されることがある。その説明として、両親の客観的なあり方の如何にかかわらず、乳幼児自身の持つ加虐的な衝動が、外的対象としての両親に投影され、それが再び乳幼児に取り入れられて、内的対象となり、この加虐的性質を持った内的対象が、のちに厳しい、懲罰的な超自我に発展する、とした。さらに、彼女は欲求充足的、リビドー的体験を元にして出来上がる、よい対象（good object）と、反対に欲求不満的、攻撃的な体験を元にできる、悪い対象（bad object）を区別し、それぞれに対応するよい自己（good self）、悪い自己（bad self）を区別した。そして、乳児は無意識的な幻想体験として、対象と自己のよい側面が悪い側面によって破壊されてしまう、という非現実的な不安を抱くことを発見し、その不安を「被害的な不安（persecutory anxiety）」と呼んだ。乳児はこの不安を防衛するために、本来は善悪両面を持つひとつの存在である対象・自己を、そのよい側面と悪い側面とに分割し、それぞれ別個の存在として認知する、すなわち分裂させることを見い出した。

クラインはその乳幼児の発達理論を専ら精神病者の理解に応用したが、カーンバーグは境界例の防衛機制として、分裂、および、これを基礎として分裂をいっそう強化させる様な以下のようないくつかの機制を捉えた。

投影性同一視：自己と内的対象が、悪い、攻撃的な側面のまったくない、純粋によい存在と認知しようとして、悪い、攻撃的な側面をすべて外界に投影してしまう。このため、外界の対象は攻撃的で不安に満ちたものと認知される。こうして攻撃的となった外界の対象の攻撃性を自己はなんとかコントロールしようとする。さらに、患者は他者に押しつけた自己の属性によって、その投影を受けた人々との間に同一視の感情を持つ。

これは、例えば、治療関係において、患者が治療者から批判、攻撃されていると感じ、恐怖や不信感を覚え、治療者を攻撃するという現れ方をする。患者は治療者に投影した自己の悪い側面・攻撃性をコントロールしようとしてそうするのだが、その攻撃は、同一視によって、治療者を患者の被害的幻想に巻き込んでいく性質が強い。

プリミティヴな理想化：対象のよい側面が、悪い側面によって、汚染・破壊されてしまうという被害的不安を防衛するために、対象を非現実的に理想化して認知する。

否認（denial）：患者があるひとつの情緒的状態のときに、それとは別の情緒的状態の時の体験を知的には認知しながらも、その際の情緒を否定してしまう。抑圧を基礎に持つ、高次の否認や、切り離し（isolation）とは異なる。

万能感（omnipotence）と脱価値化（devaluation）：理想化した対象と同一化すると、患者は誇大的、万能的な自己イメージを持つようになる。患者は自己と対象が充分に分化した発達水準ではないため、理想化した対象に対して、自己とは別個の、独立した存在としての思い遣り・愛情を持つことが出来ない。従って、対象によって欲求不満が与えられると、ただちにその理想化は非現実的な過少評価に変わり、患者は対象をこき下ろすこととなる。

カーンバーグは、相反する性質を取り入れ・同一化することで統合することは攻撃性を中和するための重要な条件となる、という。それゆえ、分裂が強く働いている病的状況では、攻撃性の中和が起こらず、自我発達のためのエネルギー備給がなくなり、分裂は自我脆弱性の基本要因となる。一方、分裂は抑圧に比べ逆備給が少なくてすむので、弱い自我は容易に分裂機制に頼ることになり、悪循環が形成され、分裂と自我脆弱性とが相強化しあうことになる、という。

（2）カーンバーグによる境界例の精神分析的精神療法―表出的精神療法

このように、カーンバーグは、境界例における自我の脆弱性を、従来の「潜在性精神病」としての自我脆弱性に替わって、対象関係論をとりいれた自我の構造的な発達段階の視点から、分裂という機制の支配する安定した病態として捉え直した。こうした理解に基づくカーンバーグの治療は、カーンバーグ自身の命名により、表出的精神療法とよばれるが、治療者が中立的、受身的態度を守り、分裂の転移関係への現れをひたすら解釈するという、正統的精神分析に近い技法を基本としている。解釈を通して、患者の心の中で、精神療法医が、よい側面と悪い側面に分裂した存在から、両者を合わせ持った存在へと統合されていく過程で、分裂が解消され、より成熟した防衛機制である抑圧がそれにとってかわることを目指すものである。

① 徹底した転移分析

境界例における分裂の転移関係への現れとは、投影性同一視、潜伏性陰性転移、行動化、転移性精神病などの現象を指し、すべて患者の防衛機制を反映するものである。例えば、陰性転移は「今、ここで」の脈絡で明確化し、解釈される。陰性転移を繰り返し明確化することで、患者は治療者に理解され、受け入れられている、と感ずる。なぜなら、治療者が安定した態度で動ずることなく陰性転移を解釈し続ける時、患者は自己の攻撃性が対象（治療者）を破壊することのないことを知り、分裂することをやめ、攻撃性と対象希求性は統合に向かう、という。

陽性転移は適度であれば治療同盟を強化するから有益であるが、誇張される程度に応じて原始的な理想化が働いており、早急に解釈する。その深層には、治療者が「もの」のように自由になるという妄想的空想や、治療者への強い羨望、陰性転移が潜んでいる。その他、投影性同一視、否認、万能感、脱価値化などの原始的防衛機制も体系的に解釈し、自我機能を強化する。現実検討・自我境界を強化すべく、空想と現実、過去と現在、投影と現実の治療者との区別、は常に明確化される必要がある。

② 逆転移の治療的利用

境界例はこのような力動のゆえに、神経症者の心理に基づいて確立された古典的精神分析の枠組みを簡単に壊してしまうから、分析家にとって脅威となる。境界例を精神分析的治療の対象として定位することによって、精神分析そのものが進化しなければならなくなったのである。境界例治療の体験を通して精神分析が変容を強いられたことのうち、最も重要なものは、逆転移を治療の要として積極的に捉え直したことであろう。

フロイト自身は逆転移を分析の客観性を脅かすものとして、その取扱いの重要性を説いたが、当時は逆転移そのものはネガティヴな価値づけしかされていなかった。英国対象関係論のハイマン〔Heimann,1950〕は、すでに治療者が自我の一部を退行させて行う投影性同一視を共感の母体として捉えていた。ハイマンとクラインの影響を受けて、ラッカー〔Racker,1968〕は患者を共感的に理解するための逆転移の治療的利用を説いている。

カーンバーグ〔1975〕はラッカーの同調的同一視（逆転移）、補償的同一視（逆転移）の考えを参照しながら、逆転移において、分析家の退行が投影性同一視の水準に至る時、補償的同一視も最高度に高まる、とした。補償的同一視とは、患者が転移している対象に治療者が同一視することである。患者の側の投影性同一視が活発になると、患者は治療者を攻撃して巻き込むので、治療者にも原始的な力動が惹起されやすくなる。治療者は自らも怒りや苛々を感じ、不安になり、防衛的になりやすくなる。ここで治療者はこの逆転移感情に圧倒されることなく中立性を守り、解釈と明確化を行わなければならない。この時、分析家は、自身の原初的な衝動と苦闘し、かつ、その努力の中で患者をも巻き込んでコントロールしようとする傾向をも抑えなければならないが、そうした分析家の努力が患者の中に早期の重要な親のイメージを再現させるという。この状況こそ、もし適切に理解され、徹底操作されれば、患者が分析状況のなかで修正体験をして、その自我構造に根本的な変化がもたらされる、高度に意味のある特別の状況である、と述べている。

③　入院治療

患者の行動化や、転移状況に限定されて出現するとされる転移性精神病が激しくなると、治療の維持が困難となってくる。そこで、カーンバーグは、精神分析的精神療法の治療構造そのものを維持するために境界例者の入院治療を行った。入院に際し、患者の担当医として管理医と分析医を設け、管理医は患者の生活の現実的な側面を看護などのスタッフと共に支持し、行動化などの病的な退行を防止する。その上で分析家は患者の現実的な利害に干渉することなく、中立性を保って精神分析的治療を行っていく、という方式をとった。これがいわゆるA—Tスプリット（A-T split）である。

カーンバーグは境界人格構造の殆どのケースは表出的精神療法の適応がある、としているが、入院によっても中立性の維持が困難な場合等どうしてもそれが不可能な場合、支持的精神療法を適用した。この場合、解釈は用いず、示唆や説得を含む認知的介入と情緒的な支持によって、患者の現実的機能と自律性を改善する。

(3) カーンバーグによる境界例の病因論

今日の境界例の病因論には、体質論と環境論があるが、体質論の代表がカーンバーグである。カーンバーグは、境界例者の過剰な口愛的攻撃性、攻撃性を中和する能力の欠如、不安耐性の欠如といった体質的素因を第一義的なものとしている。これと対照的に、母子関係を中心とする環境因を唱えたのが、後に述べるマスターソン（Masterson）である。

以上、カーンバーグによる境界例論を概観した。カーンバーグによる境界性人格構造の定義は、関与しながらの観察による、患者との精神分析的な治療に基づいた定義であることが重要だが、またそのために、今日のＤＳＭなどの症状論からの定義に比べ、ずっと広範囲のスペクトルを持つことになった。すなわち、ＤＳＭにいう反社会性人格障害や演技性人格障害、自己愛性人格障害などをも包含しており、ＤＳＭの境界性人格障害にあたるのは、カーンバーグの下位分類（反社会性、as if性、自己愛性、分裂気質性、循環気質性、マゾキステッィク性、演技性、強迫性、小児的）で、小児的人格のみとなる。また、記述精神医学的に診断された境界例の力動的な治療で必ずしも分裂（splitting）が確認されない、というのは一般的な認識である。にもかかわらず、カーンバーグによる治療概念は

DSMにも取り入れられているように、今日の境界例治療に多大な影響を与えている。

4　マーラーによる発達理論

今日では境界例の成因として、遺伝学的研究や鬱病との関連性の研究など、生物学的成因の探究も行われるようになっているが、やはり、境界例理解には発達論的視点は欠かせないものになっている。マーラー*（Mahler）はアメリカの精神分析医であるが、小児科出身であり、多くのペアーの母子関係を直接に観察することによって、乳幼児の心理的発達理論を確立した。彼女の発達理論は現代の精神分析においてフロイトのそれにとって変わり代表的な理論になった。今日の境界例の発達論的な理解としては、患者はマーラーのいう乳幼児期の分離個体化過程が阻害された結果であり、それが固定化、構造化されて、第二の分離個体化期である思春期に顕在化する、とする見方が一般的である。

「乳幼児の心理学的誕生（The Psychological Birth of the Human Infant）［Mahler, 1975］」は彼女の代表的な研究であり、一群の被験者の母子に対して、遊戯室を用い、長期に渉って連続的で豊富な観察を行い、子供の発達と母子関係の変化を記録した。この研究で、マーラーらは生後五ヶ月から三年目の終わりまでを対象とした、週二回の観察、週一回の面接、隔月の家庭訪問をほぼ実施したという。マーラーらの研究は、従来の精神分析における、成人患者の分析からレトロスペクティヴに再構成した発達理論とは異なり、成長する子供を目の当りに観察していくという方法で、客観性の高いものである。例えば、母子関係の

マーラー（Margaret S. Mahler）　一八九七～一九八七。ハンガリー生まれ。ドイツで精神科医となり、精神分析を受けた後、ロンドンでアイヒホルンやアンナ・フロイトの感化を受け、ニューヨークに移住。カナーの早期幼児自閉症に対して infant symbiotic psychosis を唱え、この概念が、「子供は母親と一体であるという幻想を抱く状態（dual unity）から孵化し（hatching）、分離の意識の獲得に至る」という彼女の発達論の先駆けとなった。この過程において、母子間の適切な互いの欲求の読み取り（mutual cueing）と、母親の適切な触媒機能を重視する。カーンバーグやマスターソンの他、ブロスの青年期論、サールズの分裂病治療論、ジェイコブソンの鬱

諸相、特に乳幼児の母親に対する振る舞いに注目して、それをビデオに記録している。

マーラーは乳幼児が母親との未分化な状態から一個の独立した個人として誕生するまでの精神内界プロセスを分離個体化過程と名付け、これを正常な母子の共通の膜からの孵化に喩えている。マーラーによれば、この過程は、生後約三〇ヶ月から三六ヶ月の間に達成されるとし、(1)正常な自閉期（生後最初の数週間）、(2)正常な共生期（生後二〜六ヶ月）、(3)分離個体化期（生後四、五ヶ月〜三六ヶ月）に分けた。正常な自閉期には、乳児は自分自身と自分をとりまく環界の区別、精神内界と外界との区別がついていない。正常な共生期には、乳児は、母親とあたかもひとつの膜で包まれたかのような、全能的な二者単一体として振る舞う。そして、乳幼児の歩行が可能になり始める、あるいは子供が独力で物理的に母親から分離し始める生後四〜五ヶ月の時期が心理的な分離個体化期の始まりとなる。この心理的発達のプロセスは当然のことながら子供の身体的能力の発達と並行して進み、ほぼ生後三六ヶ月頃には、子供は母親のイメージから分離したものとしての自己のイメージを持つようになり、個としての同一性の感覚を獲得する、とされる。同時に、母親が自分の目の前にいなくとも存在し続けてくれている、という認識、すなわち精神内界の表象としての母親を持つことによって対象恒常性が獲得される。さらに、この対象恒常性の獲得は、母親をよい面も悪い面もあわせ持つ一個の存在として認識すること、つまり、よい対象と悪い対象とをひとつの全体としての表象に統合する能力の獲得をも意味している。この段階に至って、子供の攻撃衝動とリビドー衝動の融合が促進され、攻撃性が高まった時には子供は対象に対する憎悪を和らげることができる。

病論など、後の多くの重要な精神分析的業績に影響を与えた。

分離個体化期に子供は母親から離れて自分で新しい経験を広げていく。そして、子供は新しい経験をした後母親の元に戻り、母親と新発見の歓びを分かち合おうとしたりする。同時に、子供は自立に伴い、対象を喪失するかもしれないという恐怖も体験していて、分離に関してアンビヴァレンツをも示し、母親に愛情の保証を求める行動が観察される。こうした行動は再接近(rapprochement)と呼ばれるが、このように分離個体化期というのは、極めて重要で複雑な発達段階である。母親は二重の意味で子供の自立に対し、情緒的支持を与え続けなければならない。健康な母子関係では、母親はこの子供の独立的な変化を喜びを持って受け入れるが、なんらかの理由で母親がそのことに失敗すると、子供は自立を親の愛情喪失と結び付けてしまい、母親を追い回して離れようとしなかったり、母親が追いかけてくれることを期待して無鉄砲に飛び出していったりすることが観察される。このような子供の場合、親の愛情を喪失すること(見捨てられ体験)の恐れが勝ってしまい、親の承認・不承認にたいして過敏となり、極めて傷つきやすい状態を生ずることになる。次に述べるマスターソンは、マーラーの研究でも取り分けこの事実に注目し、分離個体化期、特に再接近期と呼ばれる段階の乗り越えの失敗から、境界例の中心的なコンプレックスである、見捨てられ抑うつを生ずるとした。

5 マスターソンによる境界例治療論

上記のごとく、マスターソン*は、境界例を分離個体化期での成長の停止と捉えた。彼は

マスターソン(James F. Masterson)

三〇年にわたる臨床研究を通し

青年期の境界例患者の入院治療に基づいて、⑴試し（testing）の時期、⑵徹底操作（working through）⑶分離（separation）の三段階を経て治療が達成される、とした。特に、試しの時期では、患者の行動化を自己破壊的とはっきりと規定し、行動制限がくわえられる。行動と感情の関係を指摘することにより、治療者は患者を抑うつ的な感情に直面化させる。そして、行動の代わりに言葉で表現できるようになると、悲嘆と結びついた怒りと抑うつを徹底操作する段階に入る。治療者は患者の抑うつの源を両親との葛藤に求めるよう分析する。この時期は抑うつを軽減するために言語化を促し、患者の退行的行動化には物理的拘束ではなく、解釈によって対処する。抑うつが解消されると分離の時期に入る。分離の時期には、患者は分離不安から治療者にしがみつき、退行的となることを徹底操作し、治療者は患者の自立を支持していく。

マスターソン［1972］は境界例、特に青年期境界例の母親との面接のなかから、母親自身も境界構造を持ち、母親は子供の自立行動を拒絶と感じてしまい、自立に必要な愛情を撤去してしまうことを観察した。母親は子供が依存的なときのみ、自分が愛されていると感じるのである。子供は、母子関係の、愛情が盛んになる部分と、自立しようとして愛情が撤去されて混乱する部分とを統合できないので、部分的対象関係が残されたままになる、と考えた。

6　グリンカー、ガンダーソン、ケティーとローゼンタールによる仕事、DSM、ICD—操作的診断基準の確立

て、境界例をはじめとする人格障害の発達的対象関係論的治療法を確立した。現在コーネル大学医学部臨床教授・マスターソン研究所所長。

カーンバーグの「境界性人格構造」に引き続いて、境界例の疾病学的的位置づけに関する三つの重要な研究が相継いで発表された。

まず、グリンカーら［Grinker et al., 1968］は、境界例入院患者の行動に関する体系的で実証的な観察を統計的に処理し、「境界症候群」という概念を提出した。境界症候群は、抑うつ、怒り、対人関係における情緒的欠陥、自己同一性障害という共通した特徴を持つ、かなり安定した状態群であることを強調し、下位分類として、精神病との境界群・中核群・適応のよい、しかし感情のない、防衛されたas-if群・神経症との境界群の四つをあげた。ＤＳＭ診断基準に通ずる、観察可能な行動特性を抽出した、統計的・操作的な診断基準である。

ケティー、ローゼンタールら［Kety, Rosenthal et al., 1968］は、境界分裂病（borderline schizophrenia）に関する遺伝学的研究を行い、その結果がＤＳＭ—Ⅲ、ＩＣＤ—10の両方に取り入れられることになった。ケティーらは、統合失調症の母から生まれて養子に出された子供を追跡調査し、それらの子供はコントロール群と比べ、統合失調症や境界分裂病の発症率が高いことが分かった。彼らは、境界分裂病が統合失調症と共通の遺伝的基盤を持つと考え、臨床遺伝学の対象とした。境界分裂病はそれまで境界例とされていたもののうち、分裂病像に近い群にあたる。

スピッツァーら［Spitzer et al.,1979］はＤＳＭ—Ⅲを作成する際、境界例を情動不安定を主徴とする群と、分裂病様の精神病症状を呈する群との二群に分け、それぞれを境界性人格障害、分裂病型人格障害（schizotypal personality disorder）と呼んだ。スピッツァーらは、ケティーらの境界性分裂病の臨床遺伝学に注目し、その症状を解析し、八つの項目を抽出して、それらを「分裂病型人格障害」の診断基準としたのである。ＩＣＤ―10においては、境界性人格障害は、不安定性人格障害の下位分類として、衝動性人格障害と同列に位置付けされ、分裂病型は、人格障害ではなく、明確に統合失調症の項目に入れられている。

ガンダーソンはグリンカーの流れをくみ、それまでの知見をもとにして独自の診断基準を完成した［Gunderson & Singer, 1975］。この診断基準は精神病性の症状をも含めているところはＤＳＭ―Ⅲとは違うが、実際の臨床では両者の一致度は高い、とされる。

こうした客観的な診断基準が整っていく中で、境界例の遺伝学的研究、特有な生物学的マーカーの探究、薬物療法からみた研究など、境界例の生物学的研究も徐々に行われてきている。特に、これまで述べてきたことからも明らかなように、境界例は統合失調症よりもむしろ躁うつ病に近い病態ではないか、という見方が強くなっている。

7　その後の境界例治療学の展開

(1)　精神分析学派

精神分析的精神療法として、上記のカーンバーグ、マスターソンに米国の精神分析家であるアドラー*（Adler）が加えられるであろう。コフート（Kohut）のいう自己愛人格障害は境界例よりも高次の発達段階の病理と理解されるが、アドラー［1985］は、境界例と自

アドラー（Gerald Adler）
アメリカの精神分析医。現在タフ

己愛人格障害との連続性を仮定し、コフートの自己愛人格障害の治療理論を境界例治療に取り入れた。

アドラーによれば、境界例患者の生活史には必ず喪失、無視、無視と交互する甘やかしがあるとする。正常な発達では基本的安定感を保持しながらの自律性が達成される。自律性は外的対象により繰り返し支持、強化されるが、発達に伴い徐々に精神内構造の役割が大きくなる。このためには、記憶の能力の発達、およびそれに支えられた対象を表像する能力の発達が必要である。アドラーはピアジェの対象発達概念に注目し、対象がいなくとも自己の内部の働きだけで対象を想起できる「喚起記憶」の獲得によって、持続的な対象表象が形成される。この段階になると、外的な対象が内的に取り入れられて、それらの対象表象が外的対象に替わって、抱え慰める、ホールディング機能を果たすようになる。最終的にこれら取り入れ物の機能に対する同一化が起こり、自我の構成成分が形成され、自分で自分を抱え慰めることができるようになる。

境界例患者は対象関係領域での確固とした喚起記憶を獲得していない。この発達段階は、カーンバーグのいう、よい取り入れ物と悪い取り入れ物とを分離しておくことができるより以前の段階である。すなわち、分裂（splitting）が可能であるということは、よい取り入れ物が相当内在化されていることになる。また、両価性に耐えられないだけならば、自己の統一性の喪失程度でとどまるはずで、自己消滅の脅威には至らないであろう、と考えた。この発達障害のため、境界性人格者はなんらかのストレスに曝されると、容易に「認知記憶」の段階（外的な手がかりがないと対象を想起出来ない段階）がそれ以前に退行し

ト大学、ハーバード大学等で、教鞭をとり、ボストン精神分析研究所トレーニングアナリスト。コフート理論を取り入れた境界例と自己愛性人格障害の治療論で知られる。

てしまい、見捨てられ抑うつ、しがみつきを示す。

この発達の失敗は分離個体化期の母親が充分機能していなかったためである。最も想起の形の主観性（自己であること）は抱え慰めてくれる母親の現在と深く結びついており、存在する母親を子供が思い浮かべられなければ、この主観性は危機に曝される。この段階の子供にとって、母親は対象であるが自己の延長でもあり、コフート［1971／1984］のいう自己対象である。境界例の不安の根本は、見捨てられて心理的に自己が解体し、消滅するのではないか、という脅威であり、見捨てられ体験が重篤で退行が深くなると、破滅的パニックに至る（精神病では自己が消滅してしまう）。

境界性人格者は抱え慰めてくれる内的資源が不足しているから、外的な対象に依存して安定を保つ。アドラーはこの外的存在も「自己対象」と呼んだ。ホールディングしてくれる取り入れ物の不足の程度に応じて、「孤独（aloneness）」の苦痛が体験される。アドラーは患者の中心的病理をこの「孤独（aloneness）」と捉え、この孤独が圧倒的に強まった時の自己消滅の不安を重視している。

アドラーはコフートの自己対象（自己の延長としての対象）転移の考えを境界例治療にも応用し、解釈による防衛や抵抗の分析により自我を強化することではなく、治療者が現実に存在することの大切さを強調し、患者に欠けている、自分自身を支持し慰めてくれる機能の体験を重視する。そこでは、患者は治療者との融合的な体験を持っており、転移解釈よりも、患者への共感的理解・応答が重要である。患者は危機的状況にあって、治療者をまず現実の支え慰めてくれる対象として利用し、次に自己対象として利用し、徐々に自己対象のホールディング機能を内在化する。そして、最後には治療者を対象として利用し、治療者を取り入れ、同一化する、とした。

繰り返しになるが、コフートやアドラーの治療論は、プレエディパルの水準の患者を扱う際、解釈ではなく、転移を受け入れ、共感を通して自己対象として機能することを治療の中心におく。そのことが患者の自己の欠損を回復する治癒的な体験になる。それまでの解釈を中心とした精神分析的精神療法にたいして、新たな流れが創りだされた、といえよう。

(2) 支持的精神療法

精神分析的精神療法では、患者側に充分安定した現実検討能力と内省力が要求され、全ての境界例に適応することは実際上不可能である。その場合、分析を避けた支持的療法が適用される。現代の支持的療法はナイトらのそれとは全く異なり、明確な制限設定をして、治療の構造化を行い、安定した治療関係を維持することに大きな力点がおかれている。ウィニコットの表現を借りれば、治療そのものが生き残ることを目指す。ゼッツェル［Zetzel, 1971］の支持的療法では、そのような治療状況の構造化によって、治療者は限界ある現実的対象として関わり、安定した治療関係を形成する。そして患者の自尊心、自他の分離、同一化能力の獲得を促す。面接は週一回、期間を限定せず行われる。

藤山［1994／1997］は精神療法を基礎付ける対人的な「マネジメント」という概念を

提唱している。マネジメントとは患者に適切な対人的世話を与えることであり、患者の自己破壊的傾向を上手くコントロールしつつ患者を見守り続けることである。藤山は人格障害圏の患者の場合、精神療法の「抱え」の機能が往々にして急速な退行を招き、彼らにとっては破壊的に作用することになりやすい事実に着目し、マネジメントへの絶えざる、デリケートな配慮が必要だという。マネジメントでは必ず具体的に明示された設定を行い、構造化された環境を差し出す。患者は必ず、その構造、境界を壊そうとするが、治療者側にもしばしば、その逆転移ゆえに枠組みを壊して行動化への衝動を生ずる。構造化された設定を守ることにより、治療者は患者の破壊性に耐え、マネジメントを生き残らせる。設定を行う上で、患者は、その自己破壊性のゆえイニシアティヴをとらされることには耐えきれず、さらに自己破壊的となるので、必ず治療者がイニシアティヴをとる。治療者は、治療と患者自身への破壊的な動きに気付いたら、直ちにそれを話題にして、背後にある患者の怒り・不満に理解を示すと共に、治療者側の動きや設定の限界等も率直に話し合う、としている。このような作業を続け、設定内の対人的な圧力を制御することによって、マネジメントそのものを生き残らせることがマネジメントの目標である。藤山のこの考えは、非言語的な交流を営む対人空間の中で心的体験が修正されるという、ビオン*のコンテイニング（containing）というアイデアに基づく［Bion, 1962］。マネジメントにより、患者の自己破壊性が制御されれば、患者の側に自然改善傾向が働きやすくなり、より専門的な治療への動機づけにもなりうる、という。

ビオン（W. R. Bion）
一八九七〜一九七九。インド生まれ。クラインに直接指導を受けた代表的対象関係論者。早期対象関係におけるcontainingの考え、独創的な思考理論（α機能、β要素）、集団状況へのクライン理論の適応は有このようにみてくると、境界例治療の重要な基礎づけとして、患者の自己破壊性をコントロールして「抱える（contain）」ことは、一般的に第一の必須の課題といってよい。ウォルディンガー［Waldinger, 1987］によると、精神分析的精神療法を行う治療者に共通して見い出される特徴として、①限界設定による安定した治療の枠組み、②治療者の能動性、③陰性転移に対する忍耐、④感情を行動と結び付けること、⑤自己破壊的行動の制御、⑥逆転移のコントロール、⑦here and nowの維持、をあげている。

(3) 認知行動療法

臨床の実際では、言語的な精神療法を行うことが困難な場合、行動そのものに働きかけ、変えようとする治療、すなわち行動療法が功を奏する症例も少なくない。マスターソンの治療における行動制限の効果に特徴的に示されているように、衝動性が強く、行動によって感情表現をする境界例患者には、まず行動に訴えかけることがコミュニケーションになる。

認知行動療法では、歪んだ不適応的な信念や認知過程が患者の機能不全的な情動・行動を招いており、またこれらの信念は実行されて結果を生み出すので、そのためさらに強化されることになる。治療ではこうした機能不全的な自律的思考や根深い信念の体系に目を向けさせ、不適応的でない、新しい行動を学習させ、練習させる。一定の効果を生むためには、相当の手間暇を要する。

名。彼の理論により、psychotic personality、統合失調症の精神分析的治療が飛躍的に進展した。

リネハンら［Linehan et al.,1993／1994］の集団的技能訓練と個人面接を組み合わせる弁証法的行動療法（dialectical behavior therapy）では、自殺企図を繰り返す女性境界例患者の治療に効果をあげたことが、無作為割り付け比較試験によって実証された。今のところ、これがコントロールされた臨床試験によって効果の実証された唯一の行動療法のようである。この集団療法は、教育的技能訓練と行動リハーサルからなり、感情コントロール技能向上、認知の歪み、投影性同一視、自殺企図などの自己破壊的行動を回避する技能の向上、治療中断や入院に至る行動など生活を阻害する行動の防止を目的とする。また、ベック［Beck, 1990］は境界性人格障害に対する認知行動療法は、厳格な限界設定を含む治療契約の元に、週一回一・五～二・五年間で終了するという。

（4）その他の治療法

紙面の関係で概要を述べることが出来ないが、家族療法、対人関係療法などの精神療法が行われている。薬物療法は抑うつや衝動性、また幻覚などの精神病的な症状を抑えるために有用な補助療法である。アキスカル［Akiskal, 1981］の研究では境界人格障害は不安定、抑うつ、衝動性を主要症状とする人格障害と位置付けされ、感情障害との関連性が強調されている。

以上、境界例研究の歴史を（アメリカの）精神分析の歴史に焦点を当てて見てきた。境界例という曖昧な呼び名が好んで使われ、定着しているのには実質的な理由がある。境界例は精神療法的にみる時、患者側にも治療者側にも、治療そのものの境界を壊そうとする力が布置されてくることが特徴である。治療者自身が能動的となり治療的な境界を明確に設定して、維持することが治療上の重要な基礎的作業になる。

（池上 司）

引用・参考文献

Adler, G. 1985 *Borderline Psychopathology and its Treatment.* Northvale：Jason and Aronson.

Akiskal, H.S. 1981 Subaffective disorders；dysthymic, cyclothymic and bipolar II disorder in borderline realm. *Psychiatr Clin North Am.* 4（25）.

Beck, A.T. & Freeman.A. 1990 *Cognitive Therapy of Personality Disorders.* New York：Guilford Press.

Bion, W. 1962 *Learning from Experience.* London：Karnac. 1984.

Deutsch, H. 1942 Some forms of emotional disturbance and their relationship to schizophrenia. *Psychoanal, Q.* 11, 301.

Federn, P. 1947 Principle of psychotherapy in latent schizophrenia. *Ego Psychology and the Psychoses.* New York：Basic Books. 1952.

藤山直樹 1994「境界人格障害―ふつうの外来での実りあるマネージメント」『臨床精神医学』第23号 873-882p.

藤山直樹 1997 「人格障害のマネージメント」成田善弘（編）『現代のエスプリ別冊人格障害』至文堂 213-221p.

Grinker, R.R. et al. 1968 *The Borderline Syndrome*. New York：Basic Books.

Gunderson, J.G. 1984 *Borderline Personality Disorder*. New York：American Psychiatric Press.（松本雅彦ほか（訳）1988『境界パーソナリティー障害』　岩崎学術出版社）

Gunderson, J.G. & Singer, M.T. 1975 Defining borderline patients；An overview. *Am. J. Psychiatry*, 132, 1-10.

Hoch, P.H.& Polatin, P. 1949 Pseudoneurotic forms of schizophrenia. *Psychiatr Q* ,23, 248-276.

岩崎徹也 1972「境界例―精神療法的立場」　懸田克躬ほか（編）『現代精神医学大系12境界例非定型精神病』　中山書店

笠原　嘉・原　健男 1972「境界例―概念について」懸田克躬ほか（編）『現代精神医学大系12境界例非定型精神病』　中山書店

Kernberg, O.F. 1967 Borderline Personality Organization. *J Am Psychoanal Assoc*,15, 641-685.

Kernberg, O.F. 1975 *Borderline Conditions and Pathological Narcissism*. New York：Jason Aronson.

Kernberg, O.F., Burstein, E.D. et al. 1972 Psychotherapy and psychoanalysis. *Bull Menninger Clin*, 36, 3.

Kety, S.S., Rosenthal, D. et al. 1952 The types and prevalence of mental illness in the biological and adoptive families of adopted schizophrenics. In Kety, S,S. & Rosental,D.(Eds.), *The Transmission of Schizophrenia*. London：Pergamon Press. 345.

衣笠隆幸 1997「イギリス学派の治療技法」成田善弘（編）『現代のエスプリ別冊　人格障害』至文堂 255-265p.

Klein, M. 1945 Notes on some schizoid mechanisms. In Klein, M., Heimann, P. et al.(Eds.),*Developments in Psychoanalysis*. London：Hogarth Press.

Knight, R.P. 1953 Borderline states in psychoanalytic psychiatry and psychology. *Bull Menninger*

Clin, 17, 1-12.
Knight, R.P. 1954 Management and Psychotherapy of the borderline schizophrenic patient. In Knight, R. & Friedmann, C.R.(Eds.), *Psychoanalytic Psychiatry and Psychology*. New York：Int Univ Press. 110.
Kohut, H. 1971 *The Analysis of the Self*. Int Univ Press.（水野信義・笠原 嘉（訳）1994『自己の分析』みすず書房）
Kohut, H. 1984 *How does Analysis Cure?* Univ Chicago Press.（本城秀次・笠原 嘉（訳）1995『自己治癒』 みすず書房）
近藤三男 1997「ジェラルド・アドラーの治療論」 成田善弘（編）『現代のエスプリ別冊 人格障害』至文堂 245-254p.
Linehan, M.M. et al. 1993 Naturalistic follow-up of a behavioral treatment for chronically parasuicidal borderline patients. *Arch Gen Psychiatry*, 50, 971-974.
Linehan, M.M. et al. 1994 Interpersonal outcome of cognitive behavioral treatment for chronically suicidal borderline patients. *Am J Psychiatry*, 151, 1771-1776.
Mahler, M.S. 1975 *The Psychological Birth of the Human Infant*. New York：Basic Books.（高橋雅士・織田正美・浜畑 紀（訳）1981『乳幼児の心理的誕生』 黎明書房）
Masterson, J.F. 1972 *Treatment of the Borderline Adlescent*. New York：John Wiley & Sons.（成田善弘・笠原 嘉（訳）1972『青年期境界例の治療』金剛出版）
成田善弘 1998「境界例が精神医学に問いかけるもの」河合隼雄・成田康裕（編）『境界例』日本評論社 18-33p.
成田善弘・大野 裕・鈴木國文 1997 「座談会人格障害をめぐって」成田善弘（編）『現代のエスプリ別冊人格障害』至文堂 17-51p.

野上芳美 1972「境界例―記述的精神医学の立場」懸田克躬ほか（編）『現代精神医学大系12境界例非定型精神病』中山書店

Racker, H. 1968 *Transference and Countertransferance*. New York：Int Univ Press.

Schmideberg, M. 1959 *The borderline patient. American Handbook of Psychiatry*. Arieti, S.(Ed.). New York：Basic Books.

Spitzer, R.L. et al. 1979 Crossing the border into borderline personality and borderline schizophrenia；The development of criteria. *Arch Gen Psychiatry*, 36, 17-24.

舘 哲朗 1997「コフートとカーンバーグ」成田善弘（編）『現代のエスプリ別冊人格障害』 至文堂 222-235p.

牛島定信 1998「境界例概念はどのように発達してきたか」河合隼雄・成田康裕（編）『境界例』日本評論社 34-52p.

Waldinger, R.J. 1987 Intensive psychodynamic therapy with borderline patients ; An overview. *Am J Psychiatry*, 144, 267-274.

Zetzel, E.R. 1971 A developmental approach to the borderline patient. *Am J Psychiatry*, 127, 867-871.

第3章　境界の神話学

1　岩と共に境界を画す、フナトの神の杖の役割

記紀の神話には、フナトの神、ツキタツフナトの神、クナトノサへの神など、さまざまな名で呼ばれている神が出てくる。この神の本体は、イザナキが黄泉国を訪問したときに、携えて行った杖にほかならないとされている。『日本書紀』神代第五段の一書第六によれば、別名をヨモツヒサメとも言う八人のヨモツシコメたちの追跡をかわしながら、黄泉国と地上の境のヨモツヒラサカまで逃げのびたイザナキは、イザナミ自身が追って来るのを見て、その坂道を、動かすのに千人の力が必要なほど巨大な岩で塞いだ。そしてその岩を挟んで二神が向かい合って立ち、イザナミが「あなたが支配する地上の人間を、一日に千人殺す」と言い、それに対してイザナキは、「それなら自分は、一日に千五百人生まれさせよう」と言って、絶縁の呪言を述べ合った。その上でイザナキは、「ここよりこちらに、来てはならないぞ」と言って、フナトの神という名のその杖を投げた。そのことは、こう記されている。

故便《かれすなは》ち千人所引《ちびき》の磐石を以て、其の坂路に塞《ふさ》ひて、伊奘冉尊と相向きて立ちて、

遂に絶妻之誓《ことど》建《わた》す。

時に、伊奘冉尊の曰はく、「愛しき吾が夫君《なせのみこと》し、如此《かく》言《のたま》はば、吾は当に汝が治す国《ひと》民《くさ》、日に千頭縊り殺さむ」とのたまふ。伊奘諾尊、乃《すなは》ち報《こた》へて曰はく、「愛しき吾が妹し、如此《かく》言《のたま》はば、吾は当に日に千五百頭産ましめむ」とのたまふ。因《よ》りて曰はく、「此《これ》よりな過ぎそ」とのたまひて、即ち其の杖を投げたまふ。是を岐神《ふなとのかみ》と謂《まう》す。

また同段の一書第九によれば、イザナミのすっかり腐爛して脹れあがった死体から誕生していた、八柱の雷神たちに追い掛けられ逃げて行く途中で、イザナキは道の辺に桃の大木を見つけ、その実を取り投げつけて、雷らを追い払った。そしてそのあとで、「ここからこちらには、雷が来られないように」と言って、その場所に、フナトの神である杖を投げた。そのフナトの神の本当の名は、クナトノサへの神と言うのだとされている。そのことは、こう物語られている。

時に伊奘冉尊、脹《は》満れ太高《たた》へり。上に八色の雷公有り。伊奘諾尊、驚きて走《に》げ還りたまふ。是の時に、雷等皆起ちて追ひ来る、時に、道の辺に大きなる桃の樹有り。故《かれ》、伊奘諾尊、其の樹の下に隠れて、因《よ》りて其の実を採りて、雷に擲《な》げしかば、雷等、皆退走きぬ。此桃を用て鬼を避く縁《ことのもと》なり。時に伊奘諾尊、乃ち其の杖を投《なげう》てて曰はく、「此より以還《このかた》、雷敢《え》来じ」とのたまふ。是を岐神と謂す。此、本の号は来名戸《くなと》の祖神《さへのかみ》と曰す。

前掲した一書第六の記事には、イザナミに向かって、「此よりな過ぎそ」と言って、フナトの神である杖を投げるより前に、イザナキは、イザナミの地上への侵入を阻止するために、黄泉国との境を巨大な岩で塞いだことが物語られている。この岩のことは、同じ一書の後に続く記事の中で、「所塞《ふさ》がる磐石《いは》といふは、是黄泉門《よみと》に塞がります大神を謂ふ。亦の名は道反大神《ちがへしのおほみかみ》といふ」と、説明されている。

イザナキがヨモツヒラサカを、問題の岩で塞いだ。そしてその岩を挟んで、そこまで執念深く追って来たイザナミと、向かい合って立ち、絶縁の呪言を述べ合い、それによって人間に死の運命が定まる一方で、死者よりも数多くの人間が、地上に絶えず新しく生まれ続けることになったということは、『古事記』には、こう物語られている。

最後にその妹伊耶那美の命、身みづから追ひ来ましき。ここに千引の石をその黄泉比良坂に引き塞へて、その石を中に置きて、おのもおのも対き立たして、事戸《ことど》を度《わた》す時に、伊耶那美の命のりたまはく、「愛しき我が汝兄《なせ》の命、かくしたまはば、汝の国の人草、一日に千頭絞り殺さむ」とのりたまひき。ここに伊耶那岐の命、詔りたまはく、「愛しき我が汝妹《なにも》の命、汝然したまはば、吾は一日に千五百の産屋を立てむ」とのりたまひき。ここを以ちて一日にかならず千人死に、一日にかならず千五百人なも生まるる。

そしてそこでも、その後に続く記事の中で、この岩のことが、「またその黄泉の坂に塞《さは》れる石は、道反《ちかへし》の大神ともいひ、塞《さ》へます黄泉戸《よみど》の大神ともいふ」と、言われている。ところでこの記事の前に『古事記』では、イザナミに命じられ黄泉国の大軍の軍勢を率いて、執拗に追い掛けて来た雷神たちを、イザナキが最後に、桃の実を投げつけて撃退したことが、こう語られている。

また後にはかの八くさの雷神に、千五百の黄泉軍を副へて追はしめき。ここに御佩《みはかし》の十拳《とつか》の剣を抜きて、後手に振《ふ》きつつ逃げ来ませるを、なほ追ひて黄泉比良坂の坂本に到る時に、その坂本なる桃の子《み》三つをとりて持ち撃ちたまひしかば、悉に扳《ひ》き返りき。ここに伊耶那岐の命、桃の子に告《の》りたまはく、「汝、吾を助けしがごと、葦原の中つ国にあらゆる現《うつ》しき青人草の、苦き瀬に落ちて、患惚《たりな》まむ時に助けてよ」とのりたまひて、意富加牟豆美《おほかむづみ》の命といふ名を賜ひき。

つまりこれによれば、雷神たちと黄泉軍は、イザナキが懸命に後手に剣を振りまわしてもめげずに、ヨモツヒラサカの登り口のすぐ近くまで追って来たが、そこに生えていた桃の木の実を三つとって投げつけると、たちまちいっせいに逃げて行った。それでイザナキは桃の実に、「いまお前が私を助けてくれたように、これから葦原の中つ国に生きるすべての人間が、災厄にあって苦しむときに、助けてやってくれ」と言って、オホカムヅミの命という名を与え、邪鬼を払う威力を持つ神霊にしたというのだ。

ユング心理学の立場から日本神話を分析した著書『王権の心理学』［織田、1990］の中で織田は、記紀の神話の中でここではじめて、これから地上の葦原の中つ国に住むことになる人間のことが取り上げられている事実に注目し、彼が「人間の登場」と呼んでいるそのことについて、的確と思われる指摘をしている。つまりこれより前に、イザナキとイザナミの国生みによって誕生したことが物語られている大八島国は、その段階ではまだ、上つ国の高天原と、下つ国の黄泉国との中間に位置する「中つ国」にも、また死と区別された、「現しき青人草」である人間の生の営なまれる領域にも、なってはいない。

織田が「これは天地分離に劣らず重要な、地上と地下領域の分離を物語る神話である」と言っている、イザナキの黄泉国訪問の神話に語られている一連の事件により、イザナミの死が決定的になって、はじめて死と地下の死の世界がそれぞれ実体となり、それと共に「現しき青人草」である人間の生と、その営まれる舞台としての「中つ国」と呼ばれる領域がはっきりと確立された。だからこそこの神話の中では、「コトドワタシ」により人間に死の運命が定まるという決定的な事件が起こるのに先立って、右に見たようなやり方で、これから中つ国に生きることになる人間が、そこであわねばならぬ苦厄への顧慮が、イザナキによって払われたことが物語られているのだという。

ここで地下界と同時に、それとははっきり区別される「中つ国」としての地上世界が、成立したことの意味を、織田はまた、次のようにも論じている。

いずれにしても、地下の領域の形成をもって、初めて人間の住む地上の世界が出現したことは重要である。このことは、イザナミが「中つ国の住民を一日に千人殺す」と述べたのに対して、イザナキが「一日に千五百の産屋を建てる」と宣言したとき、さらに明瞭になった。コスモスの構成要素として、人間における生と死が分化するとき、その前に死のモデルとしての地母神イザナミの死があった。（中略）神格としてのイザナミの死と同時に、空間的な宇宙領域としての地下の世界が構築されたのである。時間としての死と、場所としての黄泉の国とは密接に関係している。死があって初めて生があり、地下領域があって初めて、確固とした地上の領域が存在しうるといえよう。

この織田の指摘に照らしてみることで、よく説明がつくのではないかと思われることがある。それはイザナキの黄泉国訪問の神話の中で、ヨモツヒラサカが果たしている役割のことだ。この坂は、イザナキが黄泉国から逃げ帰ったときには、地上との境を成していた。そしてその坂を、道反の大神とも、塞へます黄泉戸の大神とも呼ばれる、巨岩で塞ぐことで、イザナキは中つ国へのイザナミの侵入を阻止したことが物語られている。

ところがイザナキが黄泉国に出かけて行ったときのことは、『古事記』には、「ここにその妹伊耶那美の命を相見まくおもほして、黄泉国に追ひ往でましき」と、『日本書紀』一書第六には、「然して後に、伊奘諾尊、伊奘冉尊を追ひて、黄泉に入りて、及《し》きて共に語る」と、きわめて簡短に叙述されていて、その旅でイザナキがヨモツヒラサカを通ったということは、まったく物語られていない。

イザナキの旅の往路と復路とのこのような著しい違いは、織田の論に照らして考えれば、何の不思議でもないことになると思われる。なぜならイザナキが、イザナミの死をまだ不可逆的と認めずに、御破算になしえると考え、そのために黄泉国を訪れた時点では、地上と地下世界とはまだ、たがいに別個の領域としての区別を、はっきりとつけられてはいなかった。それだから両界のあいだにはこのときにはまだとうぜん、峻別する境の役をする坂はなかった。従ってイザナミを生き返らせ、地上に連れ戻せると思って、死んだ妻の女神のもとに出かけて行ったときには、イザナキはそもそも、まだ存在していなかった境の坂を越える必要は、無かったと考えられるからだ。

それに対して、イザナキが「我をな視たまひそ」と言ったイザナミの頼みを聞かずに、すっかり腐乱して蛆がごろごろ蠢《うごめ》いている死体の有り様を見た。そして死が不可逆であることをそこではじめて肝に銘じ、地上を目指し一目散に逃げ帰ろうとした。その時点でまさに、生きた人間の生活の舞台となる中つ国と、死者の世界の黄泉国とに、はっきりとした区別がつく過程が緒に就いた。それだから帰途においてはイザナキは、黄泉国と中つ国の境に、往路ではまだ形成されていなかった坂を見ることになった。そしてその坂を道反の大神また塞へます黄泉戸の大神となる岩で塞ぎ、その岩を挟みイザナミと向かい合って立って、イザナミが「地上の人間を一日に千人殺す」と言ったのに対し「一日に千五百人生まれさせる」と言い返し、「絶妻之誓（コトド）」を宣言しあうことで、生と死、中つ国と黄泉国の区別を、そこで決定的に峻別させたのだと思われる。

フナトの神であるイザナキの杖は、前掲した『日本書紀』一書第六の記事によれば、このときその「コトドワタシ」の直後に、「此よりな過ぎそ」というイザナミに対する厳かな呪言と共に、イザナキによってその場に投じられた。また一書第九ではすでに見たように、イザナキはその杖をそれより前に、桃の実を投げ追ってきた雷らを撃退したところで、「此より以還《このかた》、雷敢《え》来じ」と言って投げたと言われている。いずれにしてもフナトの神はこのときから、道返の大神の岩と相俟って、『古事記』に「かれその伊耶那美の命に号《なづ》けて黄泉津大神といふ」と言われているように、イザナミが支配することになった、地下の死の世界と地上との境を守る。そして黄泉国から中つ国への禍々しいものの侵入を、阻止する役を果たすことになったとされているわけだ。

2　先導役を果たすフナトの神と、陽根の化身の矛

イザナキが黄泉国訪問に携えて行った杖だったとされているのだから、このようにして黄泉国と中つ国の境を守る役をすることになるよりも前に、フナトの神はまず、地上から地下への旅でイザナキを先導する役目を果たしたことが明らかだと思われる。そのことはこの神が神話のまた別の場面にも登場し、そこでもやはり道案内の役をしたと語られていることからも、確められると思われる。

『日本書紀』神代第九段の一書第二の記事によれば、国譲りを承知して幽界に退くに当たって、オホアナムチ（＝オホクニヌシ）は、自分に代る奉仕者としてフナトの神を、高天原からの使者のフツヌシとタケミカヅチに推薦した。そして見事な八坂瓊の玉を目に見える御神体として顕界に残して、自身は永久に姿を隠した。それでフツヌシはそれから、そのフナトの神に先導させ、中つ国をすっかり平定してまわったという。そのことは、こう記されている。

是に、大己貴神《おほあなむちのかみ》報《こた》へて曰さく、「天神の勅《のたまふみこと》教、如此《かく》慇懃《ねんごろ》なり。敢へて命に従はざらむや。吾が治《しら》す顕露《あらは》の事は、皇孫当に治めたまふべし。吾は退りて幽事を治めむ」とまうす。乃ち岐神を二の神に薦めて曰さく「是、当に我に代りて従へ奉るべし。吾、将に此より避去《さ》りなむ」とまうして、即ち躬に瑞の八坂瓊を被《お》ひて、長《とこしへ》に隠れましき。故、経津主神《ふつぬしのかみ》、岐神を以て郷導《くにのみちびき》として、周流《めぐりあり》きつつ削平《たひら》ぐ。

ところでフナトの神はじつは、このときより前に、ここで「郷導（クニノミチビキ）」と言われている、中つ国の巡歴を先導する役目を、オホクニヌシ自身のためにも、すでに果たしていたのではないかと思われる。

同段の本文ではオホアナムチは国譲りをしたときに、フツヌシとタケミカヅチに対して、「国平《む》けし時に杖《つ》けりし広矛」つまり彼が中つ国を平定し国作りをしたときに、杖として使った巨大な矛を献上したことになっている。そしてそのときに、「吾此の矛を以て、卒《つひ》に功治《ことな》せること有り。天孫、若し此の矛を用《も》て国を治《し》らば、必ず平安《さき》くましましなむ。今我当に八十隅《やそくまで》に隠去《かく》れなむ」と言ったと、記されている。

この矛と、一書第二の記事の中に出てくるフナトの神とのあいだには明らかに、たがいに吻合する関係が認められるのではないかと思われる。なぜなら前者はオホクニヌシ、後者はフツヌシによる中つ国の平定のために、一方の矛は、「杖《つ》けりし」と言われているように杖として用いられ、他方のフナトの神は、杖が本体であるこの神にまさに相応しい、「郷導」の役をした。そしてどちらも国譲りに当たってオホクニヌシから、幽界に退く自分自身に代わり役に立つものとして、高天原の使者のフツヌシとタケミカヅチに対して、奉献あるいは推薦されたと言われているからだ。

これらの記事の中でフナトの神と矛とのそれぞれについて語られていることに関して、飯田［1940 a］は、「誰しも別々の事に心得めれども、委しからざるなり」と明言している。つまりこの碩学によれば、この段の本文と一書第二とに、それぞれがまったく同じ文脈のところで登場している矛とフナトの神とは、じつは区別の無い同一存在であるので、そのことを飯田［1940 a］は、「正書には形実《かたじろ》を以伝え、一書には神名を以伝たるものなり」とも言っている。

この飯田の洞察に従えば、フナトの神の本体は、杖であると同時に、矛でもあったことになる。そのことを飯田［1940 b］は、「さて此杖は、伊奘諾尊の取持給ふ所の御矛なり。上古はみな矛を杖に衝て、道をば行きしなり」と述べ、また枕詞の「玉矛の道」の用法なども援用して、往古には武器の矛が、そのまま杖としても用いられていたことを、次のように言って説明している。

> さて此は戈とはあれど、杖の事なり。古は戈を杖に突きありきしかば、戈と云ても杖なり。さて上古の神又人、常に道路を行く時には、必杖を突ありきしなり。故に矛を突あるく道と云意なり。此外の説は、すべてひがことなり。

そしてこの説明の裏付けとして飯田［1940 a］はさらに、「神功皇后摂政前紀」（仲哀天皇九年十月）に、「即ち皇后の所杖《つ》ける矛を以て、新羅の王の門に樹て、後葉《のちのよ》の印としたまふ」とある記事も引拠し、「神功皇后の突玉ひし御矛を、新羅国王門に、立てたまひしことなど、なほ例あまたあるべし」とも付記している。

ところでこの飯田の卓説と思われる論に従って、イザナキの持ち物だったフナトの神の本体の杖と、オホクニヌシが国譲りに当たって天孫のために献上した「国平けし時に杖けりし広矛」と言われている矛とのあいだに、区別が無いことを認めると、われわれの念頭にはとうぜん、イザナキの神話できわめて印象的な役を果たしている、これも「広矛」と呼ばれるのがまさに相応しいと思える巨大な矛のことが思い浮かぶ。それは言うまでもなく、問題の神話の冒頭に出てくる、アメノヌボコと呼ばれている矛だ。

原初にまだ下界がまだ一面の海原で、そこが『古事記』には「国稚《わか》く、浮かべる脂の如くして水母《くらげ》なす漂へる」と言われ、『日本書紀』神代第一段の本文には、「洲壌《くにつち》の浮《うか》れ漂へること、譬《たと》へば游魚《あそぶいを》の水上に浮けるが猶《ごと》し」と言われているような状態であったときに、天神たちからその下界に降りて行って、そこに堅固な陸地を作るように命じられた、イザナキとイザナミは、そのための道具としてこの矛を授けられた。そこで二神は天の浮橋の上に立ち、そこからその矛を下界の海にさし下ろし、ごろごろと音を立てながら海水を激しくかきまぜた。そしてその上で引き上げると、矛の尖端から滴った塩水が積み重なり凝固して、海のただ中に、オノゴロ島という最初の陸地の島ができた。それで二神は、その島に降りて行って、そこにまず「天の御柱」と呼ばれている柱を立て、それから「八尋殿」と呼ばれている広い殿を建てた。そのことは『古事記』に、こう物語られている。

ここに天つ神 諸《もろもろ》の命以ちて、伊耶那岐の命伊耶那美の命の二柱の神に詔りたまひて、「この漂へる国を修理《をさ》め固め成せ」と、天の沼矛を賜ひて、言依《ことよ》さしたまひき。かれ二柱の神、天の浮橋に立たして、その沼矛を指し下して画きたまひ、塩こをろこをろに画き鳴して、引き上げたまひし時に、その矛の末より垂《しただ》り落つる塩の累積《つも》りて成れる島は、これ淤能碁呂《おのごろ》島なり。その島に天降りまして、天の御柱を見立て八尋殿を見立てたまひき。

この話の中でこの矛が果したとされている、陸地創造の道具としての目覚ましい働きには、しばしば指摘されてきているように、きわめて自然にファロス（陽根）を象徴する意味が、認められるのではないかと思われる。西郷［1975］はそのことを、「さてこのヌボコが何を意味するか、宣長にいわせれば、『後の世の心もておしはかり言《こと》な為《せ》そ』ということになるが、陽物を象徴しているらしいとみても、あながち「おしはかり言」ときめつけることはできまい」と述べている。

そうするとその「陽物」を表わす巨大な矛をさし入れられて、ごろごろと音のするほど激しい勢いで攪拌されたと言われている原古の海はとうぜん女陰を、そして矛の尖端から滴り、オノゴロ島を結実させたという塩水の雫は精液を、それぞれ表わす意味をもつことが明瞭だと思われる。そのことを西郷［1975］は、宣長の難じる「おしはかり言」の一例として、富士谷御杖の説を引きながら、次のように論じている。

さてこのオノゴロ島の生成にかんし富士谷御杖は、「父の精を母の陰中に施す事数滴にして、つひにその精を母の子宮のうちにうけて、子となるべき一塊おのづから生ず、云々」（神典言霊）と、もっぱらこれを性的に解釈しているが、こうした読みかたをむくつけきものとむげに斥るわけにゆかぬことは、すでに一言したとおりである。御杖は一種形而上学風の言霊論をとなえた国学者で、まさに「神典」として古事記をこのように読んだのであり、説そのものの是非はかりに保留するとしても、解釈の方向はあやまっていないと思う。何れイザナキ・イザナミの国生みのくだりで言及するが、生殖行為は神話における創造の原型であり、したがって神話は他のいかなるたぐいの物語より、性的イメージをふんだんに放射する。しかもそれは一向に室内的でなく、おおっぴらであり、むしろ宇宙的な性格を有していた。国学者についていうなら、この方面にかけての彼らの発言が、つけつけと無遠慮なのは、人間の性なるものをムスヒの神の恩頼とする独特な信仰を、素朴に律儀に奉じていたためと思われる。
イザナキとイザナミはこのように、彼ら自身の降下に先立って、下界にさし下ろされたアメノヌボコに明らかに先導され、宇宙的規模の性行為の含意があったと思える。その矛による海の攪拌により生じた、最初の陸地オノゴロ島の上に降りた。そしてそこに、すでに見たように柱を立て、殿を建てた後に、『古事記』によれば、次のような問答を交わし、おたがいの男女の局所の違いを確め合った上で、イザナキの陽根を、イザナミの女陰に刺し入れる交合によって、国土を生むことに同意し合ったとされている。

ここにその妹伊耶那美の命に問ひたまひしく、「汝が身はいかに成れる」と問ひたまへば、答へたまはく、「吾が身は成り成りて、成り合はぬところ一処あり」とまをしたまひき。ここに伊耶那岐の命詔《の》りたまひしく、「我が身は成り成りて、成り余れるところ一処あり。故この吾が身の成り余れる処を、汝が身の成り合はぬ処に刺し塞ぎて、国土生みなさむと思ふはいかに」とのたまへば、伊耶那美の命答へたまはく、「しか善《え》けむ」とまをしたまひき。

そしてその上で天の御柱のまわりをイザナキは左から、イザナミは右から廻って行って、出会ったところで結婚しようと約束し、そのようにして世界で最初の交合を遂げたと物語られている。
この「ミトノマグハヒ」は、国土を生じさせる目的でされた交合だったという点で、これも陸地の創造のために為され、右に見たように性交の含意があったと思える、アメノヌボコによる海の撹拌と明らかに、意味的に重なり合うところがあると認められる。つまりミトノマグハヒでイザナキは、海をかきまぜオノゴロ島を生成させた矛の活動に倣い、それをくり返したと思えるわけで、言い変えれば矛は海にさし入れられることで、イザナキの陽根がイザナミの女体に没入される行為に先鞭をつけ、それを先導する役を果たした。つまりアメノヌボコはイザナキとイザナミに先立って下ろされ、そのための場所を創出することで、二神の下界への降下を先導しただけでなく、性行為に関してもやはり明らかに、イザナキのために、模範となる先例を示し先導する役を務めたと、認められるのではないかと思われる。

3　サルタビコと、境界に通路を開くアメノウズメによる女陰の露出

ところでわが国の神話にはまた別の箇所にも、このように異なる領域のあいだの境界を画する一方でまた、先導の役も果たすことで、フナトの神と明らかに吻合すると思われる神が、きわめて劇的なしかたで登場し活躍している。それは天孫降臨の場面で、ホノニニギの一行が高天原からいよいよ降りて行こうとしたまさにそのときに、その降臨の通路の分かれ道で、高天原と中つ国の中間点の境だったと思われる天の八衢に、威嚇的に見える姿で立ち塞がって、天神たちを驚かせたことが物語られている。サルタビコの神だ。『古事記』によれば、天と地に向けて不思議な光を放ち、その境の通過を阻止しているように

見えたこの神は、アマテラスとタカミムスヒによってそこに派遣された、だれと、向かい合ってもひるまずににらみ勝つことのできる女神のアメノウズメに、名とそこにいるわけを訊ねられると、自分がサルタビコという名の国つ神で、天孫を出迎え降臨を先導する役を務めようとして出てきたことを明らかにしたとされている。そのことは、こう記されている。

　ここに日子番《ひこほ》の邇邇芸《ににぎ》の命、天降りまさむとする時に、天の八衢に居て、上は高天の原を光《て》らし下は葦原の中つ国を光《て》らす神ここにあり。かれここに天照らす大御神高木の神の命もちて、天の宇受売《うずめ》の神に詔りたまはく、「汝は手弱女《たわやめ》人なれども、い向ふ神と面《おも》勝《か》つ神なり。かれもはら汝往きて問はまくは、吾が御子の天降りまさむとする道に、誰そかくて居ると問へ」とのりたまひき。かれ問ひたまふ時に、答へ曰さく、「僕は国つ神、名は猨田毗古《さるたびこ》の神なり。出で居る所以《ゆゑ》は、天つ神の御子天降りますと聞きしかば、御前に仕へまつらむとして、まゐ向ひ侍ふ」とまをしき。

このサルタビコのことは、『日本書紀』では神代第九段一書第一の記事に、『古事記』におけるよりもずっと詳しく物語られている。そこではまずサルタビコが、巨軀と長大な鼻と、鏡のように円いまっ赤な目を持ち、その目からもまた口からも光を発するという、異様な形姿の持主だったことが、高天原にこう報告されたと語られている。

　一の神有りて、天《あまの》八《や》達之衢《ちまた》に居り、其の鼻の長さ七咫《あた》、背の長さ七尺《さか》余り。当に七尋《ひろ》と言うべし。且口尻明《またくちわきあか》り耀《て》れり。眼は八《や》咫鏡《たのかがみ》の如くして、絶然赤酸醤《てりかがやけることあかかがち》に似れり。

そうすると天孫の降臨に供奉する筈だった大勢の天神たちの中に、この神とひるまず向かい合ってにらみ勝ち、そこに立ちはだかっているわけを質問できるものがほかにいなかったために、アメノウズメがそのために派遣された。彼女はそれでサルタビコの前に立ち、嘲笑いながらやにわに、自分の乳房と陰部を剥き出して見せた。そうするとそれまで押し黙っていたサルタビコが、自分の方から口を開いて、アメノウズメになぜそんなことをするのかと訊ねた。そしてそれからアメノウズメの質問に答えて、自分の名と、そこに現れたのは天孫を出迎えるためであることとを明かし、自分から進んで、降臨の先導をすることを申し出たとされており、そのことは、こう記されている。

即ち従《みとも》の神を遣して、往《ゆ》きて問はしむ。時に八十万神有り。皆目勝ちて相問ふこと得ず。故、特に天鈿女《あめのうずめ》に勅して曰はく、「汝は是、目人に勝ちたる者なり。往きて問ふべし」とのたまふ。天鈿女、乃ち其の胸乳を露《あらわ》にかきいでて、裳帯《もひも》を臍の下に抑《おした》れて、咲噱《あざわら》ひて向きて立つ。是の時に、衢神《ちまたのかみ》問ひて曰はく、「天鈿女、汝為《かくす》ることは何の故ぞ」といふ。対へて曰はく、「天照大神の子の所幸《いでま》す道路に、如此《かく》居《を》ること誰そ。敢へて問ふ」といふ。衢神対へて曰はく、「天照大神の子、今降行《いでま》すべしと聞く。故に、迎へ奉りて相待つ。吾が名は是、猨《さる》田《た》彦《ひこの》大神」といふ。時に天鈿女、復問ひて曰はく、「汝や将《はた》我に先だちて行かむ。抑《はた》我や汝に先だちて行かむ」といふ。対へて曰はく、「吾先だちて啓《みちひら》き行かむ」といふ。

このように、天神たちの下界への降下を先導したとされている点で、ここでサルタビコが演じている役は、前述したアメノヌボコの働きと、吻合するところがある。なぜならすでに見たように、この矛もイザナキとイザナミによって天の浮橋からさし下ろされることで、両神の下界への降下の先導をしたことが明瞭と思えるからだ。その上アメノヌボコとサルタビコには、また別の点でも、だれの目にも明らかではないかと思われる、著しい相似がある。それは言うまでもなく、両者に共通して、陽根の象徴あるいはその化身としての性質が、はっきりと認められることだ。

　オノゴロ島創成の神話の中で、アメノヌボコが演じている働きに、陽根を表わす意味がはっきり見られることはすでに述べた通りだ。他方のサルタビコの異形のもっとも顕著な特徴は、前掲した『日本書紀』の記事の中で、「其の鼻の長さ七咫」と言われている、顔面の真中から突出している長大な鼻だが、その鼻はたとえば梅原［1997］が、「この鼻は何であるか。これからはちょっと猥褻な比喩になりますが、男性性器を想像させるあの鼻はまさに男性の象徴、男根を示しているのであります」と、簡明に言い切っているように、巨大な陽根を象徴することが明らかで、この鼻によってサルタビコはまさに、陽根の化身の「性神」として性格づけられていると思われる。

　だからこそその陽根神サルタビコに向かって、アメノウズメは、面前で女体の秘部を笑いながらすっかり剥き出して見せるというやり方で、不気味な沈黙をもっとも効果的に破らせることができた。そして「天八重雲を排分《おしわ》けて、稜威《いつ》の道別《ちわ》きに道別きて、天降ります」と言われている、天孫の降臨の先頭に立って、道を力強く押し開きながら進む活動へと、その陽根の威力を駆り立てることができたとされているのだと思われる。

　ところでアメノウズメは、神話のまた別の場面でも周知のように、自身の乳房と陰部との露呈によって、固く閉じていた境の通路を開かせたことを物語られている。それは言うまでもなく、天の岩屋に閉じこもったアマテラスを、そこから招き出すために、天神たちが岩屋戸の前で祭りをしたときのことで、そのときに彼女は、神楽を踊りながら夢中になって、乳房と陰部を剥き出して見せ、八百万の天神たちをどっと哄笑させた。そうするとその物音を聞き、不審に思ったアマテラスが、岩屋の戸を内側から細く開けた。そして自分が隠れたために、世界が暗闇になり困っている筈なのに、賑やかに踊ったり笑っているわけを訊ねた。

　そうするとアメノウズメは、「あなた様よりも尊い神がここにいらっしゃいますので、わたしたちはそのことを喜んで、笑ったり踊っているのです」と答えた。そしてそのあいだに天神たちが、鏡を差し出してアマテラスに見せた。それでアマテラスはそこに映った自分自身の確かにこの上なく尊く見える姿を目視して、いよいよ不審が募り、戸から少し出て来かかった。そこで戸の脇に隠れて立っていた力持ちのタヂカラヲという神が、すかさず、アマテラスの手を取って、ついに岩屋の外に引き出したのだとされている。そのことは、『古事記』にこう物語られている。

　天の宇受売の命天の香山の天の日影《ひかげ》を手次《たすき》に繋《か》けて、天の真折《まさき》を縵《かづら》として、天の香山の小竹葉《ささば》を手草に結ひて、天の石屋戸に覆槽《うけ》伏せて蹈みとどろこし、神懸りして、胷乳《なち》を掛き出で、裳《も》の緒《ひも》を陰《ほと》に忍《お》し垂りき。ここに高天の原動《とよ》みて八百万の神共に咲《わら》ひき。

　ここに天照らす大御神怪しとおもほして、天の石屋戸を細《ほそめ》に開きて内より告りたまはく、「吾が隠りますに因りて、天の原おのづから闇く、葦原の中つ国も皆闇けむと思ふを、何とかも天の宇受売は楽《あそび》し、また八百万の神 諸《もろもろ》 咲《わら》ふ」とのりたまひき。ここに天の宇受売白さく、「女命に益《まさ》りて貴き神いますが故に、歓喜《よろこ》び咲《わら》ひ楽《あそ》ぶ」と白しき。かく言う間に、天の児屋《こやね》の命、布刀玉《ふとだま》の命、その鏡を差し出でて、天照らす大御神に示せまつる時に、天照らす大御神いよよ奇《あや》しと思ほして、やや戸より出でて臨みます時に、その隠り立てる手力男《たぢからを》の神、その御手を取りて引き出しまつりき。

ところで『日本書紀』や『古語拾遺』に記された所伝には、このようにして閉じた岩屋戸の前で神楽を舞ったときに、アメノウズメが、矛を手に持っていたということが言われている。そのことは『日本書紀』には、神代第七段本文に「又猨女君《さるめのきみ》の遠祖天鈿女命、則ち手に茅纏《ちまき》の矟《ほこ》を持ち、天石窟戸の前に立たて、巧《たくみ》に作俳優《わざをき》す」と記され、『古語拾遺』には、「又、天鈿女命をして、真辟《まさき》の葛《かづら》を以て鬘《かづら》と為《し》、蘿葛《ひかげ》を以て手繦《たすき》と為《し》、竹葉《ささば》、飫憩《おけ》の木の葉を以て手草《たくさ》と為《し》、手に鐸着けたる矛を持ちて、石窟の戸の前に誓槽《うけふね》覆《ふ》せ、庭燎《にはひ》を挙《とも》して、巧《たくみ》に俳優《わざをき》を作《な》し、相与に歌ひ舞はしむ」と記されている。

つまりこれらの記事から、このときにも、アマテラスが籠った岩屋の内部と外界との境の通路を開き、そこから太陽女神を外界に導き出す仕業の中で、やはり矛が重要な役を果たしたことが、看取できる。このときのアマテラスの岩屋からの出現には、従来から広く認められてきているように、この女神の再生の意味があったことが明らかだと思われる。そうするとその前にアマテラスが籠っていた岩屋はとうぜん、この女神がその内にいったん懐妊された、胎を表わすことになる。そしてその女神の出現のために開かれた岩屋戸は、そこからアマテラスが生まれ出た陰門を表わす意味を持ったことが明らかだと思われる。

つまりこの天の岩屋の場面で、岩屋戸を開かせるための「ワザヲキ」に肝要な用具として、アメノウズメにより使われたことが物語られている矛には、ここでもやはりきわめて明瞭に、閉じている陰門を開かせる威力を持つ、陽根そのものの象徴としての意味があったと、想定できることになる。

4 混沌との境界を遮断した注連縄と、越えさせた鏡

岩屋に閉じ籠ったアマテラスによって、内部から固く鎖された戸にはまた、このときにいったん世界をすっかり呑みこもうとしていた混沌と、その力に懸命に対抗しながら、高天原を拠点にしあらためて形成されようとしていた秩序を持つ世界との、境界としての意味があったと思われる。アマテラスが岩屋に籠ったことには、織田［1990］によれば、この女神の「黄泉の国への移動」を表わす意味があった。またそのことで出来した事態について、織田は、「世界はイザナミが支配する暗闇の地下領域形成の時代まで退行した、と考えることができるだろう」と言い、さらに次のようにも述べている。

アマテラスの死によって全宇宙領域が暗闇になり、同時に「万の神の声は、さ蝿なす満ち、万の妖悉に発りき」という状態に陥る。これは宇宙領域間の境界を失うことであり、コスモスからカオス（混沌）への退行であった。このとき、中心イメージと

してのアマテラスは、その母神であるイザナミの存在にまで退行し、いわば土の中の太陽（sol terrenus）に変容していた。

このように領域間の境界が消滅し、世界が混沌に戻ることで、それまでの宇宙創成の過程が御破算にされようとした事態に直面して、八百万の天神たちはそこではじめて、それまでは無差別だった、自分たちの違いをはっきりと認識した。そしてその差異に従って、それぞれが固有の任務を遂行することで、この危機にまさに適切だったと思える対処をしたことになっている。

なぜならそれまでの神話の中では、高天原に存在しているだけで、アマテラス一柱の他には、個別的に何の働きもしなかった、八百万の天神が、このときにはじめて、天の安の河の河原に、事態をなんとか解決しようとして集まった。そして知恵の神のオモヒカネがまず、そこではじめてその生来の機能を発揮して、考案した計画に従い、それぞれの神がその特徴に対応した役目を分担して、岩屋戸の前で祭りを実施した。そのことは『古事記』には、「ここを以ちて八百万の神、天の安の河原に神集ひ集ひて、高御産巣日《たかみむすひ》の神の子 思《おもひ》金《かね》の神に思はしめて、常世の長鳴鳥を集《つど》へて鳴かしめて、天の安の河の河上の天の堅石を取り、天の金山の鉄を取りて、鍛人《かぬち》天津麻羅《あまつまら》を求《ま》ぎて、伊斯許理度売《いしこりどめ》の命に科《おほ》せて、鏡を作らしめ、玉の祖《おや》の命に科せ八尺の勾璁《まがたま》の五百津《いほつ》の御統《みすまる》の珠を作らしめて、天の児屋《こやね》の命布刀玉《ふとたま》の命を召《よ》びて、天の香山の真男鹿《さをしか》の肩を内抜《うつぬ》きに抜きて、天の香山の天の波々迦《ははか》を取りて、占合《うらへ》まかなはしめて、天の香山の五百津《いほつ》の真賢木《まさかき》を根掘《ねこ》じにこじて、上枝に八尺の勾璁の五百津の御統の玉を取り著け、中つ枝に八尺《やた》の鏡を取り繫《か》け、下枝に白和幣《しらにぎて》青和幣《あをにぎて》を取り垂《し》でて、この種々の物は、布刀玉の命太御《ふとみ》幣《てぐら》と取り持ちて、天の児屋の命太祝詞《ふとのりと》言禱《ことほ》き白して、天の手力男《たぢからを》の神、戸の掖《わき》に隠り立ちて」と語られ、そのあとにすでに前掲した、アメノウズメの神楽の模様を述べた文と、その後に起こった出来事を物語った記事が続いている。

他の所伝にはこのときにこの祭りの準備と執行のために、ここに名を挙げられている天神たちのほかにも、なおいろいろな神が、それぞれ特定された任務を果たしたことが、語られている。その神々による役割分担の内容を、もっとも委しく伝えているのは『古語拾遺』で、そこでは右の『古事記』の記事には出てこない神たちに、祭りの準備のためにそれぞれに割り当てられた任務の細目が、次のように説明されている。

長白羽神《ながしらはのかみ》をして麻を植えて、青和幣と為さしむ。天日鷲神《あめのひわしのかみ》と津咋見神《つくひみのかみ》とをして穀《かぢ》の木を種殖《う》ゑて、白和幣を作らしむ。天羽槌雄神《あめのはづちのをのかみ》をして文布《しつ》を織らしむ。天棚機姫神《あめのたなばたつひめのかみ》をして神衣を織らしむ。所謂和衣《にぎたへ》なり。（中略）。手置帆負《たおきほおひ》・彦挟知《ひこさしり》の二はしらの神をして天御《あまつみ》量《はかり》を以て大峡《おほかひ》・小峡《をかひ》の材《き》を伐りて、瑞殿《みづのみあらか》を造り、兼《また》御笠《みかさ》及《また》矛・盾を作らしむ。天目一箇神《あめのまひとつのかみ》をして、雑《くさぐさ》の刀・斧及鉄《またくろがね》の鐸《さなき》を作らしむ。

参加者がこのようにして、たがいに明確に分別された役割を遂行した、この天神たちの祭りには、このときすべてを覆いかけていた混沌の、あらゆるものを無差別化する力に対抗して、世界に回復されようとした秩序の、いわば橋頭堡としての意味が、明らかにあった。なぜなら秩序は言うまでもなく、あらゆるものがたがいに混同されることなく、はっきりと区別されることで成立するからだ。

そしてその祭りの終局で天神たちはけっきょく、すでに見たようなやり方で、織田が「母神であるイザナミの存在にまで退行し、いわば土の中の太陽（sol terrenus）に変容していた」と言うような状態にあったアマテラスを、岩屋戸の外に招き出すことで、混沌の境域から取り戻し、高天原の中心に復帰させた。そうするとたちまち、『古事記』に「かれ天照らす大御神の出でます時に、高天の原と葦原の中つ国とおのづから照り明りき」と言われているように、高天原と中つ国に、日光の下で事物の違いがはっきりと識別される、秩序が回復されたことになっている。

アマテラスが招き出されたあとに、岩屋の戸口には『古事記』によれば、すぐにフトダマによって、注連縄が引き渡された。そしてフトダマはアマテラスに、「ここから内へはお戻りになられますな」と、言上したという。そのことは、「すなはち布刀玉の命、尻久米縄をその御後方に控き度して曰さく、『ここより内にな還り入りたまひそ』とまをしき」と言われている。『日本書紀』神代第七段本文では、それはアメノコヤネとフトダマとの二神がしたことだったとされており、「是に、中臣神、忌部神、則ち端出之縄《くりくめなは》を以ちて果《ひきわた》す。乃《すなは》ち請《まう》して曰さく、『復な還幸《かへりい》りましそ』とまうす」と、記されている。

この「シリクメナハ」によって、フトダマまたはアメノコヤネとフトダマは、アマテラスがそこから取り戻された混沌の範囲と、秩序の回復された高天原との境界を、はっきりと画したのだと思われる。そしてその注連縄の引き渡された境から内に戻ることを、アマテラスに恭しく禁止したというのだから、このことには明らかに、冒頭で取り上げた『日本書紀』神代第五段一書第六に出てくる、フナトの神についての記述と、対応するところがあると思える。

なぜならその記事の中では、すでに見たように、道返の大神の岩を挟んでイザナミとしたコトドワタシによって、死（混沌）と生（秩序）、黄泉国と中つ国がそれぞれ実体となり、そのあいだの区別がはっきりとつけられたところで、イザナギがイザナミに対し「此よりな過ぎそ」と言って、フナトの神の杖を投げたことが物語られている。そのことでフナトの神の杖は、岩戸からアマテラスが招き出された直後に、天神たちによってそこに引き渡された注連縄と同様に、混沌（死）と秩序（生）の境を、決定的に画する役を果たした。そして注連縄が秩序の中心に取り戻されたアマテラスに、その縄の画する境を越えて混沌の内に戻るのを遮止したのとまさに対応して、コトドワタシにより混沌の内に留まり、地下界の主になることが確定したイザナミに対して、以後はその杖の神が岩と共に立ちはだかる境を越え、秩序の領域となった中つ国に侵入するのを、阻止することになったとされているからだ。

ところで天の岩屋戸神話にはまた、アマテラスがこのようにして、織田［1990］によれば「死の世界としての土の中の領域」だった岩屋の内から、織田が「地下領域から天空への上昇」と呼んでいる、秩序の中心への復帰を果たすに当たって、明らかに不可欠だったと思われる枢要な役割を、ある品が演じたことが物語られている。それは言うまでもなく、後に神器としてアマテラスから天孫のホノニニギに授けられることになるヤタの鏡で、岩屋戸の前での祭りのために、イシコリドメによって作られ、賢木の中つ枝に掛けられていた。そしてすでに見たように、『古事記』によれば、アマテラスが岩屋の内から戸を細く開け、「吾が隠りますに因りて、天の原おのづから闇く、葦原の中つ国も皆闇けむと思ふを、何とかも天の宇受売は楽し、また八百万の神諸咲ふ」と訊ねたのに対して、アメノウズメが「汝命に益りて貴き神いますが故に、歓喜び咲ひ楽ぶ」と答えるのと同時に、アメノコヤネとフトダマによって、アマテラスの前に差し出された。そうするとアマテラスは、その鏡に映った自分の姿を見ていよいよ不思議に思い、戸から少し出て来かかったところを、タヂカラヲによって、手を取られ、岩屋の外に引き出されたと物語られている。

そのことを織田［1990］は、「このとき、アマテラスは鏡の中におそらくそれまでの彼女とは異なる至上神の姿を見て、いよいよ不思議に思い、天ノ岩屋戸から出ることになる」と言っている。つまりこのときにアマテラスが、自分の前に差し出されたヤタの鏡に映っているのを見た自分自身の像は、それがアメノウズメが「汝命に益りて貴き神います」と言っている、まさにその神ではないかと思われたほど、本当に想像を絶してこよなく貴く見えた。それでその自身の鏡映像の至高の気高さに魅了され、不可抗だったその絶大な誘因力に惹き付けられて、アマテラスはそこで、ついにいったんその内に埋没しようとしていた混沌との境界を、今度は岩屋に籠ったときとは、逆の方向に越えた。そしてそれによって織田の言う「地下領域から天空への上昇」を遂げ、本来の居場所だった、秩序の中心への復帰を果たしたことになっているのだと思われる。

織田［1990］はこの話を、ギリシャ神話の有名なナルキッソスの話と対比させて、きわめて興味深いと思われる指摘をしている。アマテラスが、ヤタの鏡に映った自身の鏡映像に、強く惹き付けられたように、ナルキッソスも周知のように、澄んだ泉の水に映った自己の映像を見てたちまち、不可抗だったその魅力に呪縛された。ところがアマテラスがその結果、自身が鏡に映っているのを見たまさにその通りの理想的な至高神として、再生を遂げたのとは正反対に、ナルキッソスは水に映った自分のこよなく美しい像に恋をして、猛烈な「自己愛（ナルシシズム）」の虜となり、映像に見蕩れたまま食物も睡眠も取れずに、その場で衰弱して行った。そして映像の美しさとはまるで違う惨めな姿に成り果てて、死んだと物語られている。

　アマテラスと同様に、自身の鏡映像に魅せられた結果として、ナルキッソス*がこのように、前者とはまったく対蹠的に、悲惨な破滅を遂げることになった由因として、織田は、ナルキッソスがこのとき、「彼の自己愛を支持する第三者の存在を欠いた」ことがあったと指摘している。織田が言う通り確かに、このおりにナルキッソスの側に居合わせたのはただ、非情なこの美少年に対する片思いの所為で肉体を失い、声だけの存在に成り果てていた、可愛相なニンフのエコだけだった。そしてそのエコには、変らぬ思慕を燃やし続け彼の側を離れずにいても、ナルキッソスに対して意味のある応答は、何一つできなかった。なぜなら木魂である彼女にできたのはただ、ナルキッソスの発する言葉を、そのまま鸚鵡返しに、くり返すことだけだったからだとされている。

　このナルキッソスとの決定的な違いとして、アマテラスの場合には、これも織田が述べているまさにその通りに、「アマテラスが天ノ岩屋戸より出現するのを歓迎する」、そしてそのことの達成のためにすでに見たように各自が、それぞれに割り当てられた役を懸命に果たしている、八百万の天神たちの存在があった。織田によれば、この天神たちから受け

ナルキッソス

　ナルキッソスは河の神とニンフの間に生まれ、誕生したときに、「もし自分の姿を見ることをせねば、長生きできる」と、予言されていた。絶世の美少年に成長した彼は、たちまち大勢の娘やニンフたちに恋されたが、彼の方は恋愛にまったく無関心だった。中でも激しく彼に恋したのが、エコという名のニンフで、彼ににべもなくはねつけられると、絶望して森に隠れ、悲しみのせいで体がどんどんやせ細って行き、しまいに相手の言った言葉を、その通りに「こだま（エコ）」として言い返すことしかできぬ、声だけの存在に成り果ててしまった。

　そのうちにナルキッソスはあるとき、のどの渇きを癒そうとして泉か

た支えこそが、アマテラスが自身の鏡映像に見た通りの理想的至高神として、岩屋戸の境界を越え、高天原の中心に再生できる要因だったと言うのだが、この指摘は明らかに正鵠を射ている。なぜならそのことは、岩屋戸から再生を遂げた後のアマテラスに見られる、事の処し方の際立った変化からも、はっきりと確かめられると思われるからだ。

　岩屋に籠るより前のアマテラスは、高天原に昇って来たスサノヲとのあいだに次々と起こった重大事の一々に、すべて自身で対処した。そのあいだに天神たちが、そのアマテラスの差配に何かの合力をしたことは、何ひとつ語られていない。ところが天の岩屋から出た後にはアマテラスは、高天原にとっての重大事に当たっての対処のしかたを、明らかにがらりと一変させた。まず天の岩屋の事件を起こしたスサノヲの高天原からの追放を、自身で決めて行うことはせずに、『古事記』に「ここに八百万の神共に議りて、速須佐の男の命に千座《ちくら》の置戸《おきど》を負せ、また鬚と手足の爪とを切り、祓へしめて、神逐《かむやら》ひ逐ひき」と言われているように、天神たちみなに相談させて実施させた。

　そしてその後にも、何か困難に逢着するとそのたびに、『古事記』に「ここに高御産巣日《たかみむすひ》の神、天照らす大御神の命もちて、天の安の河の河原に八百万の神を神集《かむつど》へに集へて」と言われているようにして、以後の神話で一貫して彼女の後楯の役を務めているタカミムスヒといっしょに命令して、八百万の天神たちを、天の安の河の河原に集合させる。そしてそこで、アマテラスが岩屋に隠れたときに天神たちが、自分たちが進んでしたのとまったく同様に、オモヒクネを中心にしてみんなで対策を相談させる。それでその天神たちの合議の結果が、「ここに思金の神また八百万の神たち議りて曰さく」と言われているように

ら水を飲もうとしたときに澄んだ水に映った自分の姿を見て、その美しさに夢中で恋をしてそこから離れられなくなり、食べることも眠ることもできずに水の中の自分を見つめたまま、衰弱して死んでしまった。そのときエコは、最後まで彼の側を離れずにいて、彼が発する嘆きの声に、その通りのこだまを、返し続けていた。彼が死んだ場所からは水仙が生えて、白い花びらに取り巻かれた黄色の花を咲かせ、それがギリシャ語でナルキッソスと呼ばれた水仙の起源だという。

して報告されると、その天神たち全員の総意に基づく提案を、その通りに実行させることを、何度となくくり返したことが物語られている。

つまり自分がいったん閉じ籠った、岩屋の内の混沌から、鏡映像に引かれ境界の戸を越えて再生したその過程でアマテラスは、その鏡映像に見た通りの理想の至高神であるために、天神たち全員の支えが自分に不可欠なことを、身に沁みて体験して悟得した。それでその体験を経て、以前には万事を専決しようとして、けっきょく岩屋に籠るという破局を身に招いてしまったことで明らかなように、不完全な至高神でしかなかったアマテラスは、格段の成長を遂げた。そして爾後は、天神たちの総意を斟酌してそれに基づいて事を行うことで、けっきょくは意思をよりよく実現する、完整された至高神として、高天原と世界に君臨することになったと、されているのだと思われる。

（吉田敦彦）

引用・参考文献

飯田武郷　1940 a　『日本書紀通釈』第一巻　畝傍書房

飯田武郷　1940 b　『日本書紀通釈』第二巻　畝傍書房

織田尚生　1990　『王権の心理学―ユング心理学と日本神話―』　第三文明社

西郷信綱　1975『古事記注釈』第一巻　平凡社

梅原　猛　1997（所収）　「猿田彦とは誰か」鎌田東二（編著）『謎のサルタヒコ』創元社

第4章　ロールシャッハ法の視点

ボーダーライン（いわゆる「境界例」）の人々について、ロールシャッハ法の視点から語ろうとすると、いくつかの困難な課題に直面する。

そのひとつは、境界例概念そのものが時代的変遷を経て変容し、それを追いかけるかのようにロールシャッハ法研究も推移してきたことである。そのため、ボーダーラインと言う場合、いつの時代の誰の概念に基づくかを明確にする必要性がある。

もうひとつは、ロールシャッハ法そのものに内包された問題がある。ロールシャッハ法は今もなお臨床的に有用な「心理テスト」のひとつとして考えられているが、ロールシャッハ法を狭義の心理テストの枠の中で見ている限りでは、この問題は解消されない。一般に、心理テストは計量心理学に基づく精神測定法であり、信頼性、客観性、妥当性が高ければ高いほど良質のものと考えられている。しかし、ロールシャッハ法が検者と被験者の双方向性（相互性、interaction）の中で行われる体験過程である以上、変数の多様性によってこれらの三用件を満たすには限界がある。筆者は、ロールシャッハ法を双方向的な臨床実践と捉え、ロールシャッハ法というひとつの道具を媒介とした「面接法」であると考えるならば新たな道が開けてくるのではないだろうかと考えている。換言すれば、ロールシャッハ法を単なる数量的根拠に基づく量的研究の産物ではなく、臨床実践の蓄積から帰納的に導き出された臨床手段として捉えたい。

これらの点を踏まえ、筆者は、まず境界例概念とロールシャッハ法研究の歴史的な概観を辿り、ロールシャッハ法を通して境界例の人々の何がわかってきたのかを検討したい。次いで筆者が臨床的に有用であると考えるロールシャッハ法の視点を提供し、症例を通して、境界例の人々をどうわかろうとしたらよいかを検討したい。

1　歴史的概観

ロールシャッハ法による境界例研究は、いわゆる境界例概念の歴史的変遷と共に歩みを進めてきた。そして、興味深いことに、ロールシャッハ法が境界例の病態理解や鑑別診断に有効な道具であることを発見したのは、他ならぬヘルマン・ロールシャッハ*（Herman Rorschach）自身であった。

彼は、「精神診断学」の中で、神経症症状を訴える「四五歳の既婚女性」の症例を取り上げ、「多くの顕在精神病の方が、この潜在分裂病よりも、健常人に近い所見を示すことがわかる」［Rorschach, 1921］と述べている。

ロールシャッハ（Herman Rorschach）
ロールシャッハ法を創案したスイスの精神科医。一九一一年インクブロットを使った実験を開始し、一時期精神分析に熱中しながらも一九二一年「精神診断学」を刊行。ロールシャッハ法の誕生を見たが、翌年病没した。

つまり、「神経症」と思われた患者が、ロールシャッハ法の結果では、「分裂病よりも荒廃した」結果となり、「潜在性の分裂病」であることが明らかとなったのである。

当時の「境界例」は、フェダーン*［Federn, 1947］やブロイラー［Bleuler, 1911］の潜在性分裂病（Latent Schizophrenia）、ホック*とポラティン［Hoch & Polatin, 1949］の偽神経症性分裂病（Pseudoneurotic Forms of Schizoprenia）など分裂病の一亜型として捉えられていた。その後、ナイト*［Knight, 1953］の境界状態（Borderline State）に始まる分裂病と神経症の移行状態という考え方が発展し、シュミデベルグ*［Schmideberg, 1959］の不安定の中の安定（Stable in their instability）といった概念やグリンカー［Grinker, 1968］の境界状態（Borderline Syndrome）など臨床単位として捉えられるようになり、これらを統合する形でカーンバーグ*［Kernberg, 1967］の境界性人格構造（Borderline Personality Organizaition）のようにひとつの特異的な人格構造とする考えが主流をしめるようになった。

その後、ＤＳＭ—Ⅲ［APA, 1980］の登場により従来の境界例は、分裂病型人格障害と境界性人格障害に二分されることになる。

前者の臨床経過は統合失調症に酷似し、後者は感情障害に酷似する［Mc Glashan, 1983］。こうして精神病（統合失調症）との「境界」から生まれた「ボーダーライン」は、本来の姿を変え、感情障害に酷似する疾患群に付されることになった。（**図1**、**表1**）

ロールシャッハ法研究に目を向けると（**表2**）、ヘルマン・ロールシャッハに端を発した境界例研究初期には、潜在性分裂病を対象とした研究［Mercer & Wright, 1950／Zucker, 1952］、通院型分裂病を対象とした研究［Fisher, 1955／Kutash, 1957］、偽神経症性分裂病

フェダーン（Paul Federn）
↓39ページ。

ホック（Paul Hoch）
↓40ページ。

ナイト（Robert P. Knight）
↓35ページ。

シュミデベルグ（Melitta Schmideberg）
↓43ページ。

カーンバーグ（Otto F. Kernberg）
↓45ページ。

1990]を改変）（主な発表年と筆頭筆者名のみ記載）

2. 臨床単位とする立場	
A．分裂病や神経症と鑑別すべき１臨床単位とする考え方	B．人格の問題とする考え方
borderline neurosis（Stern,1938）	
borderline case（Fenichel,1945） borderline patient（Schmideberg,1947）	＊as if personality（Deutsch,1942）
borderline affective disorder（Jacobson,1953） 境界線症例（武田，1953）	
borderline syndrome（Grinker,1968）	＊psychotic character（Frosch,1960） ＊false self personality（Winnicott,1965） borderline personality organization（Kernberg,1967）
	borderline adolescent（Masterson,1972） borderline personality disorder（Gunderson,1975） schizotypal borderline personality,unstable borderline personality（Spitzer,1979）
境界領域症状群（清水，1981）	borderline personality disorder（DSM-III，1980） borderline patient（Gunderson,1981） emotionally unstable personality disorder, borderline type（ICD-10 草案第４版，1988）

＊直接「境界」を意味する言葉を用いていない。

表１　「ボーダーライン」概念の変遷（[宮岡・浅井、

成立年代	1．臨床単位とは考えない立場	
	A．分裂病の１表現型とする考え方	B．移行状態とする考え方
1910 年代	＊latente schzophrenie（Bleuler,1911）	
1920 年代	borderline,masked schizophrenia（Rickman,1928）	
1930 年代	＊potential psychosis（Glover,1932） ＊neurosis-like schizophrenia（Langfeldt,1937）	
1940 年代	＊ambulatory schizophrenia（Zilboorg,1941） ＊latent psychosis（Federn,1947） ＊pseudoneurotic Schizophrenia（Hoch,1949）	
1950 年代	＊latent psychosis（Bychowski,1953） ＊pseudoneurotische Schizophrenie（Hoff,1956）	＊hysterico-psychosis（Noble,1951） borderline state（Knight,1953）
1960 年代	Grenzpsychosen（Benedetti,1965）	borderline state（Parkin,1966）
1970 年代	borderline schizophrenia（Kety,1971） ＊schizophrenic borderline state（Vanggaard,1978）	la depression et les etats-limites（Bergeret,1974）
1980 年代 DSM-Ⅲ（1980） DSM-Ⅲ R（1987）		
1990 年代 DSM-Ⅳ（1994）		
2000 年代 DSM-Ⅳ-TR（2000）		

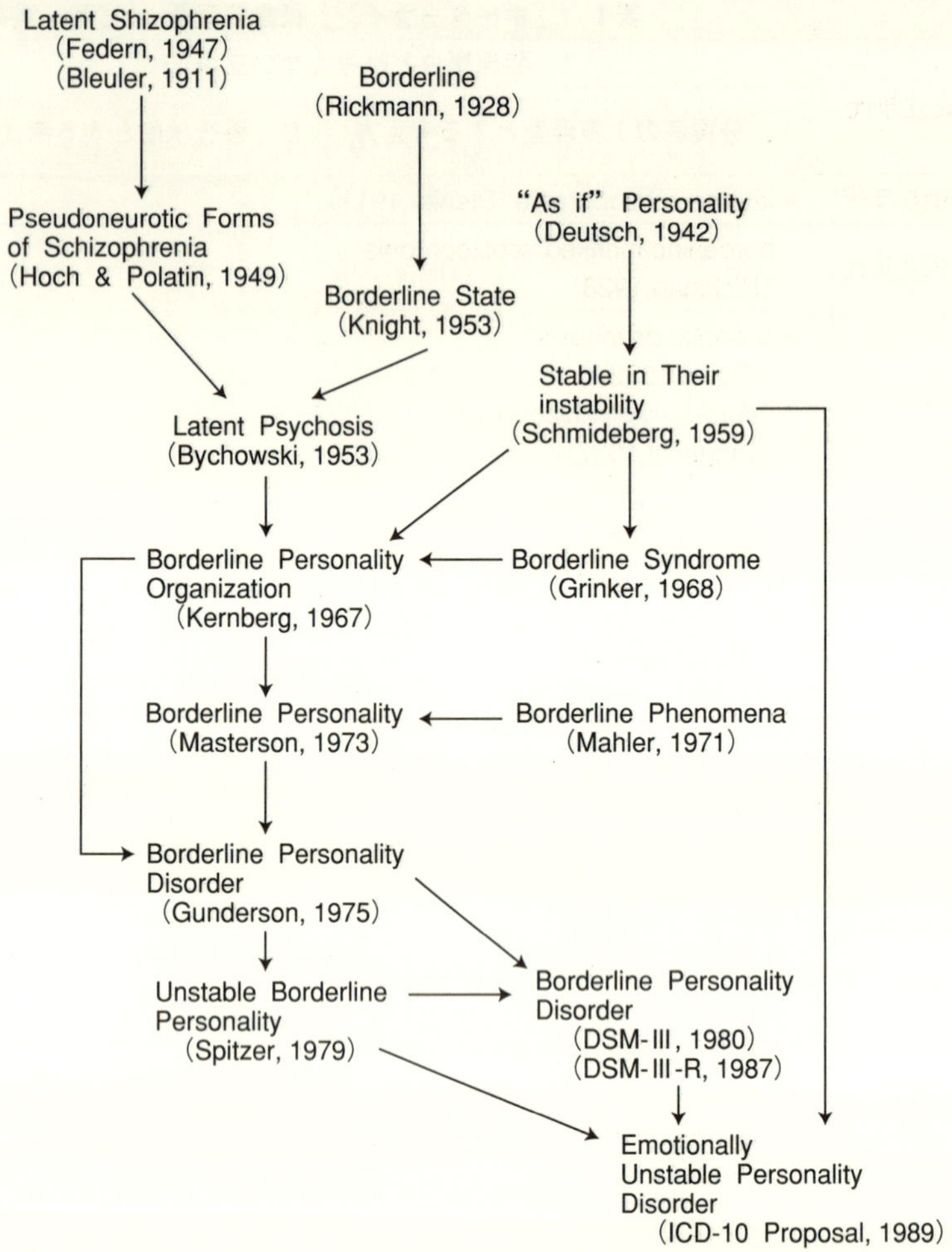
Latent Shizophrenia
(Federn, 1947)
(Bleuler, 1911)
Borderline
(Rickmann, 1928)
"As if" Personality
(Deutsch, 1942)
Pseudoneurotic Forms of Schizophrenia
(Hoch & Polatin, 1949)
Borderline State
(Knight, 1953)
Stable in Their instability
(Schmideberg, 1959)
Latent Psychosis
(Bychowski, 1953)
Borderline Personality Organization
(Kernberg, 1967)
Borderline Syndrome
(Grinker, 1968)
Borderline Personality
(Masterson, 1973)
Borderline Phenomena
(Mahler, 1971)
Borderline Personality Disorder
(Gunderson, 1975)
Unstable Borderline Personality
(Spitzer, 1979)
Borderline Personality Disorder
(DSM-III, 1980)
(DSM-III-R, 1987)
Emotionally Unstable Personality Disorder
(ICD-10 Proposal, 1989)

図1　「ボーダーライン」の時代的変遷(名倉ら、1990)

表2　「ボーダーライン」のロールシャッハ法研究

研究者名	年代	研究対象	内容
H.Rorschach	1921	潜在性分裂病（1例）	自己中心的外拡型ながらも、内向型要素を示す（反応の仕方、自己への関係づけ、図形を現実のものと考える情緒的　強調）。分裂病的特徴ーDd、性的なことへの固着、ばらばらな継起反応の多様性、ばかげた抽象的な事がらについての反応。「多くの顕在性の精神病は、この潜在性の分裂病の場合より正常人に近いプロトコルを示す。」
Rapaport, Gill, Schafer	1945 | 1946	Over-Ideational Preschizophrenia	量的、質的に豊富。質的に豊富というのは、M にも SumC にもむかう傾向をもち、pureC を含んでいる。 Dr%と specialF+%（特に、正確で明細な形態質）が高く、多くの性的反応を示す。 多くの分裂病的言語表現がみられるが、決定的に分裂病的ではない。反応が全般的に豊富であることと、色彩が多くなりがちな点で，Unclassified　S との鑑別が必要。時には強迫神経症との鑑別も必要。しかし、他の神経症、depression とは明らかに区別できる。 （Borderline の特徴を示す。ー Singer.M 1977 Schizotypal と Borderline .personality（DSM III）ーWidiger.T 1982）
		Paranoid condition	ロールシャッハテストの診断的限界がここに示される。というのは、決定的な指標はないからである。この理由のひとつは、彼らが急性の精神病様 break によって特徴づけられるため、直ってしまうからである。診断は多くのテストを用い、包括的にされる必要がある。 Premorbid rigid compusive adustment の指標、つまり、ほとんどの神経症よりは多いが、分裂病ほどではない逸脱言語表現がみられることが、唯一の診断指標である。このように、ここでの課題は、そのケースが分裂病でも、前分裂病でも抑うつ、あるいは、強迫神経症でもないことを証明することである。

Rapaport , Gill , Schafer	1945 ｜ 1946	Severe Neurotic Depression	臨床的に、これらのケースは、抑うつ神経症とうつ病の境界にある。テストにおける抑うつ指標は、他の抑うつグループよりも一貫しており、抑うつ神経症よりも著しい。そして、多くのうつ病にみられるように、精神病過程によって、崩壊されていない。F+%とF%が低くなることはまれであり、色彩はなくなる。体験型は適度に両貧型で、反応数は高くなることは、めったにない。 （Rapaport の Paranoid Condition と severe neurotic depression は、今日的 borderline により近い。—Stone.M.H 1980）
Shafer	1948	Scizophrenic character （通院分裂病）	分裂病的 disorganation が示されるが、慢性の Paranoid や慢性の鑑別不能の分裂病、あるいは単純型分裂病にみられる特徴的なパターンが首尾一貫して現われるわけではない。Schizophrenic character は、強い精神病質の特徴、あるいは強い知的な特徴を示し、この両方を共に示す場合もめずらしくない。 精神病質の特徴が強い場合は、作話的反応、作話反応、攻撃性、そして衝動性が優位になる傾向がある。'知性化' の色彩が強い場合は大げさな、無差別な理論づけ、奇異な衒学的な公式化、とっぴな解釈、作話反応が優位となる傾向がある。 （DSM III　の Borderline と Schizotypal personality disorder に一致する。—Widiger.T.A 1982）
Hoch&Polatin	1949	偽神経症製分裂病	具体的な思考、微小部分へのこだわり、一貫性のない変化の激しい反応傾向。 混交全体反応は認めるものの、数としてはそう多いものではない。 検査態度は、連続的でなく、計画性に乏しく、受身的で日和見的。
Mercer&Wright	1950	潜在性分裂病 （1 例）	ロールシャッハテストでは、内臓、身体各器官の強調など、身体へのとらわれ、位置反応、固執反応などが色彩カードで出現しやすく、情緒的関係での障害が示唆された。また、視覚の統合が困難で、概念形式での不一致を一致させる能力の傷害も認められたが、WAIS の類似問題に問題はなかった。

Zucker	1952	潜在性分裂病 （10 例）	①現実との接触喪失が少ない。現実から逃避した反応を自ら修正。②月並みな反応の少なさ、平凡反応が欠如、奇妙な連想内容、自閉的で現実との区別がつかない空想。行動上、edging。③心的エネルギーの低下、説明は漠然として言語的混乱。④不安の意識化→抑うつ。⑤人間像の脱現実化。⑥心気的傾向。⑦カードをひとつの現実とまちがえる。⑧関係念慮。⑨内的敵意が連想内容に投影。⑩カードの非対称性の強調。⑪特殊な難解な言葉で表現される宗教的なテーマ。⑫性反応。⑬他者からの引きこもり傾向。
Fisher	1955	通院型分裂病 （10 例）	分裂病的思考障害、すなわち位置反応や混交反応、概念のとっぴな結びつけがあるが、しかし、このような現実への不適応を覆い隠す合理化や慣習化、用心深さや強迫的防衛といった修正行動が高い知能とともに認められた。 概念の崩れは、最後の 2,3 枚のカードに出現することが多い。濃淡反応への感受性が高く、色彩カードへの反応。特に、こじつけ色彩反応（F―C）が多い（as if personaity）。奇妙でグロテスクな反応を示しながらも、平然と積極的に説明しようとする反応態度。
Kutash	1957	通院型分裂病	同一のロールシャッハプロトコルの中に、神経症指標と分裂病指標の混在が認められるのが、通院型分裂病の特徴であり、それは神経症的防衛の代償不全として、精神病的思考や観念が生じてくることを意味している。 強迫的パーソナリティ→妄想型分裂病的症状、ヒステリー→精神病的離人感、非現実的な思考、同一性の喪失など、分裂病初期の解離症状　抑うつ的、あるいは神経衰弱的な人→軽い破瓜型分裂病症状。
Stone&Dellis	1960	偽神経症、分裂病ないし 偽性格障害分裂病	ロールシャッハ法、人物画テスト（より深い深層の過程をみるテスト）では、奇妙な作法や歪んだ身体像を示すが、WAIS、文章完成法など（より浅い、表層の過程をみるテスト）では、そうした病的思考を示さない。

McCully	1962	境界例患者 （1 例）	他者からの引きこもり一他者に向かっての伸展という水平軸と、意識的な気づき一無意識個態的なものという垂直軸からなる二次元上での理解。 水平軸では、常にバランスを保ち、失うことはない。反応内容には戦いとか、抵抗といった他者との関係を認め、M や平凡反応もよく出現している。 垂直軸においては、不適応があらわになる。色彩や濃淡に刺激されて、感情が不安定となり、無意識の、ないしは個態的な生産性が高まる。
Weiner	1966	境界線分裂病と偽神経症性分裂病	1．テストバッテリーの構成のとれた部分（WAIS）に対しては、かなり月並みな反応をするものだが、投影テスト（Ror・テストや DAP）には、分裂病的現象をあらわさずにはいられない（初期分裂病と同様）。 2．障害の慢性化している境界線分裂病と偽神経症性分裂病は、かなり異常なテスト反応を平気で示す（初期分裂病と対称的）。 3．障害の重さと慢性化の結合という点からみた場合、境界線分裂病と偽神経症性分裂病は投影テストにおけるごとく、テスト中に彼らの補償機制が破られる個所で､特に逸脱した行動を示しやすい(初期分裂病はかなり軽微)。
Weingarten& Korn	1967	偽神経症性分裂病	知的問題なく現実検討力も良好(F+%、R+%)。情緒的には、mF,Fm,FK が分裂病よりも多く拡散した不安。 対人的には、社交的だが F−C,F/C など見せかけの表面的な接触、病的といえるのは、反応内容と概念形成であり、性反応や加虐的色彩の反応、幼児期の幻想めいた反応が多い。病的反応も詳しい説明を求められるとすばやく回復。防衛機制は幅広い防衛が用いられ、神経症的防衛が成功しているのも見逃せない。
Carraz& Grorsclude	1969	類破瓜病 （1 例）	ロールシャッハテストでは、抽象化と合理主義、混交反応や作話反応、説明しようという意欲の減少など、分裂病質的構造と精神病的無補償の過程であり、分裂

			病の初期段階が疑われた。しかし、WAISやTATでは、顕著な現実適応、対象との直接的でナルシスティクな様式で行動を修正し、目的遂行のため全力をつくす能力、きわめて表面的で一時的にせよ社会組織への適応能力が認められ、精神病質者の印象を受ける。
Mormonto	1975 | 1976	境界例 (25名)	40<F+%<65,F+%>60,M.1,H>1,CF>1<A%<50。カードⅢ，Ⅴ，ⅧでのP反応の存在。外拡型の体験型。反応内容は再生、性、血などで、明確な分裂病的反応は認められない。反応拒否はほとんどなく、あってもカードⅡにみられるだけ。→思考は独創的、非論理的、奇妙だが知覚は正確、現実との結びつきは保持。 情緒不安定、統制悪く、衝動的で未熟、特に攻撃性、口唇サディズム、性の未熟さ、同性愛傾向。対人交流は保たれているものの、常に相反する二者関係が主題となり、母親との距離の混乱。
Exner	1978	境界パーソナリティ構造 (21名) (寛解S25名との比較検討)	① F+%,X+%ほぼ同じだが、分裂病には一反応多く、境界例には？が多い② M−が少ない（72%−10% ③平凡反応が多い（平均3.6に対し6.4）④材質反応が多い（分裂病の約2倍）⑤空白反応が多い（分裂病の約3倍）⑥ EA<ep（分裂病の半数はEA>ep、境界例の95%がEA<ep）⑦自己中心性指標が一様に高い⑧ 2 ndスコアが一様に高い⑨異常言語反応はSよりも少なく、混交反応や作話的結語反応よりも、言語新作とは異なる、風変わりな言語表現や不釣合いな結合反応が多い。
Carr.et al.	1979	境界例と精神病 (32例)	境界例のための診断面接と構造面接と心理検査の一致度。 境界例のロールシャッハ特徴にはされていないが、Ror,WAISの一方だけでは鑑別診断は不適切。今のところ、ロールシャッハのみで、境界例と精神病の相違を明らかにする信頼しうる特徴はみとめられない。
Lerner et al.	1981	DSMⅢの分裂病型および	境界例と分裂病の防衛機制による鑑別診断。

		境界性（21 名）（分裂病19名と比較）	境界例の方が、人間反応は多く、一次的防衛機制得点も高かった。特に、一次的防衛機制の中でも、投影性同一視と否認は分裂病との鑑別に有効。
Lerner&Lerner	1980	境界例（15 例）（神経症15例と比較）	防衛機制による鑑別診断（Kernberg の理論に基づく、Mayman の対象表象、Holt の一次過程、Peebles の発達，原始的な対象関係）。Splitting,low－level devaluation,projective identification,low－level denial に有意差。特に、splitting ,projective identification は境界例のみであった。
Grala	1980		Splitting のロールシャッハテスト上の現れ（Kernberg の理論に基づく）。location－あいまいで恣意的な W 反応、主観的で過度に詳細であったり、総合的であったりする。あいまいなイメージの D 反応、W－D－Dd をゆれ動く。決定因－色彩優位、CF,F/C,negative と positive な色彩の動揺、M は splitting を示す唯一の最も重要な決定因．形態質は保たれている。
Sugarman	1980	Kernberg の borderline personality organization	自我脆弱性（現実検討保たれ思考障害、ストレス下の F－あり）感情統合（攻撃、不安、抑うつ）、内的対象関係、原始的防衛機制（Splitting,Projecive identification）
Singer&Larson	1981	DSM－III の2型25例（健常者，神経症，分裂病と比較）	Friedman と Becker の発達水準スコア。W+%,Hdx+Adx，（Do）%，H%→分裂病に比べ低い。Fab C%，発達指標→分裂病よりも高い。形態水準低下傾向（DDWC）→境界例は各カードの最初と最後は相違が著しい。分裂病は注意力の統制、認知の焦点づけに障害があり、境界例は推論、理由づけに障害がある。
Carr&Galdstein	1981	DSM－III Borederline personality Gunderson 他 の境界例の診断面接.	構造的変数（同一性の統合、防衛操作のレベル、現実検討能力）、直面化への反応、病態の重症度、症状診断、様々な構造でのテスト反応 これらが境界例についての5つの診断アプローチである。Rosner（1982）が

		Kernbergの境界例にあてはまる1例	追試をしている。
Widiger	1982	文献研究	(a) 境界例は分裂病よりも障害されたロールシャッハテストを示す。 (b) 境界例は無構造のテストでは、障害されるが、構想的テストでは障害されない。 (a) は否定され、(b) も支持されるには実証が乏しい。
Berg	1983	文献研究	知能と認知操作、思考と言語、現実検討→自我機能。 感情、欲求の動揺、globalでdiffuseな表出パターン、Action potential、原始的欲動→感情の統合。 Denial,Splitting,Projection→防衛機制。 対象世界の構造、精神力動、テスト過程での対人的側面。
Hurt,Carr,Hurt,Spear	1983	Kernberg診断面接により境界例	WAISとロールシャッハテスト 現実検討、対象関係について
馬場	1983		Kernbergの理論に基づき一次過程思考の現れから①結合型②併存型③仮神経症型④自我脆弱型に分類
Exner	1986	DSM-III境界性84例、分裂病型76例、統合失調症80例とを比較	分裂病型は統合失調症と多くの類似点あり、境界性は感情的で自己中心的。
Coonerty	1986		主題分析から分離―固体化のテーマ。
堀口ら	1998		包括システムにより境界性人格障害を鑑別する11の変数抽出。
Blaisら	1999		因子分析により中核的な特徴を3因子にまとめる。
Horiguchi	1999		クラスター分析により3タイプに分類①中核型②非社会型③情緒的反応型。
Hilsenrothら Baityら Blaisら	1998 1999 1999	DSM―IVのBPD	各人格障害との比較研究。

を対象とした研究［Stone & Dellis, 1960／Weiner, 1966／Weingarten & Korn, 1967］などが散見される。いずれも他疾患との比較研究というよりは当該疾患が統合失調症とどう類似し、そして相違しているかを探求するものであった。

中でも、ラパポートら*［Rapaport et al., 1945／1946］は、ロールシャッハ法を通して過剰な観念活動を示し、多くの異常言語表現が見られるが、統合失調症とは断定し難い疾患を抽出し、過剰観念型の前分裂病（Over-Ideational Preschizophrenia）と称した。また、急性の精神病状態を呈し、短期間で回復する妄想性疾患（Paranoid condition）に、統合失調症とは言えない程度の逸脱言語表現が見られることを見出した。さらに、神経症性と精神病性の境界に位置する抑うつ指標の著しい疾患を重症の抑うつ神経症（Severe Neurotic Depression）として取り上げた。

またシェーファー*［Schafer, 1948］も同様に、作話的反応や作話反応、攻撃的衝動性を示し、統合失調症性の不統合（disorganization）は存在するもののそれとは断定できない疾患を分裂病的性格（Schizophrenic character）として記載した。

シンガー［Singer, 1977］、ストーン［Stone, 1980］、ウィディガー［Widiger, 1982］は、これらが今日的な境界例（分裂型人格障害と境界性人格障害）を示していたと指摘する。

カーンバーグ［1967］により境界性人格構造（Borderline Personality Organization）という概念が提唱された頃、境界例に関する文献が急増したため、境界性人格障害という診断がＤＳＭ－Ⅲに付け加えられた。因みに、ＤＳＭ－Ⅱにはこの診断に相当するカテゴリーがなく、精神分裂病潜在型というカテゴリーで診断されていた。

ラパポート（David Rapaport）

ハンガリー生まれの精神分析家。とくに自我心理学の権威の一人。精神分析理論を適用し、投影法の解釈を発展させた。精神疾患のテスト診断を著した「Diagnostic Psychological Testing」はロールシャッハ法の発展に大きく寄与した。

シェーファー（Roy Schafer）

アメリカの代表的精神分析家。ラパポートから心理テストの訓練を受け、精神力動的な心理テストの研究者として活躍後、精神分析の領域で独自の理論を展開している。

カーンバーグは、対象関係論と自我心理学を統合し、対象関係の内在化過程（the process of internalization of object relationship）という視点を設定した。そして自我構造の統合度から見て、「抑圧」が基本的防衛機制である高水準自我と「分裂」が基本的防衛機制である低水準自我とを区別した。これを出発点として境界例の自我脆弱性（ego weakness）を考察し、その特徴的な病理を人格構造に求めた。それが境界性人格構造である。彼は、この概念を症状記述的分析、構造的分析、発生―記述的分析の三つの側面から分析したが、以後、構造的分析の側面から派生して境界例の防衛機制や自我機能に関するロールシャッハ研究が相次いだ。後述するシュガーマン［Sugarman, 1980］の研究もその一つである。

一九八〇年、ＤＳＭ―Ⅲが登場し、以後は分裂病型人格障害と境界性人格障害が研究対象となったが、両者の相違は明確でなかった。

エクスナー［Exner, 1986］は、ＤＳＭ―Ⅲに基づき、境界性人格障害者八四名と分裂病型人格障害者七六名、統合失調者八〇名を包括システムにより比較検討した。結果は、分裂病型人格障害者が境界性人格障害者よりも、より混乱した思考、現実検討の大きな崩壊、より高い自己没入度を示した。一方、境界性人格障害者は感情コントロールに大きな混乱を示した。これにより、彼は、分裂病型人格障害は、境界型分裂病あるいは潜在性分裂病を診断名に適用した方がよく、境界性人格障害は、すでに死語になった不適応パーソナリティ（inadequate personality）が適当ではないかと示唆した。

一九八七年ＤＳＭ―Ⅲ―Ｒに変わってから現在に至るまで、ロールシャッハ研究の対象はもっぱら境界性人格障害となり、しかも境界性人格障害の下位分類化や特有な変数探求のために、様々な統計技法が駆使されるようになった。

2 概念モデルからのロールシャッハ法

こうした歴史的変遷を概観すると、筆者はロールシャッハ研究がその科学性を追求するあまり、臨床から離れていっているように思えてならない。

近年の境界例のロールシャッハ研究は、多くが結果のパターン分析である。シェーファー〔1948〕は心理テストの臨床的適用について統合失調症の項で「テスト結果のある型が統合失調症を示すのでなく、それは統合失調症を見分ける特徴を示すのである」と述べた。ベラック〔Bellak, 1958〕は統合失調症の心理学的診断について「現在のところ、統合失調症の診断は、当該患者の自我障害の程度を基にしてなされるのがいちばんよい」と述べ、ワイナー〔Weiner, 1966〕はベレス〔Beres, 1956〕の自我機能モデルを援用して、自我機能障害の測定という側面から、ロールシャッハ法等を用いた心理学的診断を構築した。これは、シェーファーが述べるように、結果から導き出された単なるテストサインではなく、概念モデルに基づくテスト特徴の提示であった。

そこで、以下ではカーンバーグの境界性人格構造にまで遡り、自我機能の側面からその特性がロールシャッハ法上どのように現れるかを述べたシュガーマン〔1980〕のモデルを紹介する。次いで、筆者がこのモデルをもとに、ボーダーラインの人々をどのように見るかについてひとつの試論（臨床体験）を提示したい。

(1) 自我の脆弱性についての特異的・非特異的現れ

①一時的な現実検討力の障害

境界例の人々は、不安定の中に安定した人格構造を持つと考えられるため、現実検討力は基本的には障害されず、ストレス状況下において一時的に低下する。この点、ロールシャッハ法上では、一時的な形態質の低下として現れる。彼らは、内的な手がかりに基づいて創造活動をしようとすると現実性への歪曲が生じやすい。しかし、外的な構造が設けられれば、退行から回復することができ、自らのブロット知覚について観察自我を働かすことができる。そのため、WAIS—Rなどの構造化された心理テストでは好成績を示す。彼らが現実を保持する能力があることと密接な関連性があることは、形式的な思考障害（formal thought disorder）を示さないことにも現れている。

②思考過程の障害

統合失調症患者が主に注意力の統制や認知の焦点づけ機能に問題があるのに対し、境界例の人々は推論や理由付けといった思考機能に問題がある。したがって、ロールシャッハ法では、統合失調者が、稀有な領域への反応や断片的な連想をしがちであるのに対し、境界例の人々は、知覚領域は適切であるものの、奇妙で現実離れした明細化を行い、作話反応や作話的結合反応が多くなる。葛藤・ストレス状況下では、境界の（boundary）障害の最も顕著な反応である混交反応（contamination）も見られることがあるが、質疑段階における質問や直面化により回復する。

現実検討力と同様に、外的構造の準備性により、より構造化された状況では思考障害を呈する度合いが違ってくる。

反応数やF％にみられる思考の生産性や柔軟性は性格スタイルにより異なり、例えば、自己愛型では反応数が増え、シゾイド型では反応数が減る。幼児型ではF％が低く、強迫型では高くなる。また性格の型による欲動の負荷の程度により、ロールシャッハ法の内容が、加虐的、残虐的であったり、原始的欲動の表出がみられたりする。

(2) 感情統合

境界例の人々は、感情統合が難しく、肯定的情緒体験と否定的情緒体験が不統合に存在する。観念と感情の統合欠如から、ロールシャッハ法では色彩の多い体験型となり、CF反応あるいはC反応が優位となる。また、現実に沿って情緒を能動的に調整・検閲するというよりは、単純に（simply）、受動的に情緒反応を生じさせてしまうため恣意的なFC反応が見られたりする。

こうした不統合な感情体験の中には、以下のような感情が混在している。

①攻撃性

境界例の人々の前エディプス期の過度の攻撃性は、カーンバーグ、ジェイコブソン（Jacobson）、コフート（Kohut）らにより認められている。ロールシャッハ法上では、赤色の使用（強い攻撃性を意味する）と共にmが見られ、爆発性の内容を含んでいる。前エディプス期の攻撃性と男根期の攻撃性を識別するには、反応内容に着目する必要がある。つまり、前者は、口や歯などの口唇的なものとなり、後者は、槍やロケットなど男根的なものとなる。一方、すべての境界例の人々が、攻撃性を表出するわけでなく、そうした情動を抑制しようとする者もいる。その結果、ロールシャッハ法では、色彩命名反応、色彩拒否、F／C反応、暖色よりも寒色に反応するといったことが見られるが、そうした防衛は脆いものであり、予期せぬ情動の表出が見られたりする。また、感情を身体化しやすい人は、解剖反応、性反応、血液反応といった反応が見られることも珍しいことではない。

②不安

カーンバーグは、境界例の人々が不安耐性の低いことに気づいた。ロールシャッハ法での不安の現れは濃淡刺激への反応の中に見られる。つまり、濃い濃淡カードでの反応遅延・拒否・ショック、濃淡を伴う反応（例えば「毛深い毛皮」）をするものの質疑段階で濃淡に言及しないなど）の中に現れる。また、過度の警戒心の現れとして、未分化な濃淡領域に異常部分反応（dr反応）をする。さらに、検者と被験者の相互関係（interaction）の中にも不安耐性の低さが現れる。たとえば、落ち着きのなさがみられたり、それらを隠そうとしたり、評価されることへの不安から反応が滞ったり、愚かにみられるのではないかと思い過度に警戒し反応の妨げになったりする。こうした障害は、神経症者にもみられるが、不安反応の強さや広がり、それによる混乱の程度などによって識別は可能である。

また、ここでも性格スタイルにより多様性が生じる。

③抑うつ

抑うつを伴った不快(dysphoric)感情は境界例の人々に共通して見られる特徴であるが、対象恒常性が確立していない依託性の抑うつ（anaclitic depression）であり、いわゆる内在化を経たうつ病（introjective depression）よりも早期の障害や原始的欲求を含んでいる。ロールシャッハ法では、抑うつは、黒色反応として表されるが、前者の抑うつは、よるべなさや弱さ、空虚感、自暴自棄、愛されていない感情、劣等感などが反応のテーマとなる。一方、後者の抑うつでは、無価値感、罪悪感、他者の期待に応えることの失敗が反応のテーマとなる。

(3) 対象関係

境界例の人々は、他者との関係において、部分対象関係に留まる。そのため、ロールシャッハ法上では、H<Hdとなり、しかも明細化の乏しい人間反応となることが多い。

ここでも、性格スタイルにより、反応内容の特徴が見られ、幼児型（infantile）の人は、「結びついている」といった知覚あるいは「シャム双生児」といった共生的な反応が見られる。

自己愛型では、「～に映っている」といった反映反応や、誇大感の現れとして「王冠」「紋章」などの反応が伺われる。

(4) 原始的防衛機制

①分裂(splitting)

分裂は、境界例の人々の主要な防衛機制である。それは、あたかも彼らが、白か黒かの世界に生き、灰色の世界を受け入れられないかのようである。彼らは、同一対象に、同時に肯定的な感情と否定的な感情を体験するといった「避けられない両価性」を受容することができない。その結果、ロールシャッハ法では、破壊的で否定的なトーンの反応と理想化された肯定的なトーンの反応が交互に現れる。あるいは、「上半身が女性で下半身が男性」といったように、ひとつの対象を分割し相反する性質を見ることがある。

②投影性同一視(Projective identification)

投影性同一視は早期の自我分裂と関連しており、分裂した自己の「悪い」表象が外的対象に投影されることにより、外的対象は自己を攻撃する迫害的な対象と化する。自—他の境界の希薄さは、この迫害する対象に自己が一層傷つけられやすくする。この点が、単なる投影と異なる点であり、ロールシャッハ法では、「投影」により生じた「脅威的な対象」(たとえば「怪獣」など)がまさに今自己に襲いかかるかのような切迫した表現が見られたりする。

3 症例と解説

ここに提示するのは、解離性同一性障害（多重人格）の症例であるが、ラーナー［Lerner, 1998］も述べるように、「解離性障害と診断された患者が、カーンバーグ［1976］の観点では境界水準の構造にあるとされる根拠はたくさんある」のであり、本症例もロールシャッハ法を通して境界水準の人格構造が垣間見られたものである。

①**症例**：A子一七歳。二人姉妹の長女として出生。発育等に特に問題はなかった。高校一年時、誘因なく「悪口を言われている」感じがあり、近医受診。この頃より、時々反応が鈍くなったり、突然興奮したりということがあった。

ある時、A子は、「六人の人格があり、その中の一人から暴力を振るわれる」と母に語り、「本当の自分に戻りたい」と入院を希望した。

入院後は、退行した状態で、ぬいぐるみを抱えていたが、程なく落ち着きを取り戻し退院。退院後、登校するも孤立がちとなり、抑うつ的で希死念慮を訴えるようになった。この頃、人格交代も頻繁に生じ、自傷行為も頻回見られたため、入院。落ち着いた頃にロールシャッハ法を施行した。施行時は、「床に穴があいていて、そこをのぞくと誰かが手をふっている」といった幻覚体験も述べていた。

②**結果**：ロールシャッハ法のプロトコルは、次頁よりの**表3、4、5**の通りである。

③**境界例的特性について**：次に、前述の概念モデルにして則してA子のプロトコルを解説しよう。(**表6**)

(1) 自我の脆弱性

①一時的現実検討力の障害

F＋%、R＋%は共に低い数値となっているがブロット知覚に大きな歪曲（マイナス反応）は見られていない。ロールシャッハ法は、ヘルマン・ロールシャッハが「精神診断学」の副題に「形態判断実験」と付したように、あいまいな（未構造の）刺激に対し被験者がどのくらい明確な形態知覚（運動・色彩・濃淡も含め）を生み出すかによって自我の強度を見ようとするものである。次項の「思考過程の障害」でも触れることになるが、A子の知覚の正確さは、数値的には低い値を示すものの、反応の質的な面においては大きな逸脱（deviation）は伺われない。

したがって、A子の現実検討力は、ストレス状況下において一時的に障害を被るだけであり、基本的には保持していると考えられる。

表3. ロケーションチャートの例2点

Ⅸ

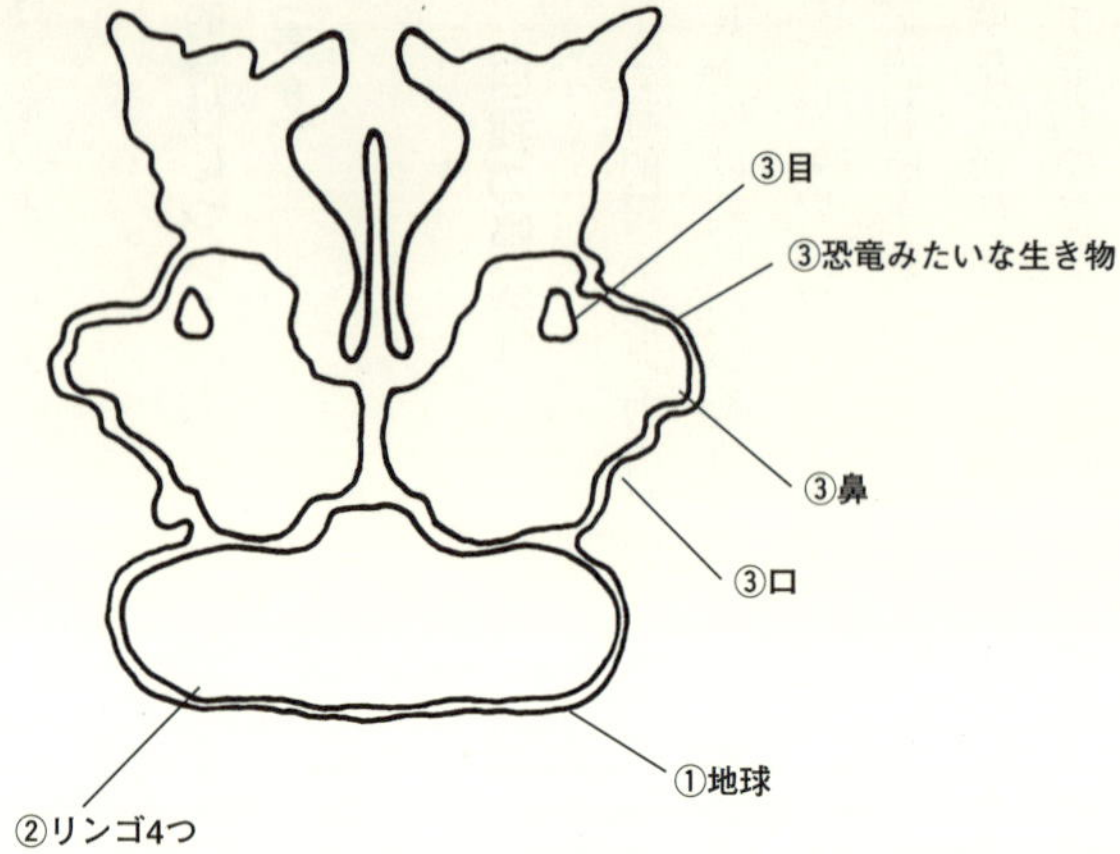

Ⅹ

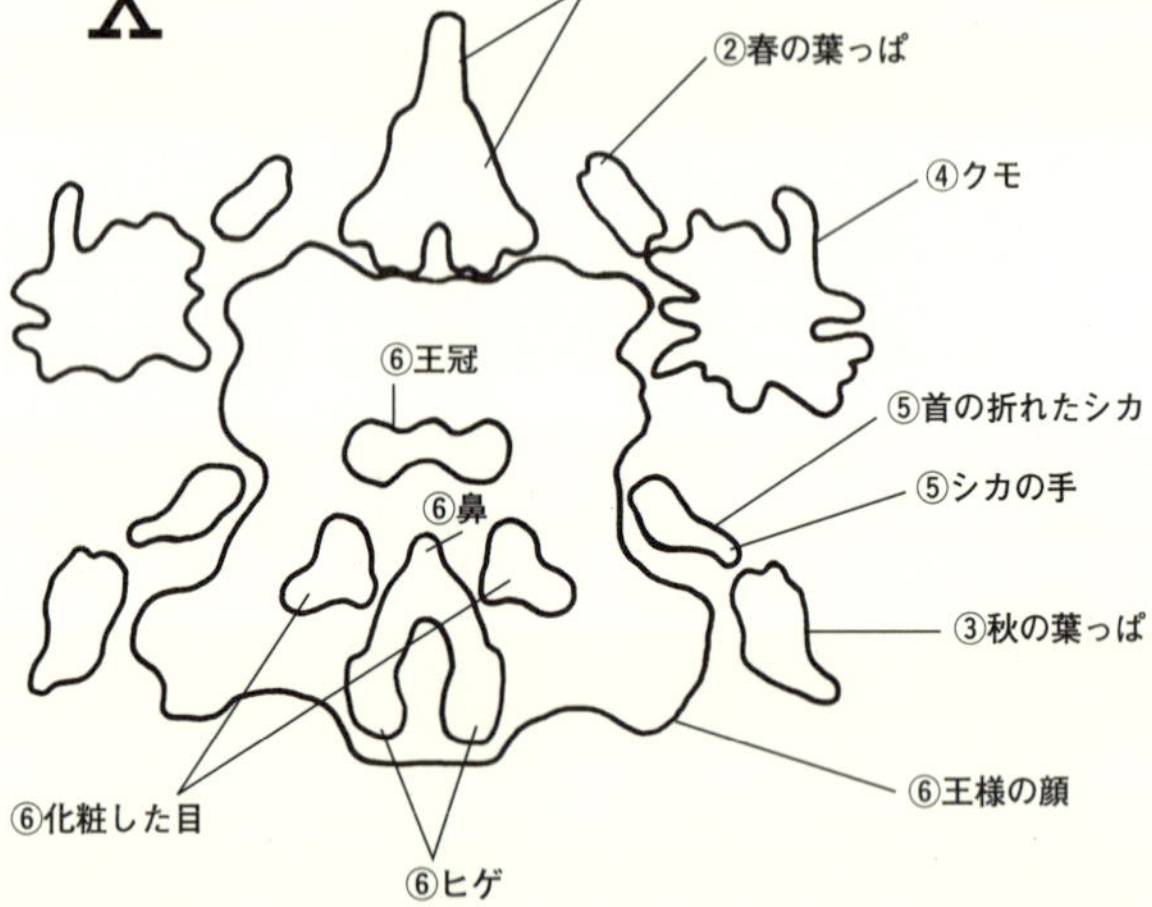

表4　A子のロールシャッハ反応

I　8"—70"		
女の人と男の人が、こっちに二人とこっちに二人、これが女の人で、こっち側にいるのが男の人	このお腹、お腹が膨らんでいるところが、手をこういうふうに上げている、で、女の人は小さいから、それを男の人が支えてあげてる、で、男の人マントみたいの着てて（女の人？）横向いています（男の人？）マントで、お腹で、お尻で、足で、手を置いているのか、つかんでいるのかよくわかんない、で、このへん顔	①男女四人 Worg M∓H cg Adef Dcl Mal
他にはキツネ、ここが耳で、こうなってて、ここが目で、ここが口というか、とんがってる、キツネってこうなってるじゃないですか	ここが耳で、ここが輪郭、とがってて、空洞が目、この下は、化粧してるみたいなペイント	②キツネ Ws F±C'F Ad N
II　4—40		①クマの死骸
これはクマの死骸、クマは二頭倒れてて、血が出てる	ここちょっと出てるところが耳、撃たれた跡かなんか、銃で、ここらへん血が出てる、こっちはいずり回ったから血が出てて、こんな格好で倒れてる、二匹いる（クマっぽいのは？）色と大きさ、あとよくクマって撃たれるから、この血が出てるところが	D_{1+1} FM∓FC' A Hsm Agl ②血 D_{3+3}　CF mF Bl Hha
これはチョウチョ	チョウチョの形してるなあって、こっちが上で、こっちが下	③チョウチョ D_4　F±　A N
あとは、ここにトリがいる、そんなもの	くちばしで、このちっちゃいのが目、ここが翼で、トリの尾というか、しっぽというか。	④トリ SD　F∓　A Mor Man
III　3—66		
これは人が手をいろりみたいところに入れている、人が二人いて	ここが顔、鼻、頭になってて、からだ曲げた感じで、いろりというか、ここがすごく悪いところ、だからここに手をいれたというか、手を入れたというよりはなんか悪い世界に入っちゃったのをこの絵で表している、この二人がなんか悪いことをして、悪い世界に手を染めちゃって、手を染めた、だから妊娠していたのに赤ちゃんいなくなっちゃって、心臓も使えなくなっちゃって、子供も外に出ちゃ	①人、悪い世界 D_{1+1+6} M±HP Athr Ps

	った、でも、これとこれは別のところで生き続けている	
これはこの人の子供で、ちょっと今はこっちに見えているんだけど、本当はお腹の中にいる、子供ってこういう形になるじゃないですか	こっち頭、へその緒、管みたいな（赤ちゃん？）細い管とこういう形になるじゃん、だからそういうところ	②お腹の中の子供 D_{2+2} FC∓ H Df
それでこれは心臓、こっちに、本当はお腹とかに入ってないといけないものが、ここのところに入れたら逃げちゃった	ハートの形かな<chart と比較>そうなると、赤ちゃんはこっちだとみえない、心臓はかわんない	③心臓 D_4 F∓ Ats Bf
Ⅳ 2―45		
これは大きなクマ、ここが頭で、ここに大きな手があって、ここは足	ここが頭で、これは二匹じゃなくて、大きいのが一匹いる、これが手で、かまえてて、大きな足があって、ここに木が一本、大きいとい	①大きなクマ W FM±FK A Athr
ここに大きな木がある、木はさえぎっているんですけど、でっかいからさえぎれない	うよりは細長い木が一本ある感じ、このクマが、もっと大きい木だったら隠れちゃうんだけど、この木があまり強い木じゃないから、細い木だから、こっちのクマのほうが強くて、このまま歩いてきたら、この木も折ってそのまま前に進んじゃう（歩いて来る感じ？）歩いてくるみたい（大きい？）なんか足が顔より全然大きいから、でも顔はちょっとキツネっぽい、だからもしかしてキツネが化けてクマになったのかもしれない、大きいからクマに見える	②大きな木 D_2 F± Pl N
Ⅴ 4―23		
これは、これもチョウチョみたい	ガみたい(笑)葉っぱの、葉っぱっていうか、羽の形がきれいじゃない、だからチョウチョとはいわない、ここが頭で一匹だけ、こっちは足の部分で、羽がついてる	①チョウチョ E F ± A P N
あと、葉っぱにも見える、そんな感じ	何枚かここらへんにある、ちょっとこの先にこういうのついてる葉っぱがある、一枚一枚で二枚	②葉っぱ W F ∓ Pl N
Ⅵ 2―40		
これは天狗、ここが頭で、ここが顔の輪郭、ここが鼻、口、であご、全部ここにあるの、二つとか、二人とか、多い	バイオリンにも見える、ちょっと形が確かじゃないけど、鼻とかなくして、そうすると形が、上が持つところで、こういう形で、ここ	①天狗 W F ± (Hd) Athr

	に線がある、弾くバイオリン（天狗？）それはここが頭で、こっから顔が始まって、ここが目、へこんじゃってるところで、ここがお鼻、こっちが口、2匹、2匹じゃない、二人いる、こう伸びてる	②バイオリン WF± Music Prec
Ⅶ 11―42 これはゾウ、子ゾウかな、ちっちゃいゾウ	こっちが手で鼻、で顔がゾウっぽい、耳はここかここで、目はついてないんだけど、ここが胴体、手をちょっと出していて、からだで、こっちはからだなのか、何かに乗っているのか、ちょっとわかんないですけど	①子ゾウ W FM± A Dch
あとは、ここがなんか女の人の輪郭っぽく見える	ここが女の人の胸の部分、でここが耳で、顔がこっちにあって、でも顔は写ってない、ここが耳で、ここがからだの部分	②女の人 Sdr F∓ Hd Mi
Ⅷ 4―31 ここがトラみたいやつ	トラというかヒョウ、顔で、足で、しっぽが伸びてるわけじゃないんだけど、からだはここ、ここらへんまで、足は一本ない、ここは下の絵に付け足すからこっちは入らない（特にトラ？）顔みたいのついてる、ここが耳っぽく感じたから	①トラ dr F∓ A N
これがトカゲ	このざらざらしていそうな、皮膚の感じがトカゲっぽく見えた（ざらざら？）細かくなみなみになってる（まわりの？）そうそう、中でも色がちょっとちぐはぐしてるというか、それでざらざらしてるみな感じがある（あとは？）目で、からだ、手、足（横から見た？）そう、ここ一匹、こっちも一匹	②トカゲ D_3 Fc∓ A Adis
ここが自然というか、ここらへんが自然	深い意味ないんだけど、なんとなく自然っぽいなと、ただ自然ぽい、森とかの自然（？）色とか、ピンクとか、オレンジとか、ミドリ使ってて、可愛いというかきれいというか（関係？）自然があるからトラとかトカゲあるという感じ	③自然 W CF Na Pnat

IX 5―35		
これは全部で地球、それしか見えない	こういうの国みたい形していて、ここの青くなってるから、ここも地球の、地球は青いから、それを表しているような、ちょっとここ丸っぽくなってるから、これ全部で地球（丸っぽいのと青いのと）はい	①地球 W F/C∓ Geo Aev
あとここらへんがリンゴ	下にあるこの四つが、形がりんごっぽいな、色も	②リンゴ D_2 FC±Food Por
これもなんか生き物に見えるけど、何かはわからない	ああ、これ生き物っぽい、恐竜みたいな感じ、ここが目で、お鼻で、口で、こっち（D 1）はよくわかんない	③恐竜 D_{3s+3s} F ∓ Ad Athr
X 7―54		
これは、これも虫とかいっぱいいる、いろんな虫、こういうのがカブトムシに見えたり	ここがカブトのツノみたいになってて、茶色い色とここらへん手とかついてて、でカブトムシが二匹、木に樹液を吸いに来た	①カブトムシ D_{3+3}FM±FC A Pl Dor Hh
これは葉っぱだったり	ここに、色とか形が葉っぱっぽい、こっちの葉っぱは秋で、こっちは春	②春の葉っぱ D_{11+11} FC± Pl N ③秋の葉っぱ D_{9+9} FC± Pl N
これはクモだったり、あの、生きてる虫のクモ	クモは、からだで、足でいっぱい出てる手で足で、ちょっとからまってるんだけど、	④クモ D_{1+1} F±A P Adis
これはシカに見える、首がちょっと折れちゃったみたいだけど	で、このシカって普通じゃないから、首が折れちゃってて、思いっきりジャンプしたみたいな感じ（シカらしさ？）手と足と首、胴体が細長い、ほっそりした感じが	⑤首の折れたシカ D_{4+4} FM∓ A Hhad
ここが王様に見える、これが髪の毛で	目で、化粧してて、鼻で、ヒゲがあって、王冠は見えないけど、王冠の飾りが見えてて、なんかかぶっているのかもしれない、目のところ化粧している	⑥王様 Ds_{15} F± Hd Daut

表5　ロールシャッハ反応のまとめ

R（Total R）	29	FC : CF＋C	5 : 2
T/R₁	5	FC＋CF＋C : Fc＋c＋C'	7 : 2.5
non-color	5.4	FM : M	5 : 2
color card	4.6	FM＋m : M	5.5 : 2
W : D	10 : 6	F %	48
W : M	10 : 2	ΣF＋%	93
ΣC : M	4.5 : 2	F＋%	5.7
Fc＋c＋C' : FM＋m	1 : 5	R＋%	55.5
Ⅷ＋Ⅸ＋Ⅹ/R%	41	A%	45
F＋Fc＋FK/R%	52	At%	3
（H＋A）:（Hd＋Ad）	14 : 5	Content Range	8
F : FK＋Fc	14 : 1.5	P	2

表6　ボーダーライン特性

自我の脆弱性	一時的現実検討力の障害	F+%　低 R+%　低
	境界のあいまいさ・思考過程の障害	Ⅳ「キツネが化けた」 Ⅰ Ⅱ Ⅲ Ⅳの作話的結合反応 Ⅴ Ⅵ Ⅸの思考の弛緩
感情統合	攻撃	Ⅱ「クマが撃たれた」 Ⅱ「血」 Ⅲ「解　剖」
	不安	不安感情カテゴリー Ⅷ未分化な濃淡・色彩との混合
	抑うつ	Ⅱ「死　骸」 Ⅹ「首が折れたシカ」 C'反　応
対象関係	部分対象関係	Ⅲの断片化
原始的防衛機制	分裂	Ⅲの作話内容
	投影性同一視	Ⅳ「クマが歩いてくる」

A.Sugarman（1980）The borderline persinality organization as manifested psychological test.［in Kwawer,et al,ed : Borderline phenomena and Rocshach］

表7　原始的防衛とロールシャッハ反応（Lerner et al.,1980／1981）

防衛機制	定　義	具　体　例
(1) 分　裂	対象や反応のなかに両価性を強調すること	“巨人、下半分は怖い感じがするが、上半分は優しそう” “2人の人間、男と女、男は下品で女に媚びている。女は天使のよう、そこに立って受容している”
(2) 否　認	現実を無視したり、歪曲したりすることで、否定、知性化、欲動の最小化などを含む	“二人のホモサピエンス” “恋人の影” 一度与えた反応の取り消し “口のかわりに、口バシをもった人間” “セクシーなサンタクロース”
(3) 投影性同一視	対象の現実的特徴を無視し、自他の境界を曖昧にし、他者を支配し、威圧しようとする反応	形態質の不良な作話反応 “私をつかまえにきた巨人、大きな歯をみせながら、私の方へまっすぐ進んでくる。まるで私をなぐろうとしているかのように手をあげている”
(4) 原始的理想化	対象の好ましくない諸特徴の否定と全形態の付与	“軍人、ただの軍人ではなく、最も背が高く、強く勇敢な男” “弱い生物を支配している他の惑星からやってきた強い生物”
(5) 価値下げ	対象の価値や重要性を低下させるような反応	“頭がなくバラバラにされた人間” “こっけいな服を着た少女” “悪魔と悪女のカップル”

表8　ボーダーラインの自我機能障害

自我機能	統合失調症	ボーダーライン	神経症
思考過程	認知の焦点づけ失敗 理由付けの障害	認知の焦点づけに障害はなく、理由づけにのみ障害あり	障害なし
現実検討	障害あり	一時的な現実検討力の障害	障害なし
対象関係	障害あり	部分対象関係の病理	障害なし
防衛操作	抑圧防衛の失敗	独特な原始的防衛	神経症的防衛

②思考過程の障害

まず、カードⅠにおいて「女の人と男の人が…女の人は小さいからそれを男の人が支えてあげている…」と作話的な結合反応を示している。カードⅡでは「クマの死骸、クマは二頭倒れてて…銃で撃たれた跡で…ここらへん血が出てる…」と同じく作話的な結合反応となっている。これらは、それほど現実から離脱したものではないが、カードⅢになると非現実的な作話的結合反応が示されている。すなわち、カードⅢでは自由反応段階で「人が二人手をいろりの中に入れて…本当はお腹の中にいる子供がここに見えてて…心臓がこっちにあって…本当はお腹に入っていないといけないものが逃げちゃった」といった主旨のことを述べ、質疑段階では、さらに「二人の人がすごく悪いところに手を入れて…悪い世界に手を染めたため、妊娠していたのに、赤ちゃんいなくなって、子供も外に出て別の世界で生き続けている」と「分裂」のテーマの物語性を付け加えている。この理由付け（論理）は、A子の極めて独断的で主観的なものであり、不適切（非現実的）な理由付けといえる。しかし、ここで述べられている個々の反応だけをみるならば、一般に見られる反応であり、形態知覚そのものは良好である。こうした思考障害のあり方が、統合失調症者とは大きく異なる点である。

また、カードⅣにおいても「キツネが化けたクマ」と不適切な結合反応を示している。

さらに、カードⅤでは、「チョウチョ」を説明する際に、「ガみたい、葉っぱの、葉っぱっていうか、羽の…」と一見すると言い間違えに見える反応も、A子の思考（連合）の緩みを表しているのかもしれない。

A子は他にも、「血」（カードⅡ）、「心臓」（カードⅢ）など境界のあいまいな反応を示している。

(2) 感情統合

観念と感情の統合度という側面から見ると、形態優位の色彩反応が多く見られ（FC>CF）、一見すると良好のように思われるが、形態質が不良であったり、F／C反応となるなど、感情統合は良好とは言えない。

内容を見ると、「クマが二頭倒れて血が出てる」（カードⅡ）、「解剖反応」（カードⅢ）などから示唆される攻撃感情と、未分化な濃淡反応（カードⅧ）や不快感情カテゴリーの多さなどから示唆される不安感情、そして黒色反応や「クマの死骸」（カードⅡ）、「首の折れたシカ」（カードⅩ）などから示唆される抑うつ感情が混在している。

(3) 対象関係の病理

H<Hdではあるが、ここでのHdは、「顔」であり、一般に対人関係に敏感な人や思春期の人々でも多く見られる反応であるため、A子がとりたてて部分対象関係に留まっているとは言い難いように思われる。部分対象関係を示唆する「断片化された人間像」とは、「顔」以外の「手」「足」「胸」といった身体の一部のみを反応した場合に該当するように思われる。

(4) 原始的防衛機制

①分裂

前項「思考過程の障害」で触れたカードⅢのA子の反応は、良い対象と悪い対象の分離であり、まさに「分裂」のテーマを示している。しかし、テーマそのものは「分裂」ではあるが、ラーナー*［Lerner, 1980］が述べるような反応とは異なる。

②投影性同一視

投影性同一視は、カードⅣの「大きなクマが…このまま歩いてきたら、この木も折ってそのまま前に進んじゃう…歩いてくる感じ」といった反応に見ることができる。

ラーナーら［1980／1981］が提唱した原始的防衛のロールシャッハ反応を**表6**に示したが、実際問題として、臨床場面において典型例をみることはそう多くない。なぜなら、こうした防衛機制があからさまになるケースは、臨床上ではかなり重篤な症状を示しており、鑑別目的で我々の前に現れる事は少ないように思われるからである。

4 自我機能から見た境界例（試論）

自我機能の側面から、境界例を整理すると**表7**のようになる。

ワイナー［1966］、ベラック［1973］が指摘するように、神経症と統合失調症の鑑別は、

ラーナー（Howard D. Lerner）
アメリカの代表的精神分析家。メニンガー財団で訓練を受け、ラパポートの伝統を引き継ぎ、新しい精神分析概念を適用してロールシャッハ法を研究してきた。現在は、エクスナーの包括的システムとの統合を目指している。

四つの自我機能の障害によって見分けることができる。特に、統合失調症的な病理が存在するか否かは思考障害の有無にかかっている。

境界例は、統合失調症と同様に、思考過程と現実との関係において障害をきたすが、統合失調症が認知の焦点づけや理由づけに障害を示すのに対し、境界例は、認知の焦点づけには障害がなく、理由づけにおいてのみ障害が見られる。

また、現実との関係における現実検討力は、境界例においてはストレス状況下における一時的な障害である。

対象関係は、一般的な統合失調症に比べ、境界例は対人希求的な面を持っているが、その対象との関係は部分対象関係に留まることが特徴的である。

防衛操作は、統合失調症、境界例ともに原始的な防衛機制が見られるが、統合失調症はあからさまな性的関心、攻撃的関心を露呈するのに対し、境界例は主に分裂、投影性同一視などが示される。

境界例のロールシャッハ研究を振り返ると、統合失調症との比較研究から始まり、境界例の検出の試みがなされ、近年では、下位分類や他の人格障害との比較研究が行われるようになってきている。

一方、境界例概念の変遷をみると、ＤＳＭ—Ⅲの登場により、従来の境界例から統合失調症近縁を分裂病型人格障害とし、残りを境界性人格障害とした。しかし、ＤＳＭ—Ⅳに至っては、短期の精神病体験が診断基準の中に取り入れられることになり、この二つのタイプはやや近づいたかのように思われる。

ＤＳＭは「実験室で作られた診断である」［Kutchins & Kirk, 1997］との批判もあるように、実際の臨床場面に照らしてその症例が必ずしもひとつのカテゴリーに当てはまるとは限らない。

そこで、スペクトラムの中で境界例を見直してはどうかというのが筆者の提案である。ケティーら［Kety et al.,1968］の遺伝研究により分裂病型人格障害が、従来の境界例から除外されたことは周知のことであるが（→59ページ）、臨床的には両者の重なる面が見られることも多い。やはり、どの程度統合失調症寄りか、どの程度感情障害寄りかを見分けることが臨床的にはより有用であり、そのためには、ロールシャッハ法を用いた思考障害と感情障害の同定が必須となるように思われる。

つまりエクスナー［1986］が指摘したように、思考障害が顕著であればあるほど分裂病近縁（分裂病型人格障害）であり、感情障害が顕著なほど感情病近縁（境界性人格障害）となる。

そして今まで述べてきたように、思考障害は認知の焦点づけに障害はなく理由づけに障害が見られること、感情障害は、抑うつ、依存、攻撃、不安などが混在することがいわゆる境界例の特徴であるといえよう。

5　おわりに

本論ではまず境界例概念の歴史的変遷を概観しシュガーマンのモデルを援用しながら、

症例を解説した。次いでロールシャッハ法の視点から見た境界例についての試論を提示した。

境界例に限らずあらゆる臨床例を理解しようとする時には、臨床像を的確に把握する眼と、ロールシャッハ法という面接法を通して相手と一体化（追体験）する能力が求められるように思われる。

最後にシェーファー［1948］の言葉をもう一度思い出してみよう。「テスト結果のある型が統合失調症（境界例）を示すのでなく、それは統合失調症（境界例）を見分ける特徴を示すのである」。

（角藤比呂志）

引用・参考文献

American Psychiatric Association 1980 *Diagnostic and Statistical Manual of Mental Disorder* Third, Edition（DSM-Ⅲ）

馬場禮子（編）1983 『境界例—ロールシャッハテストと精神療法』 岩崎学術出版

Bellak, L. 1958 The schizophrenics syndrome : a further elaboration of the unified theory of schizoohrenia. In Bellak, L.(Ed.), *Schizophrenia ; a review of the syndrome*. New York : Logos

Bellak, L. 1973 *Ego functions in schizophrenics neuritics and normals*. New York : John Wiley&Sons

Beres, D. 1956 Ego deviation and the concept of schizophrenia. *Psychoan.stud.child*, 11,164-235

Bleuler, E. 1911 *Dementia praecox oder Gruppe der Schizophrenien*. Franz Deuticke : Leipzig und

Wien.(飯田 真・下坂幸三・保崎秀夫ほか（訳）1974『早発性痴呆または精神分裂病群』医学書院)
Carr,A.,Goldstein.,Hnut,H.&Kernberg,O. 1979 Psychological tests and the borderline patients. *J.Pers. Assess,* 43,582-590.
Carraz,Y.et Grosclude,M. 1969 Le profil psychologique de l'Héboïdophrène. *Ann.Mé.Psychol,* 127,409-418.
Exner,J.E. 1978 ***The Rorschach : Comprehensive systems.*** Ⅱ. New York : John Wiley&Sons.
Exner,J.E. 1986 Some Rorschach data comparing schizophrenics with borderline and schizotypal personality disorder. *J.Pers.Assess,* 50,455-471.
Grinker,R.,Werble,B. & Drye,R.C. 1968 ***The borderline syndrome.*** New York : Basic Books.
Federn, P. 1947 Principles of psychotherapy in latent schizophrenia. ***American Journal of Psychotherapy***. l, 129-144
Fisher,S. 1955 Some observation suggested by the Rorschach test concerning the "ambulatory schizophrenic." *Psychiat.Quart*.(Suppl.),29,81-89.
Hoch,P.H.&Polatin,P. 1949 Pseudoneurotic form of schizophrenia. *Psychiat.Quart,*23,248-276.
堀口寿広　2000　「境界性人格障害のロールシャッハ・テスト研究」『精神医学』第42巻第2号 118-125p.
堀口寿広・佐々木時雄　1998「境界性人格障害のロールシャッハ・テスト―境界性人格障害指標の作成」『精神保健研究』第44号 69-74p.
順天堂大学心理学グループ 1983「境界例のロールシャッハ・テスト研究」『ロールシャッハ研究』第25号 107-120p.
Kernberg,O. 1967 Borderline personality organization. *J.Am.Psychoanal.Assoc,* 15,641-685
Kernberg,O. 1976 Technical consideration in the treatment of borderline personality organization. *J.*

Am.Psychanal.Assoc,24, 795-829.

Kety,S.,Rosenthal,D.,Wender,P&Schulsinger,F 1968 The types and prevalence of mental illness in the biological and adoptive families of adopted schizophrenics. In Rosenthal,D.&Kety,S.(Eds.), ***The Transmission of Schizophrenia.*** New York : Pergamon

Knight,R.P. 1953 Borderline states. ***Bull Menninger Clin,***17, 1-12.

Kutash,S.B. 1957 Ambulatory (borderline) schizophrenia : psychodiagnostics and implication for psychological data. ***Amer.J.Orthopsychiat,***27,667-676.

Lerner,H.D 1998 ***Psychoanalytic Perspectives on the Rorschach.*** New Jersey : The Analytic Press.(溝口純二・菊池道子（監訳）2003　『ロールシャッハ法と精神分析的視点』下巻　金剛出版)

Lerner,H.D., Sugerman,A.&Gaughran,J. 1981 Borderline and schizophrenic patients. A comparative study of defensive structute. ***J.nerv.ment.Dis.,***169,705-711

Lerner, P. M & Lerner, H.D. 1980 Rorschach assessment of primitive defenses in borderline personality structure. In Kwawer, J., Lerner, P&Sugarman, A.(Eds.), ***Borderline phenomena and Rorschach Test.*** New York : International Universities Press.

McCully,R.S. 1962 Certain theoretical consideration in relation to borderline schizophrenia and the Rorschach. ***J.proj.Tech.,***26,404-418.

Mc Glashan,T.G. 1983 The borderline syndrome,Ⅱ : is it a variant of schizophrenia or affective disorder? ***Arch Gen Psychiatry,***40,1319-1323.

Mercer,M.&Wright,S.C. 1950 Diagnostic testing in a case of latent schizophrenia. ***J.proj.Tech,***14,287-302.

宮岡　等・浅井昌弘　1990「ボーダーラインと人格障害」『臨床精神医学』第19巻第10号 1509-1518p.

Mormont,C. 1975-1976 Les états-limites : historique et revue. ***Bull.Psychol.,***28,192-198

名倉理志・三浦四郎衛ほか 1990「Borderline Personality Disorder（BPO）の新診断基準に関する一考察」『臨床精神医学』第19巻第5号 632-642p.

Rapaport,D.,Gill,M.&Schafer,R. 1945.1946 ***Diagnostic psychological testing*** Vol Ⅰ Ⅱ. Chicago : Year Book Publishers.

Rorschach,H. 1921 ***Psychodiagnostik.*** Bern : Hans Huber.（鈴木睦夫（新・完訳）1998 『精神診断学』金子書房）

Schafer,R. 1948 ***The clinical application of psychological tests.*** New York : International Universities Press.

Schmideberg,M 1959 The borderline patient. ***American handbook of psychiatry***. New York : Basic Books,398-416.

Singer,M. 1977 The borderline diagnosis and psychological tests : Review and research. In Hartocollis（Ed.）, ***Borderline Personality Disorders.*** New York : International Universities Press.193-212.

Singer,M.T.&Larson,D.G. 1981 Borderline personality and the Rorschach test. ***Arch.Gen.Psychiat***,38,693-698.

Stone, H. K. 1980 ***The Borderline Syndromes.*** New York : Mc Gram Hill.

Stone,H.K.&Dellis,N.P. 1960 An explanatory investigation into the level hypothesis. ***J.proj.Tech,***24,333-340.

Sugarman,A. 1980 The borderline personality organization as manifested psychological test. In Kwawer,J.,Lerner,H.,Lerner,P.&Sugarman,A.（Eds.）,***Borderline phenomena and Rorschach Test.*** New York : International Universities Press.

Weiner,I.B. 1966 ***Psychodiagnosis in schizophrenia.*** New York : John Wiley&Sons.（秋谷たつ子・松島淑恵 1973 『精神分裂病の心理学』 医学書院）

Weingarten,L.L.&Korn,S. 1967 Psychological test findings on pseudoneurotic schizophrenic. *Arch. Gen.Psychiat,* 17,448-454.

Widiger,T. 1982 Psychological tests and the borderline diagnosis. *J.Pers.Assess.*,46,227-238.

Zucker,L. 1952 The psychology of latent schizophrenia based on Rorschach studies. *Amer.J.Psychotherapy,* 6,44-62.

第5章　精神分析におけるボーダーライン

1 はじめに

歴史的には、ナイト*［Knight, 1953］がストレス状況下において現実検討力を失う人たちを「境界状態」という概念で捉え、その存在を広く知らせたことは重要である。そして、カーンバーグ*［Kernberg, 1967］が「境界性人格構造」（borderline personality organization：BPO）という考え方を提出し、精神療法の対象とされてきた神経症よりも低い水準で、しかも精神病水準でない人格があることを示したのである。一方、一九七〇年代のガンダーソン（Gunderson）らの研究成果が、一九八〇年のDSM―Ⅲにおいて「境界性人格障害」（borderline personality disorder：BPD）として取り入れられたのである。

心理療法的接近という点から見れば、ナイトは、その当時からすでに厄介者扱いだった一群の患者に対して、退行すると問題を引き起こすことを避けるために、現実志向的かかわりを重視し、自我の強化を図ったのである。日本でも一九六〇年代に、現実志向的精神分析的精神療法という呼称が好んで使用された［牛島、2003］。その後、カーンバーグやマスターソン*（Masterson）らが、一九七〇年代以降のボーダーラインの精神療法の隆盛

ナイト（Robert P. Knight）
↓35・41ページ。

カーンバーグ（Otto F. Kernberg）
↓45ページ。

マスターソン（James F. Masterson）
↓57ページ。

に寄与したのである。しかし、ガンダーソンは『Borderline Personality Disorder（境界性人格障害）』［2001］の中で、ボーダーラインの長期的な精神分析的治療を促進した彼らを、楽天主義だったとしている。ガンダーソンは、一九八四年に同名の本を出版しているが、その後の研究・実践の流れを受けて全面的に書き直している。二〇〇一年版と前著の目次を比較しただけでも、時代の移り変わりを感じさせられる。精神医学が薬物療法に焦点を合わせ、治療の効果や効率が重視されるようになる。一九九〇年代になると、ボーダーライン患者の社会的な機能の欠損を補おうという方向性が強まり、一時的入院、グループや家族セラピー、認知行動療法に関心が集まるようになってくる。こうした流れ全体を統合する形で、ガンダーソンは、ボーダーラインの治療方法を提示しているのである。

一方、カーンバーグとマスターソンが、近年、自分たちの仕事を総括する形で、それぞれ本を出版している。カーンバーグはクラーキン（Clarkin）、ヨーマンズ（Yeomans）とともに、自分たちの研究してきた治療法を「Transference-Focused Psychotherapy（転移に焦点付けられた精神療法：以下ＴＦＰと略す）」と名づけ、『Psychotherapy for Borderline Personality（ボーダーライン・パーソナリティの精神療法）』［1999］と『A Primer of Transference-Focused Psychotherapy for the Borderline Patient（ボーダーライン患者のための転移に焦点付けられた精神療法入門）』［2002］にまとめている。また、マスターソンは、マスターソン研究所のスタッフとともに、『A Therapist's Guide to the Personality Disorders（人格障害の精神療法家ガイド）』［2004］という、マスターソン技法（The Masterson Approach）を一般の人に広める目的のハンドブックを出版している。この著書の中で、自分の考え方の変遷を振り返っている。

そこで、この論文では、日本のボーダーラインに対する心理療法に大きな影響を与えたこの二人について、上述した時代の流れを経て、自分たちの精神療法を現在どのように示しているかを大切にしながら、取り上げていきたい。

2　カーンバーグ　転移に焦点付けられた精神療法（ＴＦＰ）

(1)　ＴＦＰの対象となるクライエント

ＴＦＰの対象となるのは、境界性人格構造（ＢＰＯ）のクライエントである。心理的な機能の水準として、神経症と精神病の間に位置し、ＤＳＭ－Ⅳの境界性人格障害（ＢＰＯ）を含むが、シゾイド人格障害、自己愛性人格障害をはじめとしたＤＳＭに記載された人格障害や心気症などをも含む。境界例水準の人格構造の人は、①同一性拡散、②分裂を中心とした原始的防衛機制の多用、③現実検討能力、は通常は保たれているが、ストレス下において一時的に問題となるという特徴をもつ。境界性人格構造の中でも、重症度に応じて、高群と低群に分ける。

同一性拡散とは、発達の過程で内在化された自他の表象が、統合されず分断されている心理的な構造を背景にもち、それゆえ、中心のなさや実体感のなさを伴い、目標をもてな

この節は、Clarkin, J.F., Yeomans, F.E.,& Kernberg,O.F.［1999］及び Yeomans, F.E., Clarkin, J.F., & Kernberg,O.F.［2002］に基づいて執筆している。

い状態である。現実検討能力とは、自己と自己でないもの、内界と外界を区別し、通常の社会的な現実を理解し、共感する能力を指す。つまり、BPOの人は、ストレスがかかると、こうしたことが揺らぎやすいのである。

TFPは、このようなかなり広汎な人格障害全般を対象とするのであるが、実際には、精神療法を開始する前に、治療契約を設定するための準備期間があり、そこでTFPが有効であるかどうかをチェックし、行動化に対してかなり踏み込んだ契約をする。ここに、大きな特徴のひとつがある。

(2) 治療契約のための情報収集と契約設定のセッション

通常、二〜三セッションは、診断的な見立てと治療契約をするための情報収集をし、さらに、二セッションか、それ以上かけて、治療契約について話し合う。クライエントの評価については、一般的なもののほかに、①過去・現在の抑うつに関して、大うつ病か性格による抑うつか、②摂食障害や物質依存などの複雑な病状があるかどうか、③対人関係の質、④反社会的な性格のチェック、⑤今までの治療に関して良かったところと悪かったところなどを本人がどう捉えているかなどに注意する。

たとえば、摂食障害や物質依存が強く出ているときは、まずその症状をコントロールすることに焦点を当てる治療をした上で、その後ではじめて、TFPに導入する。いわゆる良心や共感能力の全く欠如した反社会的人格障害の場合は除外となる。

また、ボーダーラインであるという見立てを明確な説明とともに伝えることも大切であるとしている。ボーダーラインという言葉が医療現場において否定的な意味合いがあるので、この見立てを伝えることがよくないかのように思われているが、ボーダーラインということに関して話し合うことで、むしろ自分たちの困難な状態を理解してもらったと感じて安心する場合も少なくないという。たとえば、強く変わりやすい情動を体験すること、とてもよい感じの人間関係から突然、嫌な関係になること、しばしば誤解されるけれど自己破壊的な行為は、内的な統合感が欠如を知らせる危険信号みたいなものであるなどのように、ていねいに話し合っておくことである。

こうして、第二段階の治療契約に進む。治療契約では、セラピストもクライエントも共に責任があることを伝える。クライエントの責任とは、セッションに来ること、始めも終わりの時間も守り、本当に緊急なときを除いてセッションを増やさない。了承した金額を支払うこと、そして思い浮かんだ考えや気持ちを選りわけをせずにすべて話すことである。つまり、きわめて基本的な治療契約であるが、ボーダーラインの場合は、これらすべてが困難になり、セラピーを揺する材料になる。セラピストの責任も基本的なことで、きちんとした間隔でセッションを行なうこと、予定を変えるときには適切に知らせること、クライエントが伝えようとすることすべてに心を開き、注意を向け、クライエントが内面をよりよく理解するのに全力で援助する。本人あるいは他者に危険が及ぶ状況でない限り、秘密を守ること。そして、性格の変化を目標に限定したセラピーを保障するが、支持的なセラピーやクライエントの人生に直接介入するやり方はとらないし、緊急対応をする病院スタッフのような仕事はしないと伝える。

ボーダーラインの場合、セラピストは怒りや誘惑の強い力に巻き込まれることになる。こうした強い影響力をもった現象を話し合いの材料として捉えていくことは重要であるが、セラピーが成り立たなくなるような行動化として現れると、その問題を探求できなくなってしまう。セラピーは、終わりのない怒りや誘惑の実演の場となる。たとえば、ひどくリストカットをされると、その意味を理解するよりも、いかに予防するかに気を取られることになる。そこで、必要があれば、こうしたことも具体的に契約に入れるのである。たとえば、自己破壊行為をしたときには、セラピーに来る前に、いかなる場合でもかかりつけの医者に傷の様子を見てもらわなければいけないというような契約である。

緊急の連絡についても、きちんと話し合う必要がある。緊急とは、親しい者の死、癌の宣告などであり、慢性的な苦しみや死にたい気持ちは、「緊急」とは見なさないという点である。彼らはこうした感情を緊急と考え、セラピストがいつでも対応することを望むが、それは「慢性的」なものである。その苦しさは理解でき、セラピーの中で扱うが、時間外の対応の対象とはならないということを契約するのである。

そのほか、個人ごとにそれぞれセラピーへの脅威あるいは妨げとなることをどのようにするか契約しておく。拒食症の場合は、摂食障害の専門家などと最低限の体重を決めてもらって、その専門家との間でチェックしてもらい、下回った場合はいったんこちらでのセラピーは中断して、摂食障害の治療に専念してもらうというような具合である。物質依存がある場合には、ＴＦＰを始める前に依存の治療プログラムを受け、六ヶ月以上依存が見られないということを契約に盛り込むことを勧めている。

とくに自殺企図や未遂のある人の場合は、死にたい気持ちについてはセラピーの場で取り上げ話し合うが、自殺企図や行為は、病院の緊急対応に連絡すべきで、ここでは取り扱わないという契約をする。見立てのときに触れたことであるが、自殺を巡る問題が、大うつ病を背景とするものか性格的な問題として理解できるものかを判断することは大切である。ボーダーライン患者の中には大うつ病でもある人が少なくないので、セッション中でも、自殺問題を解決するために薬物療法や入院という方法を選択する必要がある。

こうした契約の話し合いに時間をかけ、細かく決めておくことで、むしろ否定的な転移の出現を早め、セラピストがきちんとそれに対応することで、クライエントを安心させるという考え方が背景にある。また、きちんと契約しておけば、そこから逸脱することそのものが、まだ無意識状態にある素材の表出として捉え、解釈していくことができる。行動化を転移に変えていくために、契約をし、その枠組みに守られながらセラピストは本来の目的である内的世界の理解と性格の変容を目指し、その枠組みを揺すってくることそのものを話し合いの材料にできるように、行動化に巻き込まれない対策を立てておくということである。

(3) 対象関係論的理解

ＴＦＰは、対象関係論を基礎にして、転移をクライエントの理解と変化を促す鍵であると考えている。そして転移の解釈に入る以前に、適切な治療の枠組み(前述した治療契約)を作り、維持することを重視する。いったん枠組みの中で作業を開始したら、セラピストとの関係の中で展開されるクライエントの内界における関係性のパターンに焦点を当てなければならない。

対象関係論では、リビドーや攻撃性が特別な他者(対象)との関係の中で体験されることに注目し、自己と対象そしてその両者を結び合わせる情動をひとまとめの組み合わせとして捉える。ここで問題となる自己と対象とは、早期発達の特定の時期に経験され、特定の情動で結び付けられた自己と他者の表象である。たとえば、怖れの情動によって結び合わされた屈従的な自己表象と厳しい権威的な対象表象のペア(dyad)、愛情によって結び付けられた子どもっぽい依存的な自己表象と理想的で与えてくれる対象表象のペア、激しい怒りで結び付けられた支配的で力のある自己表象と弱く隷属的な対象表象のペアなどが、クライエントの内界に存在し、現在の対人関係や行動に影響を与えていると考えるのである。

ボーダーラインのクライエントに見られる、こうした自己・対象表象の組み合わせは、一方から他方へと急激に変化しやすい。①あるペアから違うペアに急に変化する。②ひとつのペアにおける対象表象の性質が、急に自己表象の性質になる。あるいは、その逆。たとえば、犠牲者と感じていたクライエントが、突然怒り出して攻撃的になり迫害者の役割を取り、しかも、そのことに気づかない。③対極にあるペアが存在し、ひとつのペアが優勢なときには、他方のペアは防衛されている。たとえば、迫害的な対象表象――疑い深く怖れている自己表象ペアと、完璧な世話をしてくれる対象表象―面倒を見て欲しい自己表象ペアは、対極をなしてクライエントの内界にある。

したがって、TFPでは、以下のような治療技法を大切にする。

① **支配的な対象関係のペアを同定する。**

(a)セラピストはまず、関係性を通して伝えられるクライエントの内界の混乱を体験し、許容しなければならない。(b)このときに両者の関係の中で、クライエントは自分自身とセラピストをどのように体験しているのかという仮説をつくらなければならない。(c)セラピストは見出した対象関係のペアを提示し、登場人物に名前をつける。たとえば、「今、あなたは、何も理解できず助けてもらえない子どもで、私は理解を強要する怒りに満ちた親のように感じていると思えるのですが」。(d)仮説の正しさを評定するために、クライエントの反応を観察する。

② **セッション中の主な対象関係のペアの役割逆転を観察し、解釈する。**

この対象表象と自己表象の入れ替わりは、感情が高ぶっている時に、非言語のチャンネルで起こるので捉えにくい。たとえば、面接時間変更の求めに応じなかったら、セラピストは共感に欠け、ひどい扱いをすると非難を始めたとする。ここに動いているのは、弱く力のない自己表象が、強く面倒を見てくれない対象表象にひどい扱いを受けているというペアである。ところが、しだいにクライエントは激してきて、面接室を歩き回り、ついには上からのしかかるように、脅すようにしゃべる。このとき、クライエントは気づかないうちに、ひどい扱いをする強い他者(対象)を演じているのである。この場合、セラピストは、クライエントに座るように静かに促し、クライエント自身が、セラピストのことをそうだといって非難している人物のようになっていることを取り上げる。嫌だと思っている人と同じ側面をもっていることを認めるのは辛いことだろうけれど、それをわからないと変化できないことを伝えるのである。

③ 相互に防衛しあっている、対極にあるペアとペアのつながりを観察し、解釈する。

クライエントの内界には、分裂によって分極化した対象関係のペアが存在する。否定的感情を伴ったペアは、肯定的感情を伴ったペアと分極化し、防衛している。ここで、分裂している理由を見つけ出すことが大切である。

セラピスト―クライエント間に肯定的な結びつきが感じられると、次のセッションでは「心理療法など役に立たない」と怒りを込めて挑戦的な態度で言うクライエントに対して、たとえば、「ここで肯定的な関係を体験すると、とても恐れているあなた自身の側面に触れることになるようですね。つまり、誰かを信用したい、助けを求めたいというあなたの側面に。いい関係は、とても不安にさせるみたいですが、どうしてか考えることが大切だと思うのですが。」[1]と取り上げる。これは、否定的なペアが肯定的なペアを防衛している場合である。

④ 成熟した情動体験を根付かせる

転移の解釈によって、繰り返し情動体験のあり方を理解し、統合したものにしていき、重要な対人関係をこの視点から見直していくのである。

(1) Yeomans et al.[2002] 145-146p. の例に基づいて、筆者が作成

(4) 解釈をめぐる注意点

どの素材をセラピーで取り上げていくかということは大切なことである。そこで、まず、クライエントの情動に注目する。情動の強さを手がかりにして、セッションで支配的な対象関係の組み合わせ見出していくのである。また、防衛されているものよりも、防衛しているものの方が、意識に近いので先に取り上げる。その後で、防衛されているものに焦点をあてることになる。多くのボーダーラインのクライエントは、セラピーを始めるときには、弱く傷つきやすい自己表象を抱いていて、近づきたい気持ちを防衛している。彼らの内界にある対応する対象表象は、拒絶し、見捨て、傷つけ、利用しようとすると感じているからである。

セラピー場面では、三つのコミュニケーションのチャンネルに注目する。①話された内容、②非言語コミュニケーション（語り方や身体言語）、③セラピストの逆転移（クライエントに対するすべての感情反応）である。とくに、ＴＦＰでは、逆転移に注目する。パーソナリティの病理が重篤であるほど、クライエントの転移がセラピストの逆転移を規定するからである。つまり、今まで述べてきたように、内在化された対象関係のペアによって、多くの逆転移は起こってくるのである。たとえば、クライエントが試験に落ちたと話して、沈黙を守っているときに、セラピストが悲しくなることがある。この場合、クライエントの自己表象にセラピストは共感している（同調逆転移）。この場合、たとえば、「あなたが黙っているのは、この世の終わりだと考えているからですか」と言えるだろう。一方、同じような沈黙の際に、セラピストが怒りを感じる場合は、分裂された対象表象についての情報をもたらしてくれる（補完逆転移）。この場合には、「黙っているのは、私があなたを批判すると思っているからですか」と言えるだろう。

セッションで取り上げるテーマの順番は、①転移の探求を妨げるもの（自殺・傷害をちらつかせること、セッション頻度の減少要求、ドロップアウト示唆、うそ、セッションほとんどの沈黙、治療契約違反、物を投げたり、終了を拒んだりするセッション内での行動化、セッションとセッションの間の致命的でない行動化、意味のない話を長々とすることなど）。もっとも、これらを取り上げることが、こうした行動の転移としての意味を考えることにつながる。

②あきらかな転移の現れ（セラピストへの言及、セラピストといるときの様子、セラピストの推測によるもの）。③転移ではないが情動付加された素材（クライエントの日常生活における状況や人物に関しての話し合い。しかし、これも転移を含んでいることがあるので、なぜこの話を今するのかと考える必要がある。）

解釈には三つのレベルがある。①行動化や原始的防衛が、どのように内的体験を気づかないで済ませるために役立っているかを解釈する。②現在活性化している対象関係のペアを解釈する。③現在活性化している対象関係のペアが防衛しているペアを解釈する。

①から始めて、③に至るのが原則である。②③の例はすでに挙げたので、ここでは①の例を挙げる。セラピストが不在のときに、いつもひどい目にあってきた昔のボーイフレンドに連絡を取るクライエントに、「この行為は、私が不在のときに何かを感じるのを避け

る方法のように見えます。」「私が不在のときにあなたの中で起こっていることをもっときちんと理解することがとても大切だと思います。何度も何度も嫌な思いをすることになる行為を繰り返さないで済むように」などと話し合うことができるだろう(2)。

(2) Yeomans et al.［2002］143p.の例に基づいて、筆者が作成

3 マスターソン・アプローチ

(1) 思索の深まりと広がり

上述したように、マスターソン自身がマスターソン・アプローチのハンドブック［2004］の中で、自分の考え方の発展を振り返っている。六つの時期に分けているが、その第二期にあたる一九六八～一九七四年が、マスターソンの理論家としての第一歩を記したときである。行動に問題を抱え、治療に際して行動化が問題となる一群の青年たちに対して、四苦八苦しながら行動化の限界設定の方法を模索したのだが、彼らが行動のコントロールができるようになると、今度は抑うつになるという現象に突き当たったのである。つまり、行動化は抑うつに対する防衛であるということに気づくのである。そして、この抑うつはどこから来るのかを探索しているときに、マーラーの分離個体化説に出会うのである。マスターソンが会っていた青年たちは、抑うつになると、現在の両親との葛藤ではなく、早期の分離体験について語り始め、母親が彼らの芽生え始めた自己を育てることが出来な

かったことについて語ったのである。マーラーの理論に後ろ盾を得て、ボーダーラインのクライエントに対して、後述する直面化という技法の重要性を確信していくのである。一九七四～一九八三年（第三期）には、対象関係論と分離個体化説を統合しようと試みる。このことによって、マスターソンは、ボーダーラインを対象とした青年期精神医学から、発達的な対象関係論に基づく、より広範な人格障害へのアプローチへと踏み出していく。この時期の重要な著作は、『Psychotherapy of the Borderline Adult: A Developmental Approach（成人ボーダーラインの精神療法―発達的アプローチ）』［1976］である。もっとも、この本の滑り出しは順調とは言えず、ある出版社に断られ、違う出版社によって世に出たのである。その前に出した青年期境界例の本も注目されなかったので、マスターソンにとっては試練だったようである。幸い、この本は広く受け入れられることになり、マスターソンの名前を世に知らしめることになったのである。そして、一九七〇年代後半のボーダーラインに対する精神療法の旗振りをすることになるのである。マスターソンは彼の治療技法を広く教え始める。この時期に、ボーダーライン青年のフォローアップをまとめた『青年期境界例の精神療法』［1980］や『自己愛と境界例』［1981］、『逆転移と精神療法の技』［1983］など、日本に紹介された重要な著作を執筆する。自己愛の問題を射程に入れると同時に、境界性人格障害の背景として、生得的な問題（nature）、早期の自己の発達を促せなかった母性の問題（nurture）、そして乳幼児期におけるこうした発達を阻む運命的な出来事（fate）の三点を考えるようになるのである。一九八三～一九八八年（第四期）には、「自己」に一層注目するようになり、一九八八～一九九六年（第五期）には、見逃されることの多かった「隠れ自己愛性人格障害（Closet Narcissistic Personality Disorder）」についても言及し、また、同僚の協力によりシゾイド人格障害やトラウマに関しても自らの理論の中に取り込んでいく。と同時に、教育に一層力を入れ、マスターソン研究所（ニューヨークに一九八六年、サンフランシスコに一九八八年に設立）から二〇〇二年までにおよそ一〇〇名の精神療法家を輩出している。二〇〇〇年には、『The Personality Disorder（人格障害）』［2000］を出版し、自分の考え方や技法が現在でも意味があることを示したと述べている。

（2）対象となるクライエント

マスターソンも診断の重要性を強調している。境界性人格障害と自己愛性人格障害ではアプローチの仕方が相当異なるからである。前者には直面化を、後者には解釈を、主な技法として使うのである。現在では、これにシゾイド人格障害を加え、三つの類型ごとに独特の精神内界構造を仮定し、それに合わせた治療法が選択されることになっている。

マスターソンも、ＤＳＭ―Ⅳとは異なった基準で境界性人格障害を捉えている。とくに、ＤＳＭの基準に入らない、高水準に機能する多くのボーダーラインのクライエントもターゲットにしている。したがって、マスターソンらが境界性人格障害というときには、狭義のＤＳＭのそれだけではなく、ＤＳＭの境界性人格障害を含みながら、以下のような精神内界構造をもつクライエント全体を指すのである。

マスターソンは、自己表象と対象表象のふたつの組み合わせを仮定する。ひとつは、よい気分の情緒によって結び付けられているもので、子どもが自立的方向へ向かうことを妨げ、退行的にしがみつく行動を奨励する母親に由来する対象表象と、そうした母のあり方に素直に従っている受身の自己表象の組み合わせである。つまり、自立的に機能する自分自身になっていくこと（分離個体化）をあきらめるかわりに、面倒をみてもらい、愛され、慈しまれる感情に浸っている子どもとしての自己イメージが、経験の繰り返しの中で構造化されて、意識的・無意識的に作用する自己表象として根付いてしまっているのである。このような自己表象と対象表象の組み合わせは、ＲＯＲＵ（rewarding object relations part unit：報酬型対象関係部分単位）と名づけられている。

このよい気分に満ちた自己・対象表象の組み合わせは、もうひとつの組み合わせから分裂機制によって守られている。そのもうひとつの組み合わせは、分離個体化の方向性を子どもが示したときに、情緒的な支えを引き上げてしまう母親イメージに由来する対象表象と、母親に見放され、怒りや批判にさらされた、だめで醜く、不適切で、自己中心的で、虫けらのような自己表象の組み合わせである。この自己表象と対象表象を結び付けている情緒は、マスターソンがその理論においても、治療技法においても、極めて重視している「見捨てられ抑うつ」である。絶望、孤立無援、空虚、罪悪感などと、殺したくなるほどの怒り、自殺したいほどの落ち込み、パニックなどが、「見捨てられ抑うつ」の内容である。極めて単純化して言えば、この辛く過酷な情緒を体験しないために、ボーダーラインの精神内構造が出来上がっているともいえるのである。後者の自己・対象表象と情緒の組み合わせをＷＯＲＵ（withdrawing object relations part unit：撤去型対象関係部分単位）と名づけている。

(3) 治療技法と背景にある考え

マスターソンは、ボーダーラインの精神療法に、解釈でなく、直面化を基本的な技法をして位置付けている。直面化とは、クライエントの自己破壊的行動の結果にクライエントの意識を焦点付けすることである。直面化を繰り返すことで、行動化の背後にある分裂され、否認された感情に気づくように促すことを目的としている。

たとえば、当てにならない男性と簡単に関係を持ってしまう女性に、判断の甘さとお手軽な親密さを求める点について、「会ったばかりなのに、どうやって自分にぴったりな人だって分かるの」と直面化すると、「とても親切だったの。でもまだあまり知らないみたいね」という答えが返ってくる。しかし、約束したのに連絡してこないこの男性を、クライエントがまだ追いかけている。そこで、クライエント自身、きちんとした付き合いができない男性といつも関係してしまうことにうんざりしていると言っているのに、彼を追いかけていることを指摘し、しがみつき行動をしていることと、実際にはその男性が支えにならないことを直面化させる。すると、クライエントも、関係をもつことに夢中になりすぎて、自分は明白なことを無視していることを認める。そして、いつでも自分がすべてのことをやってきたし、それが家族の中での役割であり、誰かがクライエントのためにいてくれるなど想像できないと語るのである［Masterson & Lieberman, 2004］。

このように、直面化を通して、セラピストの現実検討能力をクライエントに貸し、直面化を繰り返すことで、クライエントがセラピストの現実検討能力を同一化、内面化することによって、現実の認知の欠陥を修復することを目指す。なお、直面化をするときに注意すべきことは、セラピストがクライエントに巻き込まれて自分自身の攻撃性に基づいて直面化しても意味がないことである。クライエントはこういうことに慣れていて、すぐに指摘してくる。直面化とは、セラピストの側の攻撃性を向けることではない。

セラピストとの間に生じる行動化も、直面化の対象である。マスターソンはこの現象を「転移性行動化」と名づけている。転移と区別しているのは、全体対象関係*があってはじめて、話し合いを通じてセラピストに過去の体験に基づいた内的な感情を投影していることに気づけるのであって、ボーダーラインの場合には、気づくための現実認識に問題があり、分裂によって意識的な気づきが起きない部分対象関係に基づいた行動を繰り返しているだけだからである。したがって、マスターソンは、転移性行動化を、直面化を通して転移に変えていくことが重要だと考えている。

たとえば、抑うつがあり、ひとりでいられないという訴えをもつ三五歳の女性（スーザン）の例では、治療開始当初、クライエントは相手を喜ばす従順な知的な少女のように振舞っている［Masterson, 1982］。しかし、ほとんど感情を示さず、セラピストから助言や支持を引き出そうとし、自分に対して特別な配慮をさせようとする。これは、三五歳という年齢にも関わらず、従順な子どもとしての自己表象と、自立的でない子どもの態度を奨

全体対象関係
肯定的な面と否定的な面を持ち合わせたものとして、自己と他者を統合され、分離した全体として捉えることができること。対象恒常性があり、セラピストに対して気持ちが揺れても、関係を維持できる。

励する母親イメージを背景とした対象表象の組み合わせ（ＲＯＲＵ：報酬型ユニット）が活性化しているためと考えられる。当然、本人はこの組み合わせを意識化しておらず、行動として治療の場に再現しているだけである。ＲＯＲＵの従順なよい子としての自分を特別に愛することを、セラピストに求めているわけである。マスターソンは、ボーダーラインのクライエントが治療を受けようとする動機のうち、顕著なものは、「幼児期に剥奪された供給と支持を（幻想の中で）受けようとする願望である」[Masterson, 1981（152p.）,（訳：185頁）]としている。

セラピストは、助言・支持・特別な配慮を巧みに引き出そうとする態度に引きずられることなく、クライエントの態度を言語化して伝え返す。するとスーザンは、セラピストが彼女をけなして、黙らせようとしていると責め、さらに彼女に無関心で、耳を傾ける価値すらないと思っていると非難するようになる。ＲＯＲＵの直面化によって、分裂されているもうひとつの対象関係の組み合わせであるＷＯＲＵが表面化してくる。すなわち、批判的で無関心な対象表象がセラピストに投影され、その対象表象と組み合わされている無価値な自己表象が顔をのぞかせているのである。

このように、クライエントはめまぐるしく変わる対象表象をセラピストに投影し、行動化する。これを直面化することにより、転移性行動化を転移に変えていこうと考えているのである。

次に、薬物を始めとした嗜癖があるケートの事例を取り上げ、直面化技法による展開とその背後にある発達的な視点を見ていく [Masterson, Tolphin & Sifneous, 1991]。クライエントは、嗜癖行動の直面化により、セラピストの言葉を内在化するようになり、「もがき苦しむのはうんざり」というまでになる。しかし、行動化が制御されると、その背後にあった抑うつが表面化してくる。そして、アルコールの量が増加するという行動化が現れる。「二、三杯やるだけ」と行動化を否認しようとするので、それを直面化する。過食、買物強迫などと形を変え、また、セラピストへの言語的非難も現れる。「先生にも、この治療にも腹がたつわ。まるで顕微鏡で見られているみたい」というケートに対して、「あなたはどちらがいいのかしら、自分の問題と向き合って心の痛みを感じるか、それとも問題を否認して私に怒りをぶちまけるか」と、WORUの対象表象のセラピストへの投影を直面化させる。すると「自分を見つめるのが辛いんです。先生を非難するのは簡単だけど、それでは私のためになりませんね」といえる程度に、治療は進展する。

その後、仕事を見つけることの一歩が踏み出せないことを直面化すると、積極的に取り組もうとするが、そのせいで、抑うつ感と絶望感に陥る。抑うつ感の防衛として、セラピストに面倒を見てほしい、責任をもたなくてすむようにしてほしいとRORUが活性化する。しばしばセラピストはこのRORUに反応してしまい、たとえば、この場合なら、苦しいのをがんばろうとしているクライエントを助けてあげたいと具体的な指示を出したりすることもある。この逆転移反応は、次の項で取り上げる。ここでは、セラピストはRORUの投影に共鳴しないで、「なぜあなたはそんなに無力に感じるのかしら。どうして自分の方向付けができないなどと感じるの?」と直面化する。「できないんです。ひとりぼっちなんですもの。ひとりぼっちは耐えがたいの」と絶望感をあらわにして泣き出す。

こうした直面化は一見すると冷たいように見える。この事例に関するディスカッションの中で、自己心理学の立場からは、支えがほしいというのは健康な欲求であると意見が出ている。しかし、マスターソンは、クライエントが「助けてください」という時は、自己の無力感の現れであり、退行的なやり方でセラピストに全能の対象表象を投影して、その幼児期の表象を引き継いでほしいといっていると捉えるのである。したがって、もしＲＯＲＵに基づく行動に、つまり抑うつを防衛するための分裂したもうひとつの自己・対象表象のユニットにセラピストが答えてしまうと、それを強化することになってしまうと考えるのである。治療の目標は、むしろこの習慣化している分裂したユニットを行動化しつづけることを、自我違和的にしていくことである。したがって、「そういう気持ちになるとき私に頼りたいと感じるのはどういうわけか?」と問うのだという。

こうしたセラピストの態度は、クライエントが見捨てられ抑うつに耐えられず、自立的行動をやめてしまい、無力な自分に甘んずることによって、抑うつを防衛しようとしているという発達的な見方を背後にもつのである。分離個体化が推進されようとしたちょうどそのときに、情緒的な支えの撤去が起こり、退行的であることが推奨される関係性が内在化されていると見なすのである。

クライエントの現実認識が進み、分離個体化を推進する方向性が出てくると、すなわち自己が活性化してくると、見捨てられ抑うつに襲われ、それを防衛するために分裂した部分対象のユニットに頼るのである。これを自己活性化に伴う、自己の三つ組み（the Self Triad）の障害と、マスターソンは名づけている。この事例の場合、このあたりの動きが見えやすい。直面化が繰り返され、行動化が制御され、仕事を探すという自立的な方向性に自己活性化が起こると、見捨てられ抑うつが表面化し、その防衛としてRORUを投影し、転移性行動化を起こしているのである。「ひとりぼっちと感じる」と言い出した、まさにその時が、自己活性化をめぐる悪循環を絶つための第一歩が始まる時なのである。

なお、マスターソンのボーダーラインの治療は、高水準のクライエントに対しては、この見捨てられ抑うつを徹底操作することが可能としているが、低水準のクライエントはそれが困難なので、治療目標を自我の修復にしている。見捨てられ抑うつを解決するまでに至らなくても、分離体験に遭遇したときに起こる抑うつを適切に扱えるようにすることを目標とすることだという。

なお、直面化を主にもちいて、解釈を使わないのは、解釈を与えるとRORUの投影の中にセラピストが入り込んでしまい、世話をされたいというクライエントの願いに共鳴することになり、治療的な動きが止まってしまうからだという。自己愛性人格障害の治療は、逆に直面化は非難と取られてしまうので、解釈を中心に使うという。マスターソンは、ボーダーラインの治療からスタートし、その後の体験の中で一見するとボーダーラインのように見える一群のクライエントに直面化の技法がうまくいかず、治療不能と思っていたが、実はそれは隠れ自己愛性障害とマスターソンが命名した人たちであり、解釈を中心とした治療により対処することがよいということに気づいていったという経緯がある。

マスターソンは、ボーダーラインのクライエントに対しても、治療同盟ができあがり、見捨てられ抑うつの徹底操作の段階では、解釈をもちいると述べている。

ほとんどのボーダーラインのクライエントが治療を求める動機は、よくなり、成長し、成熟することではなく、よい気分になりたいからであるとマスターソンは考えている。成長すること、よくなることは、見捨てられ抑うつを感じることにつながるからである。

(4) 問題となる逆転移

ここでは、マスターソンがスーパーヴィジョン*したケースから、逆転移の例を取り上げる。子どもの問題で、意に反して面接にやってきたボーダーラインの四〇歳の女性である[Masterson,1983]。入室するとすぐに、いかに自分が立派な仕事をしているか、学歴があるかを話し始める。セラピストはクライエントをとても傷つきやすい人と見なし、十分な支持を与えようと、この知的防衛的な話をもっと具体的に話すように促すのである。これに対して、マスターソンは、「どうしてそのことを今私に話す必要があると感じるのですか」と尋ねるべきだと指摘している。子どもの問題でやってくる母親の問題は罪責感であり、それに直面化し、表現するのを助ける必要があると考えている。しかし、セラピストはここでは、RORU(報酬型)の救済者になってしまっている。「クライエントが生涯探しつづけ、見出すことができなかった存在になってしまっている」とマスターソンは指摘する。これはよく見られる典型的な逆転移なのだという。

この母親は、子どもの問題に関して、学校に怒りをぶつけるばかりで、子どもから愛されなくなることが恐ろしいので、子ども自身に向き合うことができない。そのクライエン

スーパーヴィジョン
自分が担当している事例を、経験豊富な人に指導してもらうこと。個人的に指導を受ける場合とグループとして受ける場合がある。ここでは、後者。

トが、子どもの学校を変え、寄宿舎に入れることを提案してきたことに、セラピストは乗ってしまって、寄宿学校の具体的な名前を教える。当然のことであるが、母親はいざとなるとそれができず、中断前の最後のセッションには酔っ払ってくるのである。クライエントは、セラピストが自分の決定に怒っているのではないかと心配だ、と繰り返す。一方、セラピストはクライエントを失うのでは、と気持ちのコントロールができず、どんな失敗をしたのかと考えていたという。

クライエントは、相手に従わなければ、相手は怒るだろうと考えているのであり、従う子というRORUの自己表象を自分が演じないと、その背後に分裂しているWORUの見捨てたり、批判的になる対象表象が現れてしまい、その不安から逃れるために飲酒をして面接に来なければならなかったのである。マスターソンは、「あなたは問題の本質を無視しようとしています。自分の問題に焦点を当てた方がずっとよい結果を生むでしょう」と直面化するか、どうしてこんな風になってしまうのかとクライエントの態度に驚いてみせる形で直面化することを示唆している。

ここでは、セラピストがクライエントをとても傷つきやすいと人として捉え、守ってあげようとRORUの対象表象を実演してしまっているが、クライエントを失う怖さがそれをさらに助長しているのである。マスターソンは、「気をつけないと彼女を失うのではないかと恐れている」というセラピスト自身の感情を、まず明らかにし、「自分がこんな気持ちになるのは、彼女が何をしているからか、何を言っているからなのか」と問うことを勧めている。ここでは逆転移の個人的側面を脇において、逆転移感情の背後に動いているクライエントの投影や転移性行動化に注意を促しているのである。自分に自信があれば、「あなたを失うことを恐れるようになぜ仕向けるのですか」と、逆転移感情を利用することもできるとしている。しかし、セラピストの側の個人的な背景が抑うつ感を強めている場合には、クライエントにそれはセラピストの問題と指摘されかねないので無理だとしている。

(5) 発達的視点と外傷体験

すでに記したように、マスターソンにとって、マーラーの分離個体化説との出会いは決定的なものだった。しかし、その後、スターン（Stern）の乳幼児研究や愛着理論の展開によって、マーラーの説は、かなりの修正をせまられることになる。たとえば、スターン［Stern, 1985］によれば、乳児は誕生したときから、知覚活動が活発で、養育者とのやり取りがとても盛んであり、分離個体化していく源としての自閉期・共生期といったマーラーの概念は疑問となる。また、愛着理論の新しい研究によれば、一般の子どもは養育者に対してアンビバレントな態度を示すことは少なく、マーラーの観察した再接近期の様子は見られないという結果が出ている。こうした発達研究の成果をきちんとまとめながら、マスターソンは、しかしながら、ボーダーラインのクライエントを考えるときに、マーラーの観察と理論は有効であり、マーラーが対象として観察した子どもと母親を一般化する必要はなく、むしろ問題を抱えていた親子ではないかという推測さえしている。そのうえで、ショアー［Schore, 1994］の神経生理学の研究を大きく取り上げている。ショアーは、母子関係が子どもの脳の発達に影響を及ぼすという説を提出している。マスターソンが考えてきたように、子どもの情緒発達・自己の発達における養育者（母親）の影響が、神経生理学の分野から支持される可能性が出てきたことに注目しているのである［Masterson, 2000］。

また、オーカット（Orcutt）の協力のもとに、外傷体験は人格の障害とは別の形でクライエントに影響を与えるものであり、たとえ重複していたとしても、ボーダーラインの精神療法とは分けて取り扱うという方針を打ち出している［Masterson & Lieberman, 2004］。

（田中信市）

引用・参考文献

Clarkin, J.F., Yeomans, F.E. & Kernberg,O.F. 1999 *Psychotherapy for Borderline Personality.* John Wiley & Sons,Inc.

Gunderson, J.G. 2001 *Borderline Personality Disorder.* American Psychiatric Publishing, Inc.

Kernberg, O.F. 1967 Boderline Personality Organization. *J Am Psychoanal Assoc,* 15, 641-685.

Kernberg,O.F. 1976 *Object Relations Theory and Clinical Psychoanalysis.* Jason Aronson.（前田重治（監訳）『対象関係論とその臨床』岩崎学術出版社）

Kernberg,O.F., Selzer,M.A., Koenigsberg,H.W.,Car,A.C.& Applebaum,A.H. 1989 *Psychodynamic Psychotherapy of Borderline Patients.* Basic Books.（松浪克文・福本修（訳）1983『境界例の力動的精

神療法』金剛出版）

Knight, R.P. 1953 Boderline status in psychoanalytic psychiatry and psychology. *Bull Menninger Clin,* 17, 1-12

Masterson, J.F. 1976 *Psychotherapy of the Borderline Adult.* Brunner/Mazel.

Masterson, J.F. 1980 ***From Borderline Adolescent to Functioning Adult : The Test of Time.*** Brunner/Mazel.（作田 勉・真 智彦・大野 裕・前田陽子（訳）1982『青年期境界例の精神療法』星和書店）

Masterson, J.F. 1982 *The Narcissistic and Borderline Disorders.* Brunner-Routledge.（富山幸佑・尾崎新（訳）1990『自己愛と境界例』星和書店）

Masterson, J.F. 1983 *Countertransference and Psychotherapeutic Technique.* Brunner/Mazel.（成田善弘（訳）1987『逆転移と精神療法の技法』星和書店）

Masterson, J.F. 2000 *The Personality Disorders.* Zeig, Tucker & Co.,Inc.

Masterson, J.F. 2004 ***A Therapist's Guide to the Personality Disorders : The Masterson Approach A Handbook and Workbook.*** Zeig, Tucker & Theisen, Inc.

Masterson, J.F. &Lieberman, A.N. 2004 ***A Therapist's Guide to the Personality Disorders : The Masterson Approach A Handbook and Workbook.*** Zeig, Tucker & Theisen, Inc.

Masterson, J.F., Tolpin,M. &Sifneos.P.E. 1991 ***Comparing Psychoanalytic Psychotherapies.*** Brunner/Mazel.（成田善弘・村瀬聡美（訳）1997『パーソナリティ障害の精神療法』星和書店）

Mahler,M.S.,Pine.F. & Bergman,A. 1975 ***The Psychological Birth of the Human Infant—Symbiosis and Individuation.*** Basic Books.（高橋雅士・織田正美・浜畑 紀（訳）1981『乳幼児の心理的誕生』黎明書房）

西園昌久　1992　「境界例をめぐる最近の動向」『境界例の精神療法』　金剛出版

Stern,D.N. 1985 ***The Interpersonal World of the Infant—a view from psychoanalysis and developmental***

psychology. Basic Books.（小此木啓吾・丸太俊彦（監訳）1989『乳児の対人世界　理論編』1991『乳児の対人世界　臨床編』岩崎学術出版社）
Shore.A.N.1994 *Affect Regulation and Origin of the Self.* Erlbaum.
Shore.A.N.2003 *Affect Regulation and the Repair of the Self.* W.W.Norton & Company
Shore.A.N.2003 *Affect Dysregulation and Disorders of the Self.* W.W.Norton & Company
牛島定信 2003「境界性人格障害治療の歴史的展望と現状」『精神療法』第29巻第3号　金剛出版
Yeomans, F.E., Clarkin, J.F. &Kernberg,O.F. 2002 *A Primer of Transference-Focused Psychotherapy for the Borderline Patient.* Jason Aronson Inc.

第6章　分析心理学から見たボーダーライン

ボーダーライン研究は、その概念の形成過程も含めて、おもに精神分析（フロイト派）のなかで発展してきた。しかしながら、分析心理学（ユング派）には少し異なった趣がある。なるほどユング派においても、ロンドンを中心とするいわゆる発達派にかぎって言えば、精神分析との統合を積極的に図ってきたという経緯があるため、ボーダーライン研究が比較的さかんである。しかし、それ以外のユング派分析家たちの関心は、ボーダーラインの病理はこれこれだから治療的にはこうすべきである、といった疾患別、診断別の細分化には向かっていない。

彼らはむしろ、多様な疾患や問題の背後に共通して見てとれる、種々の元型的要因のふるまいを詳しく研究してきた。たとえば、影と呼ばれる元型はこう働く、アニマ／アニムスと呼ばれる元型のイメージはこのような変容のプロセスをたどる、セルフと呼ばれる元型はこうして顕現する、といった一般的パターンの解明である。そして、簡単に言えば、それらのパターンを総合し自在に組み合わせることによって、個々のアナリザンド（被分析者）の病理や治療を論じるのである。

本稿では、そうした、いわばユング派ならではのアプローチをもとに、ボーダーラインのことを考えてみたい。発達派にもユング派固有の観点が豊富にあることは言うまでもないが、その点を論じるのなら、本書の執筆者のなかに私よりもずっと適任の論者がいるし、より精神分析的な立場から見たボーダーラインについては、そのものズバリの章が別に設けられている。だから、ここでは、ユング派独自の観点と言えるものに焦点を絞るほうがよいだろうと思う。

ただし、本稿で「ボーダーライン」と呼ぶものは、ボーダーライン人格というよりも、もっと広くボーダーライン心性全般を指している、と考えてほしい。さきほども述べたように、ユング派ならではのアプローチ、ユング派独自の観点というのは、疾患別、診断別の細分化に逆行してきたきらいがあるので、これまでの研究の蓄積を活かすには、ボーダーライン人格の人たち以外にも広範に見られるボーダーライン心性を考えるほうが好都合なのである。

1　分析心理学のミニマム・エッセンシャル

さて、すぐにでも「分析心理学から見たボーダーライン」を論じはじめたいところだが、分析心理学の重要な術語や特異な理論をさきに説明しておこう。というのも、ボーダーラインを論じるには、ユング派の観点のなかでも、従来わが国であまり紹介されてこなかった部分が重要と思われるからである。ただし、必要最小限の説明しかできないので、不充分なところは成書で補ってほしい。

ユング(C.G.Jung)は心を三層に分けて考えた。意識、個人的無意識、集合的無意識である。これらのうち、個人的無意識は、その人の個人的な経験がもとになって形成されている。つまり、その内容は、忘却されたことや抑圧されたことである。これに対して、集合的無意識は、無意識のなかでも非個人的な領域である。時代や地域とは関係なく万人が共通に持っている基本的な心の動きのパターンを、その内容としている。そうしたさまざまなパターンを元型と総称するが、影、アニマ/アニムス、セルフなどがその代表と言える。

影は、その人が生きてこなかった自分と重なるもので、個人的無意識にもつながっている一方で、非個人的な不道徳性、劣等性も帯びており、たとえば戦争や人種差別のような集合的な悪にもつながっている。アニマ/アニムスは内的な異性イメージの源泉となっており、それゆえに関係づけの機能を担う。換言すれば、意識と無意識の媒介役、内界の案内役となるわけだが、自我を深い変容に導くこともあれば、破滅に導くこともある。セルフは中心の元型と呼ばれる。意識の中心である自我とは異なる、広大な無意識をも合わせた心全体の中心としての自己である。自我を超えた不可視の統合の中心であるだけに、神や仏に投影されたかたちで経験されることが多い。もっとも、ときには悪魔としても機能するのだが。

無意識内の個人的な諸要素は、共通項を持つもの同士が寄り集まり、ある特定の感情的色彩を帯びたコンプレックスという塊を形成していて、自律的に活動している。そうした諸々のコンプレックスには、なにがしかの元型的な核がある。元型は結晶軸のようなものなので直接に経験されることはないが、そのまわりに無意識的諸内容が結びつき、さまざまなイメージとなって夢やイマジネーションのなかに姿を現す。ユング派では、おもにそうしたマテリアルを分析している。元型的なイメージは、時代や場所を超えて万人に共通であることから、神話、おとぎ話、宗教儀礼、民俗などのなかに見てとりやすいので、これらを参考にしながらメッセージを読み解いていくことが多い。

では、なぜ夢やイマジネーションといったマテリアルが有用なのか。もともと一つの全体であった心は、対立し合う意識と無意識とに分かれざるを得なかったわけだが、そうした成り立ちから言って、無意識には意識につきものの偏りをカウンターバランスする働きがある、と考えられるからである。これを補償という。つまり、夢やイマジネーションは、自我の盲点を指摘してくれるし、さらには自我を未知の次元へとイニシエートしてもくれるのである。それは、分化して対立し合うようになったものを再び統合し高次の全体性を実現しようとする試み、とも言えよう。

しかし、光と闇、善と悪、精神と身体、男性性と女性性、といった対立し合うものの間にある強い緊張のため、統合の作業を担う自我は、引き裂かれてしまいかねない。もしもその力に耐えきれず、コンプレックスまたは元型の対立し合う両極の乖離が進むと、神経症水準の病態が出現する。一方、自我に対してそうしたものの憑依が生じると、境界《ボーダーライン》水準、精神病水準の病態が出現する［Sandner & Beebe, 1995］。そして、そうした混乱を生きながら成長していく心のプロセスを個性化と呼ぶ。この内在的なプロセスに信を置き、自然な展開を促進することが、分析の仕事である。

個性化は、心が再び一つの全体として機能できるようになること、すなわち全体性を実現することを目標としている。これは原初の混沌とした全体性へ戻ることではない。対立し合っている意識と無意識が、分化した状態を保ったままで和解できる一線を見出していくプロセスである。意識化、意識の拡大と言い換えてもよい。ただし、意識化と言っても、お山の大将的な意識の拡張ではなく、無意識的と円滑に交流できるような意識の発達という意味である。

ユングは、高次の全体性の実現へと向かうこのような意識と無意識の交流のあり方を、折衝と呼んだ［Hannah, 1981］。つまり、意識と無意識が、たがいに主張すべき点は主張し、譲るべき点は譲って、折り合える一線を見出していくのである。夢分析は、この折衝の作業を間接的なかたちで行なう。「間接的な」と言うのは、夢のなかの意識が清明でなく、記憶に残る内容もたいていは断片的だからである［Jung, 1928］。一方、折衝の作業を直接的に行なう技法は、アクティヴ・イマジネーションという。

アクティヴ・イマジネーションでは、覚醒状態で無意識と直接やりとりをする。すなわち、まずは無意識からおのずと浮かび上がってくるイメージを無条件、無批判に受けとめ、つぎには自我がそれに対して適切と思われる行動をとる（イメージの世界で）。すると、今度は無意識の側がそれに反応を見せるので、つづいてまた自我が……というやりとりを繰り返して、イメージの世界で一つの物語を経験していくのである。いわば、意識と無意識の間でのイメージのキャッチボール、あるいは象徴的な意味での対話である［老松、2000／2004 a］。

アクティヴ・イマジネーションでは、無意識に備わった神話生成機能を利用しているのだが、そのマテリアルの内容は非常に深く、一般的な神話やおとぎ話のモチーフを参考にするだけでは理解しにくいことがある。ユングは、そういう場合、錬金術やクンダリニー・ヨーガの象徴学を参考にしていた［Shamdasani, 1996］。本稿でものちほどその知識が必要となるので、錬金術について少し説明しておこう。

錬金術とは、卑金属を最も価値ある金属、黄金に変容させる技術である。ときには、不死の霊薬の製造も目標とされた。具体的には、そうした目的のために、賢者の石（哲学者の石）、永遠の水、第五元素といった秘密の物質を製造することを目指したのである。錬金術と聞くと西洋のものと思う人が多いかもしれないが、そうではない。洋の東西を問わず、錬金術は存在していた。そもそも西洋の錬金術も、起源は古代エジプトとされている。

言うまでもなく、ほんとうに黄金ができるはずはない。重要なのは、錬金術が持っている心理学的な意義である。錬金術では物質の化学的な変容プロセスを扱っているのだが、ユング［1944］によれば、それはじつは、錬金術師たちの経験した心理学的な変容プロセスを物質の変容に投影したものだった。すなわち、錬金術師たちが命賭けで解明しようとしたものは、あの個性化のプロセスとそれを扱う技術にほかならなかったのである。彼らが目指した黄金、あるいは賢者の石とは、心の全体性ないしはセルフの実現のことである。

もちろん、そのことに気づいている錬金術師たちも少なくなかった。それゆえ、彼らの目指していた黄金は、「われらが黄金」、「卑俗ならざる黄金」と呼ばれている。彼らの残した言葉には、アクティヴ・イマジネーションの経験との驚くべき一致がしばしば見られる。西洋の錬金術をまったく知らない日本人のイマジネーションにおいてもそうなのだ［老松、2004 b／c］。アクティヴ・イマジネーションのマテリアルや数々の錬金術書は、他に類を見ないほどの深いパラドックスに満ちているがゆえに、心の変容という最内奥の秘密に迫ることができるのだろう。

2　ボーダーラインと変容のモチーフ

以上が分析心理学のミニマム・エッセンシャルである。これで、分析心理学から見たボーダーラインを論じる準備が整った。まずは、ボーダーラインの病理や治療プロセスに関係が深い元型的モチーフとして、これまでにどのようなものが指摘されているのかを概観し、ついで、それらを参考にしつつ、私なりの理解の仕方を提示することとしたい。

ボーダーラインやそれに近縁の状態をおとぎ話、昔話などのモチーフに基づいて考察したものとしては、河合［1989］の「片子」論などがあげられる。ビービ［Beebe, 1998］の「美女と野獣」を下敷きとした論考もある。一方、神話や錬金術をふまえてとなると、シュワルツ‐サラント*（Schwartz-Salant）によるいくつかの研究が代表的なところだろう［1989

シュワルツ-サラント（Schwartz-Salant）
米国のユング派分析家。錬金術研究をふまえて、発達派的な観点から独自のボーダーライン論を展開している。邦訳書に『境界例と想像力』（金剛出版）、『自己愛とその変容』（新曜社）など。

／1998］。ここでは、彼の、より精緻な最近の仕事［Schwartz-Salant, 1998］に注目しよう。彼がボーダーラインの病理に関してあげているのは、アッティスとキュベレの神話、そしてある錬金術書のなかの竜と女を描いた図（**図1**）およびそれにまつわる謎めいた文言である。一方、治療と変容のプロセスに関しては、『哲学者の薔薇園』という別の錬金術書にある一連の図と文言を用いて論じている。

彼はこれらを、ボーダーラインのアナリザンドと分析家が、たがいとの間に共有している想像上のインタラクティヴな場で経験する、ある種の関係性を表すモチーフとして提示している。その関係性というのは、アナリザンドの正常―神経症的な部分からボーダーライン的に分割排除された精神病的部分をモデル化したもので、彼自身の言葉で言うなら、融合していながら合一しない状態にあるカップルのイメージを指す。

アッティス―キュベレ神話にはさまざまな異型があるが、若くて美しい羊飼いアッティスにとって、神々の母とも呼ばれる月の女神キュベレは、いわば同時に母親であり恋人であった。この大女神は青年に激しい情欲を感じ、彼に永遠の忠誠を誓わせる。しかし、彼はあるニンフの魔法にかかり、誓いを破ってしまう。そのために狂気へと追いやられ、みずからの不忠の原因となった性器を自己去勢する。彼自身は松の木に変えられた。一方、女神は悲嘆のあまり、司祭たちにアッティスの例に倣うよう命じたので、キュベレの祭は、混乱状態のなかで自傷を行なうものになったという。

このカップルは、情欲に駆られるまま分離を激しく拒むにもかかわらず、けっして衷心から触れ合おうとはしない。それればかりか、たがいへの破壊的な攻撃を繰り返す。融合し

EMBLEMA L. *De ſecretis Naturæ.*

Draco mulierem, & hæc illum interimit, ſimulque ſanguine perfunduntur.

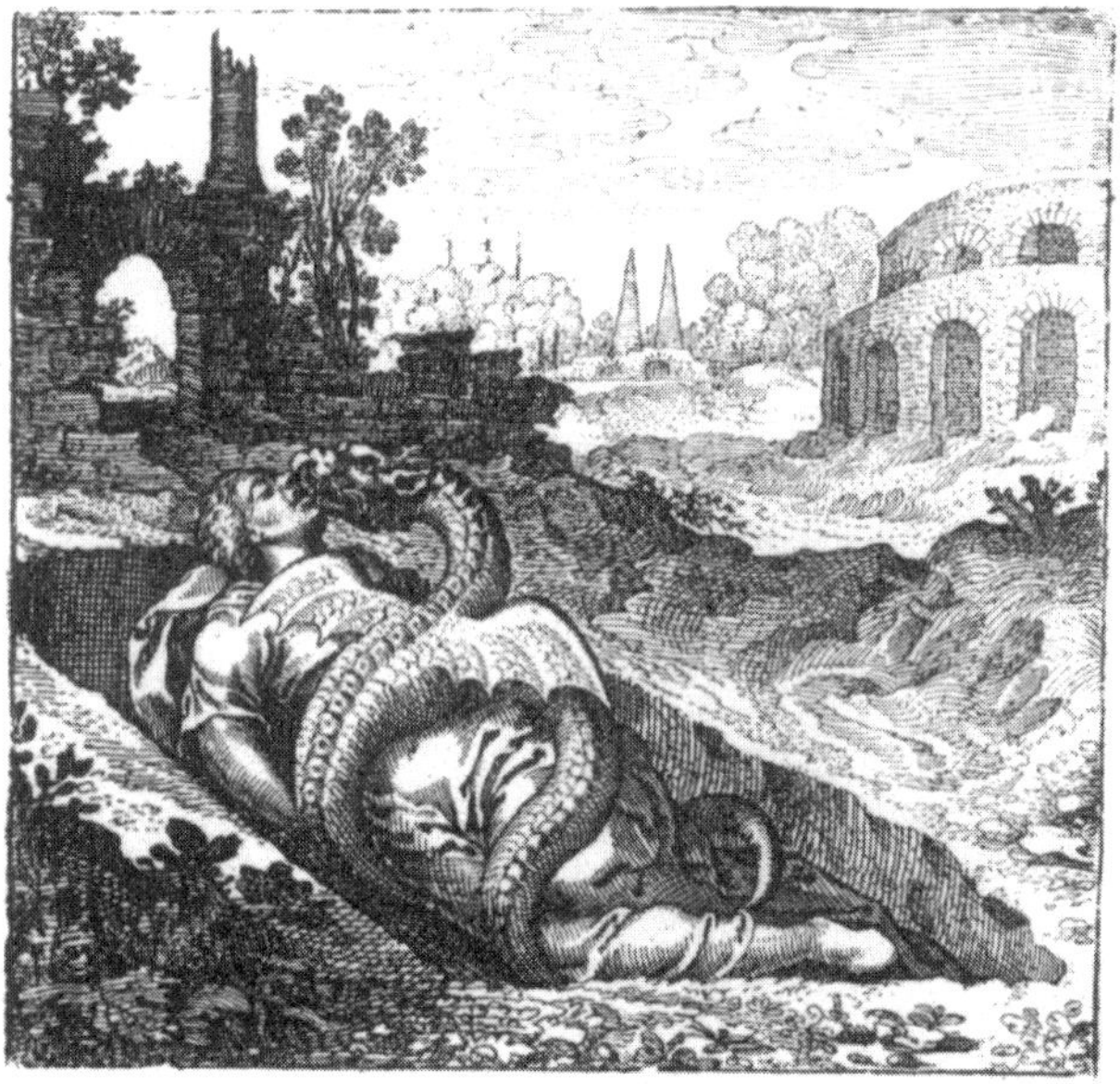

EPIGRAMMA L.

Alta venenoſo fodiatur tumba Draconi,
Cui mulier nexu ſit bene vincta ſuo:
Ille maritalis dum carpit gaudia lecti,
Hæc moritur cum qua ſit Draco tectus humo.
Illius hinc corpus morti datur, atque cruore
Tingitur: Hæc operis ſemita vera tui eſt.

図1　竜と女

ていながら合一していないカップルなのである。このカップルの関係は、結合への強い欲求と所有欲に加えて、嫉妬、復讐、裏切り、狂気などを含むことを特徴としている。こうした融合は、事実上いっさいの関係を不可能にしてしまう。そのことは、レイプや近親相姦によって怪物的な両性具有者が生まれ、その両性具有者の去勢を契機としてアッティスが誕生する、という異型にもはっきりと見てとれる。

そうなると、この神話の内容がじつは、さきほど述べた「ある錬金術書のなかの竜と女を描いた図およびそれにまつわる謎めいた文言」の内容にたしかに近いことがわかってくる。その文言は、もう少し錬金術について説明してからでないと理解しにくいと思われるので、のちほどあげることにするが、実際、その図と文言に対するシュワルツ-サラントの解釈は、アッティス—キュベレ神話に対するそれと大差がない。すなわち、そこには融合と分離との間で自我を引き裂いてしまうような強烈な葛藤があり、それは錬金術で言うニグレドの段階に相当する、というのである。

錬金術の原料である第一質料は、一般に、ニグレド（黒化）、アルベド（白化）、ルベド（赤化）という諸段階を経て賢者の石に近づいていくのだが、このうちニグレドは、錬金術師が作業の間に経験させられる、深い苦悩、抑うつ、絶望、罪悪感と関係がある。ところで、いま述べた諸段階は、対立し合うものを象徴する王と女王のカップルの関係性というイメージで説明されることもあって、その場合には、先行する近親相姦的な結合のためにニグレドが生じるとされる。両者はこの結合によって両性具有者になる（**図2**）。

この近親相姦が表しているのは、退行的な融合によって再現された未分化な全体性なの

PHILOSOPHORVM.

CONCEPTIO SEV PVTRE
factio

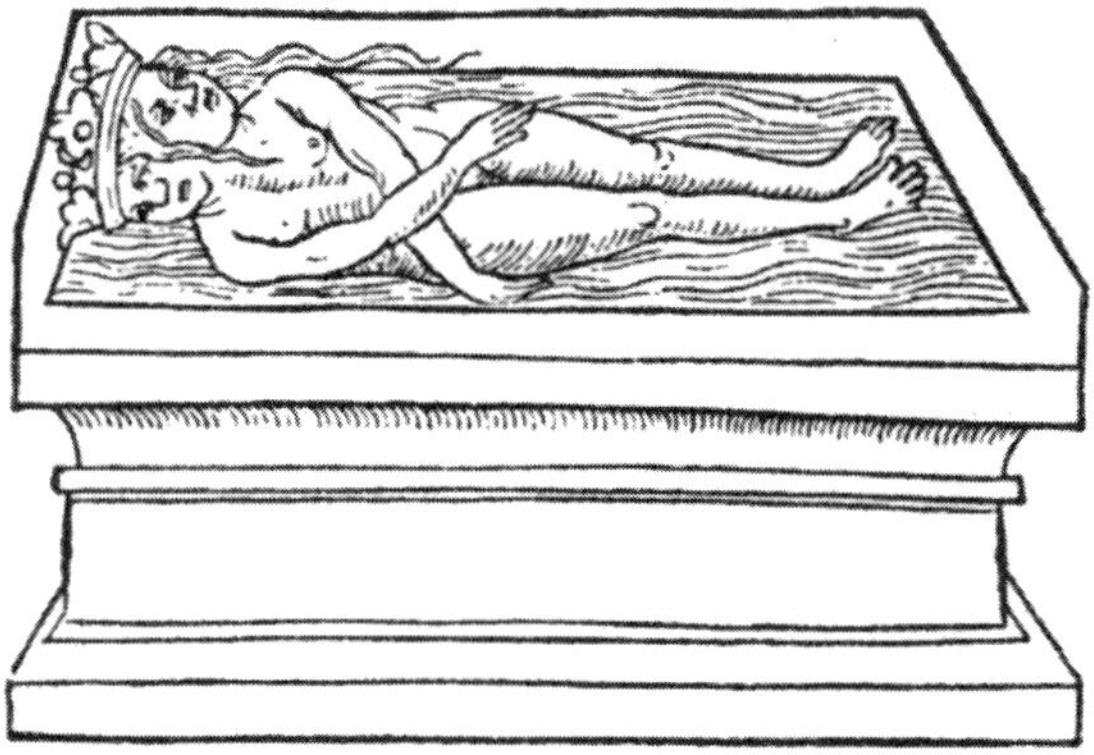

Hye ligen kōnig vnd kōningin dot/
Die ſele ſcheydt ſich mit groſſer not.

ARISTOTELES REX ET
Philoſophus.

NVnquam vidi aliquod animatum creſcere ſine putrefactione, niſi autem fiat putridum inuanum erit opus alchimicum.

図２　低次の両性具有者

だが、これが魂を欠いた結びつき、すなわちつなぐものを欠いた結びつきであることが、その次の図（図3）において明確に示されている。同じ両性具有者でも、これは、もっとあとの段階で現れてくる、対立し合うものが統合された高次の両性具有者レビス（図4）とはまったくちがう。低次の両性具有者なのである。

そこにアッティス―キュベレ神話との共通点を見てとることはたやすい。ただし、注目すべきは、錬金術におけるニグレドが、たんなる防衛的な融合ではない、という点である。ニグレドは個性化のプロセスに不可欠な一段階なのであって、その漆黒の闇の暗さの背後に途方もない創造性と価値を隠しているのだ。高次の両性具有者に至るためには、必ずこの低次のそれを経験していなければならない。問題は、どうすればその変容プロセスを促進できるか、である。

ところで、例の「ある錬金術書のなかの竜と女を描いた図とそれにまつわる謎めいた文言」であるが、厳密に言えば、この図と文言は、別々の錬金術書に由来するものである。図のほうは、ミヒャエル・マイアー*（Michael Maier）というドイツの有名な錬金術師が一七世紀に出版した『逃げるアタランテ』［1617］という文献に出てくる五〇番目の、つまり最後の図。文言のほうは一三世紀に遡る著者不明の錬金術書、『哲学者の群』［Ruska, 1931］からの一節（哲学者とは錬金術師のこと）。マイアーは『哲学者の群』の五九番目の言明を部分的に引用し、竜と女の図を示して解説したのである。したがって、この図は、もともとの文言の意味だけでなくマイアー自身の解釈も考え合わせないと理解できない、ということになろう。

ミヒャエル・マイアー（Michael Maier）
ドイツ生まれの医師で、皇帝ルドルフ二世の宮廷医などを務めながら、数々の錬金術書を著した。代表作に『逃げるアタランテ』『一二の国々の黄金の卓の象徴』など（未邦訳）。

ROSARIVM
ANIMÆ EXTRACTIO VEL
imprægnatio.

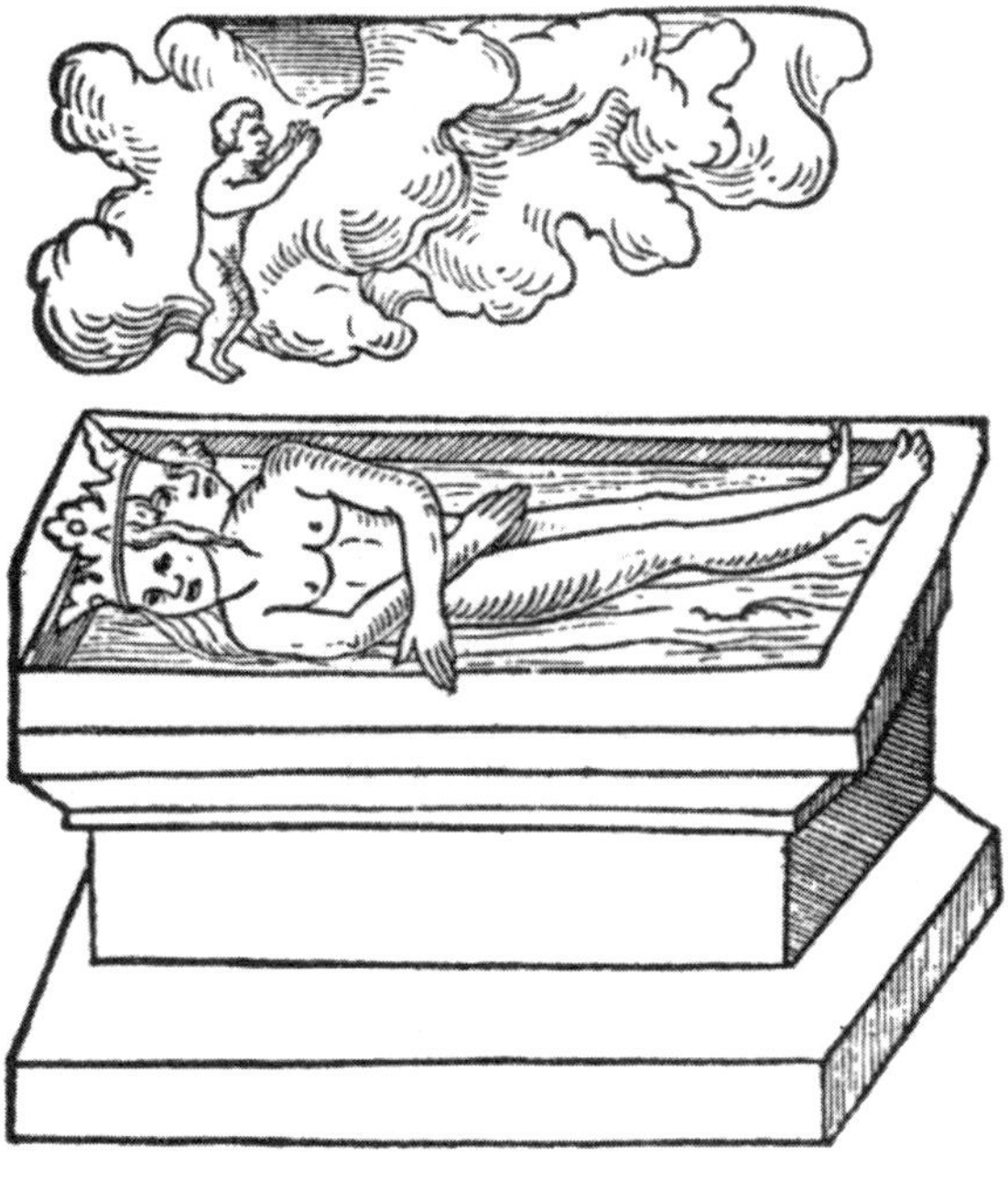

Hye teylen ſich die vier element/
Aus dem leyb ſcheydt ſich die ſele behendt.

De

図3　両性具有者に宿らなかった魂

PHILOSOPHORVM.

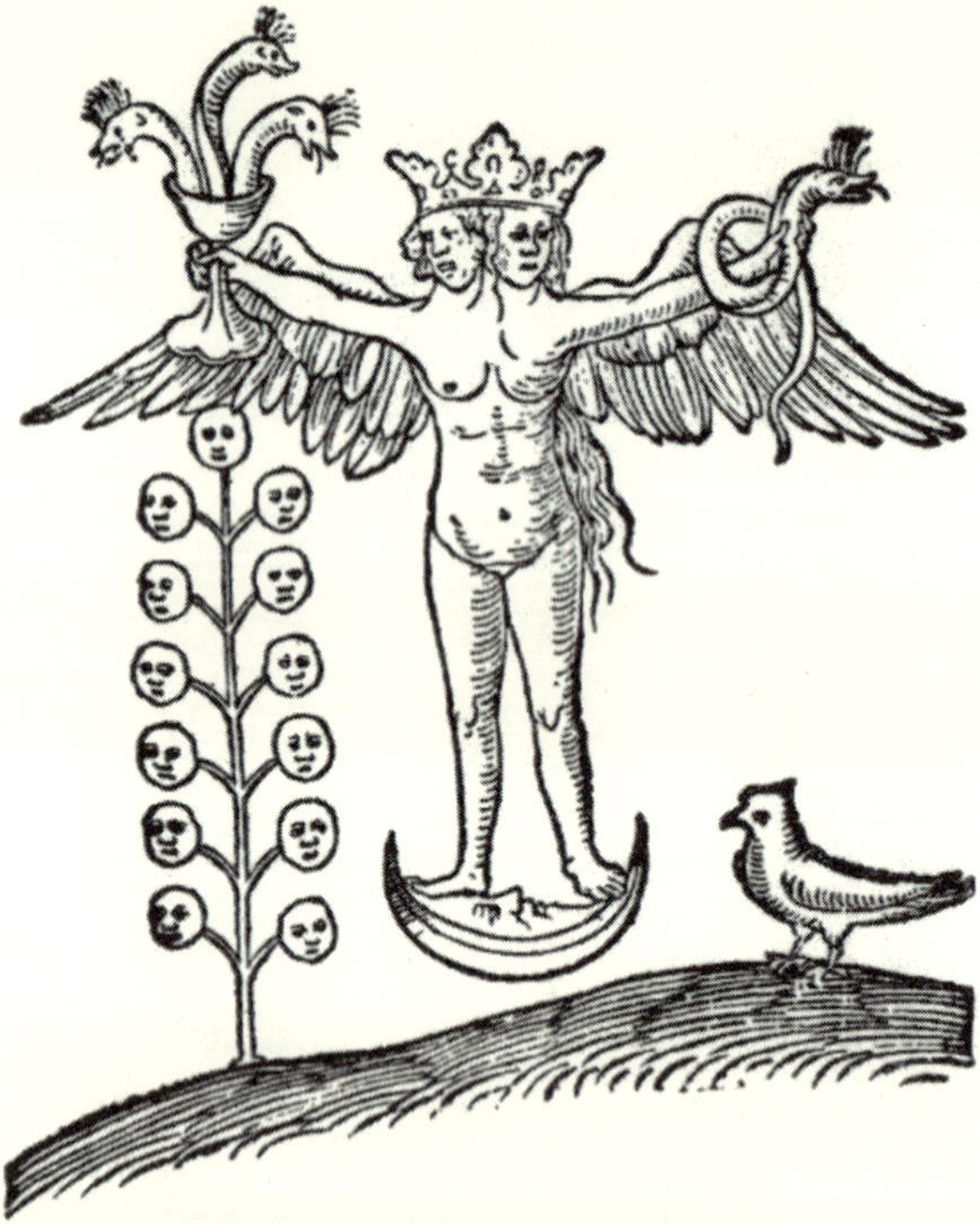

hie iſt geboren die eddele Keyſerin reich/
Die meiſter nennen ſie jhrer dochter gleich.
Die vermeret ſich/gebiert kinder ohn zal/
Sein vndötlich rein/vnnd ohn alles mahl.

Die

図４　高次の両性具有者

また、シュワルツ-サラント［1998］がボーダーラインの変容に密接な関係があるとする『哲学者の薔薇園』の一連の図は、ユングが『転移の心理学』でとりあげて詳細に論じたのと同じものである。ユング［1946］はそれらを、元型的な転移／逆転移を通して高次の結合、すなわち全体性が実現されていくプロセスとして解釈した。ユングがそこに個性化のプロセス一般の秘密を見出したのに対して、シュワルツ-サラントはとりわけボーダーラインの変容プロセスを見ている。そして、さきほども述べた、想像上のインタラクティヴな場で経験される現象として理解することを勧めている。

さて、こうしたシュワルツ-サラントの主張には非常に説得力があるのだが、私自身は、いきなり『哲学者の薔薇園』にジャンプする前に、もっと『哲学者の群』にある言明そのものをたいせつにするべきではないか、と思う。なぜなら、『哲学者の群』の著者やマイアー自身が、いかなる操作によってプロセスを進展させるかを語ってくれようとしているからである。それを無視せずに、病理や経過や治療的介入の細部を各論的に考えていくのに使いたい、と私は思うのだ。

そういう意図をもって、以下に、『哲学者の群』にある言明と、それに対するマイアー［1617］のエピグラムを紹介する（原文はいずれもラテン語だが、ここでは独訳版［Ruska, 1931］および英訳版［de Jong, 1969］をもとにしている）。これをふまえて、次項でボーダーラインのことを考えていこう。

『哲学者の群』第五九の言明（他の錬金術師たちへのテオフィルスの説教）

竜はけっして死なない、ということも申しておきましょう。それでも、哲学者たちは、おのれの夫をつぎつぎに殺すあの女を殺しておきます。その女の内臓が凶器と毒に満ちているからです。ですから、竜のための墓穴を掘ってください。そして、後者をその女に固く縛りつけ、そこにいっしょに埋めてください。彼が彼女を抱きしめれば抱きしめるほど、彼女に巻きつけば巻きつくほど、彼の体は、その女の体内にある女性的凶器という産物によって、ばらばらに切り刻まれます。彼は、自分が女の手や足と入り混じっているのを目にすると、みずからの死を確信するでしょう。そして、すっかり血に変えられてしまうでしょう。しかし、哲学者たちは、彼が血に変じているのを見たら、ぶよぶよしたところがなくなって血が干からびるまで彼を陽光のもとに置いておきます。そうすると、あの毒が見つかります。そのとき現れてくるのは、隠されていた風です。

ミヒャエル・マイアーによるエピグラム

毒のある竜のために深い墓穴を掘れ。女はそれ［竜］と固く絡め合わされなければならない。それが結婚の床で喜んでいる間に、彼女は死ぬ。そうなったら、竜を彼女とともに埋めよ。そうすれば、その体は死へと追いやられ、血に染まる。さあ、これが汝の業《わざ》の真実の道である。

3　テクストの解釈およびその臨床的バリエーション

さて、この『哲学者の群』の言明をどう理解すればよいだろうか。難解なパラドックスである。パラドックスを合理的に理解することなど、もとより不可能だが、できるだけ筋の通った言葉にしていく努力はしたい。以下、マイアーのエピグラムをベースとして簡単な解釈を試み、アクティヴ・イマジネーションや夢の臨床で実際に経験されるそのイメージの神話的なバリエーションを、思いつくままにあげてみる。

「毒のある竜のために深い墓穴を掘れ」

錬金術における竜の意味は多様だが、無意識そのものを表していることが多い。ただし、無意識は無意識でも、未分化な状態にとどまろうとする側面より、個性化へと向かう大きな潜在的可能性を秘めた側面が強調されている。混沌とした原初のいっさいを含むこの竜は、メルクリウスの竜ともウロボロスとも第一質料とも呼ばれる。錬金術師はこの竜を殺し、彼を構成している諸元素に分解する。より高度なかたちで再結合させるために、いったんばらばらにするのである。

この「解きて結べ」は、錬金術の基本的スローガンになっていると言ってよい。そのようにすると、ここに述べられている竜の毒が手に入る。毒は薬と同じもの。すなわち、賢者の石、不死の霊薬であり、分析心理学の言葉で言うなら、自己の実現、全体性の成就に相当する。無意識のなかに隠されているこの最も創造的な力は、圧倒的なものであるだけに、本来の目的に使われなければ毒として非常に破壊的に働く。

原則として、無意識は心全体の成長、変容を望み、意識化のプロセスの進展を強く促す。それでも、『哲学者の群』に「竜はけっして死なない」とあるように、非個人的、超個人的な領域を含む無意識が死ぬことはない。しかしながら、そうして新たな意識が生まれるとき、みずからの一部を失う無意識は、じつは非常に深い傷を負うのだ。しかも、新たに生み出された意識から見れば、その意識をあらしめた無意識内の駆動力は、原初の一体感という楽園を破壊した罪深い穢れの塊である。この種の元型的なパラドックスをボーダーラインは抱えている。

臨床で見られるこのようなイメージのバリエーションとしては、傷つき穢れた原初的な力を表すものが多い。たとえば、楽園を破壊したために苦しみ続ける太古の罪びと、見捨てられて永久に愛を失った者、虜を幽閉している者、憎悪や妬みを糧とする手負いの怪物などのイメージである。

「女はそれ［竜］と固く絡め合わされなければならない」

竜は地下的なもの、女は地上的なもので、対立し合っている、とマイアーは言う［de Jong, 1969］。錬金術師は両者を巧みに結合させなければならない。火としての竜が水としての女を熱すれば、そこには再生のための熱い鉱泉が湧き出す。心理学的には、この女は、大地的なもの、地上的なもの、身体的なもの、母親的な呑み込む無意識に相当すると考えてよい。

竜には毒があるが、『哲学者の群』によれば、女も別種の毒と凶器を隠し持っている。つぎつぎと自身の夫を、竜を殺してきた毒だ。無意識の一部が分離して独立していこうとする試みを許さないのである。そうした徴候があれば、融合という罠に絡め取ってしまう。それが真の合一でないことは、シュワルツ-サラント［1998］の指摘するとおりである。

臨床におけるこのイメージのバリエーションとして、たとえば次のようなものに出会う。罪びとは隠れ家に、ひとりの女を幽閉している。彼女は、かつて彼が罪を犯したときに流された血から生まれた存在である。それゆえ、有毒であると同時に、罪びとが渇望しているある宝物（和解と救済をもたらすもの）の原材料を生み出しもするのだ（自我がこの原材料から宝物を完成させていくプロセスは、文字どおり錬金術的なものになることもある）。もちろん両者の間に気持ちの通い合いはない。あるのは、近親相姦的な融合だけである。

「それが結婚の床で喜んでいる間に、彼女は死ぬ」

シュワルツ-サラント［1998］によれば、この竜と死んだ女の結びつきは、アッティスとキュベレの場合と同様、魂のない合一を意味する。すでに述べたように、魂のない合一は、『哲学者の薔薇園』でも低次の結合に続く段階とされていて（**図3**）、彼はそれを、ほんとうの触れ合いについては激しく拒む、矛盾に満ちた融合の様相を表すもの、と解釈している。

しかし、私は、『哲学者の群』が、錬金術的操作の一環として「女を殺してお」くと述べていることに注目したい。ここにはむしろ、治療の要諦として分析家がその実現を促進すべき、融合とは似て非なる状態が暗示されているように思われる。融合への傾向を充分に意識しながら、反対に、それをアレンジして治療的に利用するのである。だとすると、実際には、この女をあらかじめ殺しておくというより、マイアーのエピグラムにあるとおり、プロセスの途中で殺すというほうがわかりやすい。だが、女を殺す、とはそもそもどういうことなのだろうか。

アナリザンドにとって、分析家は、毒のある女か母親に等しい。アナリザンドは、女（＝分析家）に近づいて触れ合おうと試みるたびに、融合の毒によって溶かされるか殺されるかしてしまう。これは、言うまでもなく、そういう環境しかなかったアナリザンドの幼児期の経験とも関係がある。この毒は、転移／逆転移のなかで反復的に再現され、アナリザンドと分析家の双方を傷つける。転移／逆転移をどう解消ないしは変容させるか。これは一般に治療の要である。しかしながら、過去の個人的な経験のなかには、この毒を肯定的な力へと変容させる要素はなかなか見つからない。

そのような場合、必要となってくるのは、個人的レベルから元型的レベルへの転移／逆転移の深まりである［Jung, 1946］。後者には、個人的な経験に欠けていたものが含まれている。融合とは似て非なるものも。重篤な病態に伴う転移／逆転移を安易に個人的レベルで捉えてはいけない。そのようにしていると、元型的なレベルのことは捉えにくいだろう。

『哲学者の群』は、このことをまっさきに述べていた。いわば個人的レベルでは死んでいる元型的な分析家との転移／逆転移の経験、それまでの融合とは質の異なる合一の経験が必要なのである。

このことの臨床的なバリエーションは、たとえば、自我が誰のものでもない（個人的なレベルのものではない）宝物を預かって磨きをかける、というイメージになる。この宝物は、大いなるものとの失われた絆を回復させる力を備えており、人の存在の基盤としての安心感、安全感を発生させる。重要なのは、自分は代表として仮にそれを預かっているにすぎない、という自覚である。しかし、見捨てられた罪びとはこれを渇望し、わがものにしようとするだろう。預かっている立場の者としては、彼と闘ってそれを守らざるを得ない。渇望に駆り立てられている相手を一種の反面教師として闘うことは、自我にとって治療的に働く。

「そうなったら、竜を彼女とともに埋めよ」

女が死に近づくほど、その毒ないし女性的凶器、すなわち元型的な転移／逆転移を含む関係性《エロス》は、プロセスの進展に資するようになる。ただし、それは一見、否定的なかたちをとるかもしれない。ずっと隠されていた両極の対立の顕在化が引き起こされるからである。『哲学者の群』は、「彼が彼女を抱きしめれば抱きしめるほど……彼の体は、その女の体内にある女性的凶器という産物によって、ばらばらに切り刻まれ」る、と述べている。対立し合うものの間に働く強烈な緊張と斥力が、たがいをばらばらに引き裂くのである。しかし、「解きて結」ぶためには、これが欠かせない。
臨床的なイメージのバリエーションとしては、たとえばこういうものがある。女が虜でありつ続けるのを拒んで致命傷を負い、融合が弱まったとき、罪びとは絶望し密かに悟るのだ。原初のまったき楽園は、もはや回復できない。自分の犯した罪が消えることはなく、自分がこのまま救われることもない。かたちがどう変わろうとも、この罪は背負い続けていくしかないのだ、と。人の確固たる存在の基盤は、その宝物によって新たに築かれるのであり、それは罪びと自身の滅びを要求する。ここに、生け贄、犠牲としてみずからを滅びに向かわせる力が目覚める。

「そうすれば、その体は死へと追いやられ、血に染まる」

竜と女は、こうして、対立し合う根源的な諸元素に分かれた。第一質料としての竜が、純化精製されたのである。錬金術研究者デ・ヨング［de Jong, 1969］は、この箇所について、「対立し合う元素が相互に作用し、結果的に第一質料へと分解される」と解説している。第一質料としての血は、キリストの血という象徴に重なる。それは生け贄となったものの犠牲の血である。そもそもキリストは、意識（知恵）を持つことで楽園の一体性を破壊した人祖アダムの罪を贖いにきたのだった。キリストの血とそれを受けた伝説の聖杯が、永遠の生と癒しと救済を約束するのと同様、この血は、そのまま不死の霊薬となりうる。実際、錬金術師は、物質に生命を与えるために血を用いることもあった。
無意識としての竜は切り刻まれた。これは、新たな意識の誕生とパラレルである。新たな意識が生まれるとき、無意識は再び分断されて傷を負う。無意識は犠牲にされ、その傷は、これからとめどなく血を流し続けることになる。しかし、意識が負わせた無意識の傷を癒すものは、これもまた一つのパラドックスなのだが、次なる意識の誕生とさらなる無意識の傷にほかならない。その意味で、第一質料と不死の霊薬は同じものである。錬金術師たちは、自分のしていることを「自然に反する仕事」と呼んだ［Jung, 1944］。黄金の製造は、自然のみが可能ならしめる反自然的な奇跡だからである。同じように、意識の発達と個性化のプロセスも、ほかならぬ心こそが可能ならしめる「心に反する仕事」と言ってよい。

臨床的なイメージのバリエーションは、たとえば、こうなるだろう。いまや、宝物を独占して退行的に楽園を取り戻すことを渇望する罪びとと、自身に与えられた元型的な使命や運命を成就しようとするもうひとりの罪びと自身との間に、内的な厳しい対立と葛藤が生じている。その強烈な緊張によって、罪びとは打ち砕かれ、すでに致命傷を負っている女とともに大量の血を流す。これで融合は断たれる。もちろん、傍らにいる自我の仕事は、このプロセスを可能なかぎり促進すべく闘うことである。

「さあ、これが汝の業の真実の道である」

この箇所は、『哲学者の群』では、得られた血を陽光のもとで乾燥させて毒を見出すこと、そして風の顕現に近づくこと、として語られている。

陽光にさらして濃縮するのは、これまでのプロセスを何度も反復しながら、充分に意識化していく、という作業である。犠牲というものは、その意味と帰結が充分に意識化されなければならない。というのは、その犠牲によって、なるほど従前の罪は贖われたかもしれないが、今度は自我がそれに倣って自分なりに背負うべき罪が生じているからである。新たに生じさせた傷に対する責任と言ってもよいだろう。この責任を負うことが、ほんとうの意味で個になるということだ。その覚悟が決まれば、自我は、竜の持っていた毒のなかに最高に価値あるものを見つけたことになる。

この干からびた血は、あの竜そのもの、凝縮された全体性である。すでに述べたことの繰り返しになるかもしれないが、病んだ心を癒すものは、やはり心である。マイアーは、錬金術師ベルナルドゥスの言葉を引いている [de Jong, 1969]。「自然蒸留で金属性の諸物質を溶解させうる液体は存在しない。それのなかに残っている液体、つまり物と形のなかに残っている液体を除いては。しかも、それは溶解した金属を凝固させる力も持っている」。「それらを自然なやり方で結びつけて、他の諸物体を染める薬を作り出す油。その油は、別の物質からは用意できず、溶解させる物体の内なる自己からしか用意できない」。ここで言う油は、不死の霊薬の同義語と考えてよい。心は自己治癒力を発揮する。この「内なる自己」、すなわちセルフこそが、救済と癒しのための究極の秘薬なのである。出現してくる風は、それと同じもので、毒のなかに含まれていた揮発性の成分である。

ここでは、より物質性を減じてサトルな(精妙な、微細《みさい》な、あるいは目に見えない)かたちに純化されている。かつては現実のなかに具体化され、激しく行動化されていた毒が、こうして創造的なサトル・ボディに近づいていく。サトル・ボディとは、イマジネーションでできた身体、あるいは朽ちることなきほんとうの自己のことである［老松、2001］。宗教的には、その獲得を解脱、救済と見なしている。

臨床で見られるイメージのバリエーションとしては、ここではじめて、いままでに説明してきたような、罪びとと女の正体が明らかになる、というのがある。両者は、さらなる「真実の道」とそれを行くための心得を示したうえで、神去《かむさ》っていく。そして、そのときに吹く一陣の風のなかには、完成に近づいた宝物が残されている。自我はそれを手にして、両者の葬送の儀礼を執り行なうだろう。

4 おわりに

本稿における以上のような方法、つまり、きわめて難解なパラドックスをもう少しわかりやすいパラドックスに置き換えるという方法は、あまり一般的なものではないかもしれないが、ユング派で拡充と呼ばれている解釈技法の応用と考えてほしい。拡充とは、前にも少し述べておいたように、夢やイマジネーションにおいて理解しにくいイメージやモチーフに出会ったとき、それに似たものを神話、おとぎ話、民俗儀礼などのなかから探し出してきて、背後に隠されている元型的な意味を把握しようとする方法である。

いずれにせよ、人を癒すものは、その個人のための神話に秘められている力である。神話のパラドックスに含まれる豊かな矛盾が、強い緊張を伴う両極の対立を架橋してくれる。

本稿で臨床的バリエーションとしてあげたような個人神話のイメージは、セルフによっておのずから生成されてくる。そして、それを一連のプロセスとして内的に経験することが、癒しと救いにつながっていくのだ。ボーダーラインの場合であろうとなかろうと、その流れを的確に読み、個人神話の生成を助けることこそが、ユング派分析家という錬金術師の仕事である。

（老松克博）

引用・参考文献

Beebe, J. 1998 Toward the Jungian analysis of character. In Ann Casement (Ed.), *Post-Jungians today : Key papers in contemporary analytical psychology.* Routledge.（氏原 寛（監訳） 2001 『ユング派的な性格の分析をめざして—ユングの一三人の弟子が今考えていること—現代分析心理学の鍵を開く』 ミネルヴァ書房）

de Jong, H.M.E.1969 *Michael Maier's Atalanta fugiens : Sources of an alchemical book of emblem.* Nicolas Hays, Inc.

Hannah, B. 1981 *Encounters with the soul : Active ingination as developed by C.G.Jung.* Sigo Press.（老松克博・角野善宏（訳） 2000 『アクティヴ・イマジネーションの世界—内なるたましいとの出逢い』 創元社）

Jung, C.G. 1928 Die transzendente Funktion, *GW.* 8,Walter Verlag.（松代洋一（訳）1985 超越機能『創造する無意識』 朝日出版社）

Jung, C.G. 1944 Psychologie und Alchemie,*GW.* 12, Walter Verlag, 1972（池田紘一・鎌田道生（訳）1976 『心理学と錬金術Ⅰ／Ⅱ』人文書院）

Jung, C.G. 1946 Die Psychologie der Übertragung, *GW.* 16, Walter Verlag, 1958.（林 道義・磯上恵子（訳）1994『転移の心理学』みすず書房）

Jung, C.G. 1955/1956 Mysterium coniunctionis, *GW.* 14, Walter Verlag, 1968（池田紘一（訳）1995/2000『結合の神秘Ⅰ／Ⅱ』人文書院）

Jung, C.G.(Shamdasani, S.(Ed.)) 1996 ***The psychology of Kundalini yoga : Notes of the seminar given in 1932 by C.G.Jung.*** Routledge.（老松克博（訳）2004『クンダリニー・ヨーガの心理学』創元社）

Jung, C.G.(Douglas, C.(Ed.)) 1997 ***Visions : Notes of the seminar given in 1930-1934 by C.G.Jung.*** Princeton University Press.（氏原 寛・老松克博（監訳）角野善宏・川戸 圓・宮野素子・山下雅也（訳）近刊『ヴィジョン・セミナー』創元社）

河合隼雄　1989　『生と死の接点』岩波書店

Maier, M. 1617 ***Atlanta fugiens***. Oppenheim.

老松克博　2000　『アクティヴ・イマジネーション―ユング派最強の技法の誕生と展開』誠信書房

老松克博　2001　『サトル・ボディのユング心理学』トランスビュー

老松克博　2004 a『アクティヴ・イマジネーションの理論と実践①無意識と出会う』トランスビュー

老松克博　2004 b『アクティヴ・イマジネーションの理論と実践②成長する心』トランスビュー

老松克博　2004 c『アクティヴ・イマジネーションの理論と実践③元型的イメージとの対話』トランスビュー

Ruska, J. 1931 ***Turba philosophorum : Ein Beitrag zur Geschichte der Alchernie.*** Julius Springer.

Sandner, D. F. & Beebe, J. 1995 Psychopathology and analysis. In Stein, M.(Ed.), ***Jungian analysis*** 2 nd ed. Open Court.

Schwartz-Salant, N. 1989 *The borderline personality : Vision and healing.* Chiron.（織田尚生（監訳）1997『境界例と想像力―現代分析心理学の技法』金剛出版）

Schwartz-Salant, N. 1998 *The mystery of human relationship : Alchemy and the transformation of the self.* Routledge.

Shamdasani, S. 1996 Introduction : Jung's journey to the East. In Jung, C.G. 1996 *The psychology of kundalini Yoga : Notes of the seminer given in 1932 by C.G. Jung.*

第7章　ボーダーライン事例の研究

第1節　ボーダーライン事例の研究（Ⅰ）

――中学生の境界性人格構造に対する心理療法のあり方

近年、青年期以降の境界性人格障害（境界例：borderline personality disorder、以下、ＢＰＤと略）の治療について多くの報告がなされるようになってきた。ＢＰＤの患者は、対人関係の不安定さ、衝動性、攻撃性などの長期にわたる病理を持ち、治療における困難を極めることは良く知られている。

しかし、一方では、多動で衝動的な行動を示す児童に対して、注意欠陥多動性障害（attention deficit hyperactivity disorder、以下、ＡＤＨＤと略）の診断が広く用いられる傾向にある。これは彼らの示す症状がＤＳＭ―ⅣのＡＤＨＤと合致する点が多いからであろう。

本報告では、医療機関（児童精神科）において、ＡＤＨＤと診断された思春期の一症例を、ＢＰＤの概念から検討し、最近の薬への傾倒傾向にも触れながら、こうした症例をＢＰＤと理解する重要性を呈示した。

ＢＰＤもＡＤＨＤも行動化の特徴から見た衝動性に共通点があるとしても、対人関係のあり方など、根本的な病理に大きな違いがある。とくに思春期の患者の場合、臨床的にも両者は混同されやすいが、心理療法的な治療関係が異なるので、正確な識別と見立てが必要であると考えられる。

さらにその上で、分析心理学に位置づけられる筆者の行っている心理療法の独自性について簡単に触れた。

ＤＳＭではＢＰＤに限らず、人格障害の診断は、一八歳未満には使えないということになっていることが、より一層事態を複雑にしているように思われる。臨床場面において、一八歳未満にも人格の偏りを見ることができるのは周知のことである。

近年、児童精神科において問題行動を示す子どもに対して、発達障害を疑う傾向が強いように感じられる。特に、ADHDに関しては、TVや雑誌などでも多く取り上げられるようになったことも影響してか、スクールカウンセラーのみならず、学校の教師や親たちが、落ち着きがない子どもに対して、「ADHDに違いない」と断定することが珍しくない。その結果、児童を専門医に受診させる機会が増えたことが、ADHD児を増やすことに繋がったともいえるのではないだろうか。今日、そのような風潮はすでにないと思われるが、ADHDという名称が一般に浸透され始めた時期に、リタリンという薬がまるで特効薬のように考えられている傾向があった。

本症例は一八歳未満ではあるが、BPD予備軍と称することが妥当であると筆者は考えるが、ここではカーンバーグ*［Kernberg,1967］が提唱した境界性人格構造（borderline personality organization、以下、BPOと略）に位置づけることにした。今日、BPDとBPOが同一の病理と理解される傾向があるが、DSM—ⅣによるBPDの病理の根底をBPOが示しているという立場から検討すると、本症例においても、BPOの特徴である分裂などの原始的防衛機制が病理の根底にあることは否めない。BPDとBPOは共通した基本的な心理特性であると考えられるため、症状としての病理の診断としてはBPDに属するが、基本的なパーソナリティ傾向としてBPOと理解することは可能である。

こうした症例にはどのような治療法が有効であるのか、心理療法的な援助の可能性について論じたい。

カーンバーグ（Otto F. Kernberg）
↓45ページ。

1　症例素材

(1)　症例の概要

症例A：年齢一三歳、中学二年生（治療者の引き継ぎ時点）性別：女子、主訴：対人関係のトラブル（部分対象関係しか取ることができない。周囲をかき回す。対象を操作し巻き込む。同じパターンを繰り返す。強度の見捨てられ不安。不適切な怒り。）不登校、感情不安定性、衝動行為、逸脱行為、自傷行為、うつ状態、暴飲・暴食

①〈経緯〉

中学入学後から不登校を繰り返し、登校した日も教室に入ることができずに、校内適応指導教室に出席していた。Aは級友との人間関係のトラブルが絶えなかった。

中学一年生の七月中旬、Aに対してADHDの疑いを持った前任者（スクールカウンセラー）から医療機関（某大学病院・児童精神科）を紹介された。医療機関においてもADHDの診断を受け服薬を始めた。翌年のX年四月に筆者が引き継ぐ。

《前任者の面接経過》

面接期間：八ヶ月間、面接回数、合計約三三回。面接の頻度、所要時間自由。

Aには「我慢ノート」を記録させ、面接のたびにノートを見るようにしてご褒美シールを貼っていた。また、校内適応指導教室では、毎日メダルシールを貼り、よくできた日に

は金メダル、次が銀、銅とつづき、悪かった日は黒メダルという決まりを作った（ADHDの子どもへの行動療法的アプローチ）。Aは面接中に「先生たちに、ADHDだと知られるのは嫌だ。障害者みたいに見られるのが嫌だ」と訴えていた。前任者が、行ったWISC—Rの結果は、（言語性八六、動作性七五、全検査七九）境界域であった。

②〈治療者への面接依頼〉

前任者の移動に伴い、X年三月に校内適応指導教室の担当教諭から、セラピスト（治療者）にAの面接依頼があった。担当教諭は「Aはひとりの生徒（S）を執拗に追い回し、様々な要求を突きつけて、断られると執拗に攻撃しています。スクールカウンセラーのアドバイス通りにAへの指導は、『友だちになるためには、Sの嫌がることをしてはいけない』ということを繰り返し話してきた。シール作戦、頑張ったことを書いた帳、生徒指導主任の別室作戦など行ってきたが一向に効果がない。Aがいると、周りの子どもたちは逃げていくので、Aはまるで〈ピラニア〉のような存在になっている。Aがいると、他の子どもが来ることができなくなる」とAへの指導の限界を訴えた。

③〈面接経過〉

A面接：週一回、五〇分。X年四月～X＋一年四月、計四〇回
母親面接：月一回、五〇分。X年四月～X＋一年五月、計一五回
（X年六月、約一年間続けた服薬をやめる）
（X年一〇月頃から、外的枠が守れるようになるのと同時に、内的な作業に取り組めるようになる）

（X年一二月頃から、三者関係がとれるようになる。静かに話すようになる）
（X＋一年二月から登校、四月（三年生）から、クラスで授業を受けている）

④〈家族構成〉

父：三五歳。自営業（東アジア人）
母：三五歳。専業主婦（日本人）
弟：二歳

⑤〈生育歴〉

妊娠中の問題は特にない。出生体重は三、五〇〇g、満期産、正常分娩、人工乳。首の座り、はいはい、歩きはじめ、おむつがとれる時期など普通であったが、言葉が出るのは少し遅かった。乳幼児期は同世代の子どもへの興味や関わりが薄く、ひとり遊びが主だった。一歳をすぎた頃から多動傾向があり、他の子どもに怪我をさせるなどのトラブルが絶えず、小学校時代も同じような傾向が続いた。健診での異常は認められなかったが、就寝時間が遅いなどの問題があった。

既往歴：喘息、じん帯損傷（小学六年生時に遭った事故）

⑥〈治療経過〉

Aは医療機関に七ヶ月間通院（月に一〜二回）し、服薬していた。当初、リタリンを処方されたが全く効果がないため、担当医師はAを何とか落ち着かせようと、次々に薬を変更させた。最終的に処方されていた薬は以下の通り。（一度の受診で、一四日分の処方）

・セレネース錠　一・五㎎　朝一錠　夕二錠

・タスモリン錠　一mg　朝一錠　夕一錠
・リーマス錠　一〇〇mg　朝一錠　夕二錠

#1〈母親面接〉（X年四月）　Aが二年生に進級したと同時に母親面接を行った。現代的な装いをして現れた若い母親は、さっぱりとした印象を与えるが、細やかなこころづかいは感じられない。彼女からは、娘のAに対する対応で疲れ切っている様子が伝わってきた。

母親はAについて次のように語った。「身長一六九cm、体重一〇〇kg近くで巨漢に近い。服薬を始めてから満腹感がなくなり、一日に六食の日もある。Aは常に話し続ける。人のやっていることが気になって仕方なく、些細なことで興奮し、自分の要求を通すために大声で泣きわめく。どんなに状況が違っても常に同じパターンを繰り返し、喜怒哀楽が短時間で激しく変化する。私も精神的に落ち込むと、カッとなってAに暴力をふるう。わめきちらし要求を通そうとするAを暴力で押さえつけてきた。Aは声が大きく、おしゃべりをすると周りがひどく疲れる。入浴は週に一回くらい。歯磨きもほとんどしない。脱いだ服も脱ぎっぱなし。『ひとりになるのが恐い』と訴えて、一人では寝ない。夫は私が相談すると聞いてはくれるが真剣さがない。仕事中心で家にいないことが多い。Aが原因で夫婦関係が上手くいかない。Aは常に私に干渉している。Aは事件を起こしても何の不思議もないと思う。もう私自身がAと関わるのは限界。助けて欲しい」と訴えた。

暴力で押さえつけてきたという母親自身も気分の変動が激しく、Aと嵐のような関係であることが伺える。母親は相当に緊迫しており、自分も面接を受けたいと述べた。のちに、母親面接を受けたことがAの治療に影響を与えることになる。

第一期　治療者を振り回すA

#1～#10（X年四月～六月）

#1　初対面のAは、予約より四〇分早くに訪れ、当然のように面接室に入ろうとしたため、待合室で待たせた。Aは初対面のセラピストに満面の笑顔で挨拶をし、眼をキラキラと輝かせて話す。セラピストのプライベートな情報を強引に聞き出そうとするため、両者の間に治療の容器が作りづらい。容器を壊そうとするAに破壊者イメージが重なる。Aは前のカウンセラーといかに仲が良かったかと繰り返し話した。Aの外見の印象は、彫りの深い顔立ちで、肌の色は黒く毛深い。恐らく父親の血統が強いのだろう、日本人には見えない。それに対して母親は、淡白な顔立ちで、色白で痩せている。外見的には正反対の親子である。

#2　予約時間の三〇分前（昼休み）に突然面接室のドアを開け、当然のように話始める。「せんせ～」と人懐っこく声をかけ、強引に入ろうとするAを面接室には入れず、待合室で待たせた。Aのこころに生じたセラピストの冷たさに対する怒りが想像できた。（始めての箱庭*）Aは箱庭を見て、「これは子どもがやるものじゃないの？」と言いながら、「犬が好きだから」と、三匹の犬を左やや上に置いた。家を左上に置く。右隣には白い猫、ニワトリ。右中央に池を作る。三羽の白鳥と亀を置く。右側上には、サッカーをし

箱庭療法
　スイスの児童心理療法家カルフ（D.M.Kalff）が、完成させた心理療法。砂箱とミニチュア玩具を使って

ている男の子と女性がいる。ふたりの間にビー玉を置く。白いビー玉の下には池があり、その中に白鳥と亀がいる。白鳥は自ら陸に出ようとしているように見える。右下には、手前に乳母車に乗った男の子がいる。男性が側に立っている。その右には、大きなカエルが池を見ている。《人間よりも大きなカエルはAに見えた》

＃3　一五分早く来室する。スタッフがAを待合室で待たせる。

（箱庭・二回目）左上に池を作る。三羽の白鳥を二組置く。白鳥と白鳥の間に親子のアヒルを二羽置く。池の右上にワニを置く。《白鳥になりたいと願っているAが浮かぶ》ワニの近くに水着姿の女性を置く。箱の中央から右上に六軒の家を置く。警察官、黄色の服を着た男の子、背広を着た男性など七人の男性をそれぞれ家の側に立たせる。右手前に看護師の女性を置く。手前に白い猫。右手前に、（前回置いた）犬を三匹置く。

始めて置いた前回の箱庭と、一週間後に置いた今回の箱庭は、ほとんど同じパーツを使っており、同じ風景を作っているのだが、左右が逆転している。前回の池の位置は右だが今回は左であり、世界を二分し反転させている。これは、空間上に表現されたAを特徴づける変化と同時に、内面的な変化をも表していると考えられた。

席に着くなり、前のカウンセラーとは「三時間話をしたこともある」と、時間に関係なく話を聞いてくれたことを訴えながら、憎しみの表情をセラピストに向けた。

＃4　一〇分早い来室。待合室で待たせる。

（箱庭・三回目）白い家具を使う。左上に鏡台を置き、男性を座らせる。中央に六角形のテーブルを置く。四つの椅子に、男性三人と女性一人を座らせる。右上のベットには、子

自己のイメージ世界を表現する。日本では、スイスのユング研究所に留学した河合隼雄がカルフに学び、一九六五年に紹介、現在では広く普及している療法である。

ども二人と女性が寝ている。右下にあるバスタブには砂（水）がいっぱい入っている。洗剤がひとつのっている。全体に水はない。

「ねぇ、先生、昨日のＴＶ番組何を観た？」「えっ、それも聞いちゃ駄目なの？　うち、先生のこと知りたくて我慢できない。普通、〈仲良し〉ってお互いに何でも知っているよ。うちは何でも話すのに先生はずるい。先生も自分の話をして。うちは聞きたいんだからいいでしょう。ねぇ、誰にも言わないから。前のカウンセラーの先生の初恋の人の名前とか、秘密を沢山知っているよ。ねぇ、先生からうちのお母さんに携帯を買ってあげるように言って。お願い。いいでしょう」Ａは人懐っこい笑顔をセラピストに向けて手を合わせた。

Ａは「誰にも言わない」と言いながら、前カウンセラーから得た個人情報を詳しく話そうとした。Ａの巻き込む力は、通常の状態を超えていると思われた。対人関係における、このような巻き込む力の強さは、ＢＰＤのクライエントに特徴的である。

こうした点から、Ａは「ＢＰＤの中学生」ではないかと考えられた。これまでのカウンセラーや医療機関による「ＡＤＨＤ」の診断は誤りだと思われた。

治療関係の中でのこうした経験は、セラピストにとって始めての経験だったこともあり、外的な枠を壊そうとするＡと、いつまでこの攻防が続くのか見当がつかない状態であった。《振り回されまいと、腰を落として土俵際で踏ん張っている力士の姿がイメージされた》

＃５（ＳＣＴ）*「面接中」のプレートを下げているにも関わらず、Ａはノックをした。待つように伝えたが、Ａの前に面接をしていたクライエントが挨拶をして出て行くと同時に、「見て」と声をかけてきたのが五分前であった。多少待てない時間が縮まったと思わ

ＳＣＴ文章完成法
(Sentence Completion Test)
ＳＣＴは、未完成文章を提示して、自由に完成させるという課題を通じ

れた。携帯を持ったAが瞳をキラキラ輝かせ、人懐っこい笑顔を向けながら立っている。「これ、買ってもらったの」と言いながら、強引に入ろうとするが、待つように伝えると素直に待合室に戻る。時間丁度にノックと共に返事を待たずに入り、「見て、超可愛いいでしょう」と勢いよく話し始めた。「ねぇ、先生、携帯持っている？　持っていたらうちとメールしよう。家族いる？　結婚している？　何処に住んでいるの？」と、執拗にプライベートな質問を矢継ぎ早にぶつけてくるAに「一切、答えられない」と伝えると表情が曇る。「前のカウンセラーはね、何でもうちに話してくれたよ。超仲良かった。カウンセラーだから教えられないっていうなら、前の先生は何でうちに教えてくれたの？」とAはいくぶん怒りで興奮した声になった。

しかし、SCTを提案すると、「書くのが好きだから」とすんなりと受けた。名前と学校名は素早く書く。時計を気にしながら真剣な表情で書く。持続力がないと聞いていたが、辛抱強く書き続けている。「親はね、欲しいものは何でも買ってくれるから、お金はあると思う」お母さんは〈やさしい〉と書いてある。携帯電話を買ってくれたことが影響している様子である。「来週の予約を入れさせてください」と礼儀正しく言う。一ヶ月先まで多少強引に予約を入れたあと挨拶をして笑顔で帰る。

SCTでは、美人になっていい彼氏が欲しいというA。三回目の箱庭作品と、SCTに共通性が見られた。どちらも平和を強調させた外的（意識的）なものと考えられる。Aの攻撃性が裏側に隠されていると感じられた。

＃6（対人関係のトラブル）（過食）（セラピストへの操作）Aは日常的に対人関係のト

て、被検者の特性を知るという心理検査である。被検者の外的および内的状況を具体的に把握できるテストとして、有効性が認められている。

SCTの正確な翻訳である「文章完成（法）テスト」の「テスト」を省略した形として単に「文章完成法」と呼称する慣例があり、「文章完成法」ということばは課題の形式を示すことも、テストそのものを示すこともある。『心理臨床大事典』では、課題の形式をいう場合に「文章完成法」、パーソナリティその他の査定を目的としたテストを示す場合は「SCT」という呼称で、おおまかに区別して用いることにしている。

ラブルを起こしていた。「大勢集まって来て、文句を言われた。Sさんだけでいい。他の友だちはいらない。薬を飲んでから頻繁に頭痛がするようになった。気持ちがザワザワしてイライラする。薬は全然効いてない。薬を飲むようになってからすごく食べている。食べても食べても満足しない。一回にお茶碗六杯くらい食べなきゃ満足しない。でもすぐお腹が空く。小さいときは全然食べなくてガリガリに痩せていたのに。学校に行きたくない。学校に行くと〈ブス、デブ〉と男子にも女子にも虐められるから。先生から市の適応指導教室にうちを入れるように言って。お願い」

Aが語るとおり、異常な食欲は薬の影響もあると考えられた。Aはこの時期、セラピストから市の適応指導教室に入れるように口添えして欲しいと訴え続けた。こうした点もAの操作的な特徴のひとつと思われた。

＃3〈母親面接〉「Aは一週間くらい薬を飲んでいないけど全く変わらない。薬を見るだけでイライラすると言う。友だちともめると必ず家で荒れる。病院の先生からは、Aの性格は変わらないといわれた。最初はリタリンを二週間分出されて、その次からはセレネース錠が出された。異常な恐がりで、寝るときもしつこく『鍵ロックした?』と聞いてくる。Aは嫌なことがあると全てが嫌になる。私、この一ヶ月間先生に会わない間、早く会いたくて」

こうした母親のセラピストへの傾倒や依存は、今後のAの治療に影響を与えていくことになる。

＃7～＃8（自傷行為）（セラピストへの操作）（理想化と価値下げ）面接が始まり二ヶ

月近く経つと、Aは左手首や指をカッターナイフで切るなどの自傷行為を始めた。「学校に行きたくない。整形手術をしたい」などと訴え始めた。「前のカウンセラーの先生、手紙くれるって言っていたのに、あんなに仲良くしていたのに、三ヶ月経っても返事をくれないんだよ。ムカツク。嘘つき。裏切られた。絶対に手紙をくれるって約束したのに。最低なヤツ」とAは急に前任者への非難攻撃を始めた。

外的な枠を壊そうとし、セラピストを振り回そうとする特徴と、親密な態度をとるか、攻撃的かのAの特徴が出ている。前カウンセラーを〈いい人〉と理想化していたAが、手紙が来なかったことで〈見捨てられた〉と感じ、一転して裏切られたと怒りをあらわにしている。Aには理想化と見下ししかなく常に交互に表れる。このような「極端な見捨てられ不安」も、BPDの問題に苦しむ人の特徴である。

Aは一週間前に見た恐い夢を語った。

〈夢〉仲良くしてくれた人に裏切られてだまされた。友だち三人からもらった手紙に「死ね、死ね」といっぱい書いてあった。

Aは「この夢を見てから、恐くて外出もできない」と語った。セラピストには現実に起こり得る出来事に感じられたが、恐らくA自身も、こころの世界の体験にとどまらず、日常に起こる不安を感じているのだと思われた。

＃9（箱庭・四回目）左上に車を三台置く。車は左上方面に逃げている。右端下に大きな戦車。戦車の手前に馬とカウボーイがいる。カウボーイはピストルを向けている。兵士がひとり戦車に乗って人にめがけて打っている。上方には馬に乗った兵士。馬を挟んで兵士二人が市民を鉄砲で狙っている。戦車の前には、首のない男性の胴体が倒れている。首から切られた顔は、胴体の側に捨てられている。上方に男性が倒れている。男性二人が背中を向けて逃げている。女性と男の子が両手をあげて降参している。その近くに男性が女性をかばうように抱き抱えている。小さな女の子が側に立っている。中央下に男性が倒れている。光るビー玉と石をふりまきながら、Aは「あぁ、なんか面白い」と言う。

一〜三回までの箱庭と逆転した世界。武器のない相手に攻撃している兵士たち。前回の平和な箱庭から、一転して暴力の世界に変わった。親和性から攻撃性に裏返っている。前回は意識的世界に近く、今回は内的世界に近いとも思われた。こうした特徴的な変化は、ADHDの箱庭の変化とは異なっている。ADHDの子どもの箱庭は徐々に変化をするが、BPOの子どもの箱庭は裏返るように急激に逆転して変化するのがわかる。

Aは同級生とのトラブルを話すたびに、「絶対向こうが悪い」と訴え、「でもSさんがいるから大丈夫。うちはSさんがすごく好き」と語る。一対一の密接な関係にしがみつくAの対人関係の特徴が表れている。

この時期から、Aは面接中に度々沈黙をするようになってきた。「入院中、お母さんは毎日お見舞いに来てくれたけど寂しかった」と、交通事故に遭ったときの不安や寂しさなどを語った。

♯4〈母親面接〉（X年六月、服用を減らす）「セレネース錠を夜二錠飲ませていますけど、あとは飲ませていない。私の勝手な判断です。病院では、私が一緒にいる部屋で、先生がAに「学校どう?」と聞くだけだった。人間関係が上手くいって欲しい。小さいときから本を読んでいても終わりがないから、最後はいつもAを叩いていました」Aがまだ幼少の頃、夫の兄妹が近くに住んでいた。Aにベタベタして「とても嫌だった」とと話した。母親は夫の国の人間が嫌だという。

〈校内適応指導教室担当教諭〉

コンサルテーション「Aの被害妄想というか、外敵だらけ。悪口を言われると全身で怒りと憎しみを訴えてくる半面、言われたことと同じことをAは人にいう。独占欲が異常に強い。常に一対一を求めてくる。教師が自分以外の生徒と関わるのを嫌がる。手とり足とり面倒見てくれる先生が好き。好きか嫌いか、その差が激しい」

♯10（六月、薬の服用をやめる）（テストを受ける）「最後までテストに取り組めた。先生のおかげだよ。イライラしなかった。今までは、テスト勉強って一度もしたことがなかったの。でも今回は二週間前からやった。こんなに頑張ったのは生まれて始めて。お母さんにいわないでよ。お母さんにいったら、音楽聴きながらやっているから『いいえ、うちの子はやっていませんよ』って言うよ絶対。うちのお母さんの場合、私のことを大げさに悪く話す人だから。病院の先生にいつもそうだった。私の目の前で私の悪口を一生懸命に言ってさ。きっと裏じゃもっと悪口いっているよ。お母さんは信用できない」と母親への不信感を話したが、一瞬に表情が変わり、眼を輝かせて「聞いて！　聞いて！　全然薬を飲んでなくてね、調子がすごくいい。今はね、あんまり食べなくなったの。一人前で間に合うようになったの」と全身で喜びを表した。

♯5〈母親面接〉「Aは、薬を飲んでいるときの方がイライラしていた。今は少し我慢するようになって、落ち着きが出てきたような気がします」

第二期　不安定で操作的な対人関係

＃11～＃21（X年七月～九月）

＃11「お父さんはムカつくんだよ。こころのなかで、〈超くそジジー、死ねっ〉って思っているの。X子ってヤバイの。彼氏もいないのにいるって嘘ばかりつくの。学校で煙草吸っている人いっぱいいるよ」

異性と喫煙への強い興味が表出し始めたAが、やがてそれらに依存していく姿がイメージされた。

＃6〈母親面接〉（脅迫メール）（衝動的行為）〈殺してやる。消え失せろ。悪魔の使い〉〈四八時間後にお前を殺しにいく〉などの脅迫メールが非通知でAに送信された。Aが親友と思っているSが犯人だった。「Aが、〈ぎゃ～ぎゃ～〉興奮して、『警察に電話してやる、訴えてやる』といって本当に警察に電話して、夜一〇時過ぎに相手の家に怒鳴り込みに行った。しつこくチャイムを鳴らして相手の両親を呼びだした。相手のお父さんも、『Aのせいでおかしくなる』と私に言っている。AはS五分おきにSさんに電話をかけて、メールを送ってもすぐ返事がこないと、直接自宅に行ってしつこくチャイムを鳴らしていたようです。何をしているか知りたがるのが異常。突き放して施設でも入れた方がいいのかなと思う。私たちもおかしくなりそうで。正直いうと、あの子がいなくなったら嬉しい」母親は何処か他人事のように、相手方と同じ被害者の立場で話をしているように感じられる。

＃12（Sさんと縁を切った）「先週面接が終わってから脅迫メールがきたの。先生にすぐに言いに行こうと思ったのに、お母さんに『もういないよ。行っちゃ駄目だよ』と言われて。先生のところに来れないからすごく怖かった。本当に殺されるかと思った。まさか、Sさんが犯人だなんて夢にも思わなかった。うち、わめき散らして、近所中に聞こえるように『出てこい』って叫んだ。Sさん超ムカツク。うちね、出会い系メールで友だちができたの。超仲良くなった。Sさんとは縁を切った。信じていたのに、すごく仲良くしていたのに裏切られた。本当は始めからSさんのこと好きじゃなかった。友だちをやめたかったけど、向こうが寄ってくるからやめられなかった」

＃7に話したAの夢が現実になった。すごく好きといっていたSを、始めから好きじゃなかったと語るAからは、前カウンセラーとの関係と同じように、理想化と見下しの両極端を行き来する特徴が表れている。Aの外的な行動に表れる衝動性や、怒りの激しさは、やはりADHDのものとは異質なものだと考えられる。

＃13　警察にまで電話をし、相手宅に怒鳴り込みに行ったAが、わずか一週間で縁を切った相手のSと再度つき合いだした。Aの反転の早さを物語っている。「ねぇ、お母さんに絶対にいわない？　Sさんとメールしているの。たまに会っているの」と眼を輝かせて話した。

＃7〈母親面接〉「絶対に私はAに勝てない。最後はいつもAの思い通り。本当にこの子が良くなったとしたら奇跡ですよね。でも少しでも変わってくれたら…。前は一生変わらないと思って絶望的だった。この世からAにいなくなって欲しかった」

＃14～＃15（自傷行為）（毛深さを気にする）（髪の毛を染める）「あんまり食べていないから五～六kg痩せた。昨日お父さんと喧嘩して死のうと思ったの。部屋にある針金で手を切った。お父さんがいるときに薬を飲もうと思ったけど止めた。どうせ死ねないし、死ぬ勇気もないし」と語った直後に、目を輝かせ生き生きとした表情で、大量殺人の映画の内容を「超恐いの」と詳しく説明した。Aの「死にたい」という鬱的な症状と、殺人の場面を楽しそうに語るAの残虐性が印象的である。Aの全体の雰囲気は明るい印象になってきたが、反社会的な方向へ動き出したように感じられた。

＃16（化粧をするA）（父親に「殺す」といわれる）

部屋中ピンク色のAの部屋を写した写メールをセラピストに見せた。「お父さんは昔、棒で殴ってきたの。前はお母さんにも棒で殴られた。最近お母さんは叩かなくなったけど、お父さんは今も殴ってくる。身体中蹴ってくる。『本当に殺すぞ』っていわれたこともあるの。殺すといわれたら傷つくよね。親のいいところはお金をくれるところだけ」

Aの両親に対する強い怒りは、五月に施行したSCT検査の父親、母親像とはかけ離れている。Aの話を聴きながら、セラピストのこころの中のクライエントの大人への怒りも動いた。些細なことを大げさに説教する母親に、子どものセラピストがこころの中で「うるさい」と叫んでいる。

＃8〈母親面接〉「夏休みに久しぶりに会った親戚から、Aが以前と変わって落ち着いていたのでビックリされた。最近Aは、『もうパパに頭にきた。あぁ、早くカウンセリングに行きたい』と言う。先生に会いたがる。薬を飲んでいた頃は、とにかくうるさかった。

二学期になったあたりから、〈ＡＤＨＤ〉といわれて、人目が気になるようになった。たぶん、あの子だったら親でもやられる（殺される）と思う。そのうちに爆発するんじゃないかな。私がカッとなってやった（殺す）ら怖いなと思うことが何度もありました。Ａが病気や事故で死んでくれないかなと思う。本当はずっとそう思ってきた。あの子が本当に治るとはとても思えない」

＃17「本当はね、今の先生（現・スクールカウンセラー）とも内緒でメールをしていたの。でも、その先生は他の友だちともメールをやっていたんだよ。超ムカツク」

Ａの話を聴きながら、母親が面接を受けていることが、〈ムカツク〉というセラピストへの非難だと感じられた。

＃18〜＃19　Ａは彼氏もいないのに「いる」と嘘ばかりいう友だちが気になって仕方がない様子であった。Ａは「男は嫌だ」と言うが、異性への興味の強さが感じられた。

＃20〜＃21　Ａはまるで中毒患者のようにメールに依存している。Ａは、悩みがあるＳさんの面接をして欲しいと訴えたが、Ａとの関係を守るためにＡの友だちの面接は受けないと伝える。Ａは「ここに来ると気持ちが楽になるの」と語る。

＃９〈母親面接〉「Ａは〈気持ちをわかってくれるのは先生だけだ〉って言っています」

第三期　外的枠を守るＡ

＃22〜＃40（Ｘ年一〇月〜Ｘ＋一年四月）

＃22　Ａは時間より早く待合室で待ち、時間ちょうどにノックをするようになった。セラピストを巻き込むことが少なくなる。Aは「人に会うのが恐い」と繰り返し訴えた。時間丁度に挨拶をして帰るようになった。

＃23（家出・覚醒剤願望）「二年生になって、先生（セラピスト）に面接を受けるようになったら、学校の先生たちもお母さんも急に変わって、『学校に無理に行かなくてもい い』って言い出した。辛かったときに誰もわかってくれなかったのに。一年生のときの方が今よりずっと虐めがすごくて辛かったのに。何で、一年生のときにそうしてくれなかったんだろう。いつも保健室に逃げていた。仮病を使うと、保健室の先生もわかってくれなくて、『熱がないから』って帰された。あ、覚醒剤って絶対に痩せるんだって。友だちが教えてくれたの。一回はやってみたいなと思って。やってみようかな」

セラピストよりAへの会話‥「虐める人を変えることはできないけれど、自分が変わることはできるかもしれない。虐められない自分になれる可能性があるかもしれない。今よりも生きやすくなれたら、外形も自然に変わっていくのではないか。覚醒剤じゃ変われない。それは可能性とは逆の絶望への道ではないだろうか」

Aは深刻な表情になり、「うん。うん。うち変わりたい。本当に覚醒剤じゃない方法で変われるかな。いじめられるのはもう嫌だ」

＃24（喫煙を始める）Aは面接時間に五分遅れたことをとても気にしている。「誰にも言わないでね。煙草を吸ったら、それまでの嫌なことが全部忘れられたんだよ。顔も身体も整形したい。性格も変えたい。そんな感じ」終了時間の三〇秒前に席を立ち、「ありがとうございました」と挨拶をし、時間丁度にドアを開き「さようなら。来週もよろしくお願いします」と挨拶をして帰る。Aは他のどのクライエントよりも時間枠を正確に守れるようになった。面接枠に関して、あえてAには厳しくしてきた。Aにとっての外的なセラピストは、氷でできた冷たい白い鬼だったのではないかと思われる。

#25（父親を殺したい）「お母さんがここに来るのが嫌なんです。お母さんが来ないようにしてください。前に精神科に行ったときに、お母さんが大げさに言いすぎて薬を飲みすぎたんです。お母さんがここに来ているのは、本当に月に一回だけですか。お母さんは嘘つきで信用できないから、いつも友だちの家に行くといって出かけていたから、本当はこっそりここに来ているのかと思っていたの。でも、本当に一ヶ月に一回だけならいいや。私と回数が違うし」と母親面接が嫌であることを直接セラピストに訴えた。「私ね、お父さんを殺したい。蜂を足で踏むとするでしょう。死んだと思っても動いたらって思うのと同じでね、お父さんは身体も大きいし力も強いから、刺したとしても逆に私が殺される気がするの。それに、本当に殺せたとしても、警察に捕まって刑務所に入るのも恐いし。でも、本気で殺したい」と父親への殺意も語った。

#10〈母親面接〉Aは寝るときのおしゃべりが減り、ひとりで寝るようになったと語る。

#26（リストカットと喫煙）「針金をはがして尖らせて切ったの」とジャンバーをめくり、腕をセラピストに見せた。無数に切った跡がある。「四〇個所切った。お父さんと喧嘩したとき『あいつ殺してやる』と思いながら切ったら楽になった。あと、誰もいないところで煙草を吸ったら嫌なことが忘れられて楽になった。早く中学校を卒業して家を出たい。施設でもいいから入りたい。今はリストカットと煙草の両方で生きているの」

＃27～＃29〈リストカット〉〈自殺念慮〉三〇秒前にノックをするが、Aはセラピストが返事をするまでドアを開けずに廊下で待つ。「また、暴れたくなって切っちゃった」〈沈黙〉「あのね、こころがモヤモヤしてきて、『私は何のために生きているんだろう』って思うようになった。本当の友だちなんていないし。生きていても意味ないと思うし。本当に死にたい。生きるためにリストカットをいっぱいやりそう」

下を向いたまま話す切実な表情のAは、初回の頃の世間話しに終始した不自然な感じとは対極にあると思われた。当初のAのエネルギッシュさは健康なものではなかった。

＃30　二分遅れたことを「遅れてしまってすみません」と静かな笑顔で挨拶をした。この回は、外的環境が守られず、周辺の建物工事の騒音で声が聞きとりにくかったが、Aは気にするふうもなく切実に話をした。「たぶん、私病気じゃないですか?病気ですよね。こういうこと〈リストカット〉しているんだから」Aは再度Sと縁を切ったと語る。「Sの性格が嫌いだから本当に縁を切った。私のことを苦しめて虐めてきたやつらとSを殺したい。思い出すと身体が凍るのと、怒りで身体が熱くなるのが交代になるの」

寒さと熱さが交互に入れ替わるのは、BPDのひとつの身体感覚とも思えた。「あ、長くなってすみません。〈一分時間がのびる〉来週は、いつもどおりにいつもの時間ですよね」と丁寧に挨拶をして帰るAは、これまでの彼女とはまるで別人のように見えた。

＃31～＃33　Aは静かに話すようになった。「前はここに来ると気持ちが楽になったのに、今はここに来ると苦しい。お母さんも殺したい。本当は前から二人とも殺したかった」〈沈黙〉「手首を切ると落ち着くの。自分の血を見ると、もうひとりの自分が相手を切っている感じがする。嫌なことが薄らいでいく。ひとりぼっちで底が見えない真っ暗の中に落ちていくの」と語る。

♯34〜♯38（再登校）年が明け、三学期から登校を始めたAは、「リストカットもやめちゃった。『死にたい』という気持ちもなくなったの。変わったなって思って。一ヶ月くらいで友だちもいっぱいできた」と語る。

♯12〈母親面接〉「Aから『小さいときからパパやママに棒で殴られて、無理やり学校に行かせられたのに、先生と出会ってからコロッと変わるなんておかしい。殴ったのを悪いと思うでしょう。ママが優しくしてくれたら、Aも優しくなれるんだよ』と言われました。わめき散らすこともなくなってきました」

♯39　三月の雪の日、絵に描いたような非行少女ルックで現れたAは、まゆ毛を剃り落とし、茶髪に厚化粧をしていた。Aは一分早くにノックをして一度部屋に入るが、壁時計を見て「あっ、ちょっと早かったかな」と言い、もう一度廊下に出て時間丁度に再入室した。Aは「学校に行っているし、お母さんにはここに来て欲しくない」と再度訴えたが、セラピストは母親面接を打ち切ることができなかった。

Aは三年生になり、毎日学校に登校し、クラスで授業を受けるようになった。

♯13〜♯15〈母親面接〉「私自身が、すごく楽になってきました。Aは落ち着いてきた。しつこく話すことがなくなり、用件がなければ部屋に行くようになった。Aはこの一ヶ月近くで、一〇kg近くも痩せた。ちょっと前まで私も一緒に気が狂っていたので、今は前までが嘘のようです」

Aから電話が入る。「次の面接まで空き過ぎるので、どうしても早めに予約をいれさせてもらいたいんですけど駄目ですか」という。言葉使いが別人のように丁寧になった。

＃40　終了「お久しぶりです。毎日登校して教室に入っています。男の子の友だちが四〇人くらいできたの。四月の始業式から、ずっと教室に行っている。毎日が楽しい」と話すAが夢を見たと語る。

〈夢〉友だちの親が死んだ夢を見たら、うちの親が一四日後になくなるという夢の中で、友だちの親が死んだ。

「すごく嬉しかった。本当に亡くなってくれれば嬉しい。とにかく両親に死んで欲しい」

Aへの面接は、Aの申し出により四〇回で一旦終了となった。主訴の解消は達成されたと判断できるが、BPOの中核的な病理は解決されていない。喫煙や異性への依存の他に、家出や援助交際などの新たな形の問題行動が、面接終了後に出現し始めた。面接が終了になった背景には、セラピストが母親面接を中断できなかったことが関係していたと考えられる。面接を終了した二ヶ月後に、Aから「お母さんの面接をやめてくれるなら、また面接を受けに来たい」との要望があり、母親面接をやめることにした。最後の面接から三ヶ月後にAの面接が再開された。

2 考察

(1) BPD理論の要約

BPDに関する文献は膨大であるが、BPD治療に最も貢献したのは、カーンバーグ*（Kernberg）とマスターソン*（Masterson）及びアドラー*（Adler）であろう。近年ここにハーマン*（Herman）が加わった。カーンバーグ、マスターソンらの理論は葛藤モデル、アドラーは欠損モデル、ハーマンは外傷モデルといわれる。葛藤モデルは患者の内部に病因を想定しており、欠損モデル、外傷モデルは環境要因を病因として重視する。

カーンバーグ［1996／1984］は、クライン［Klein, 1945］の乳幼児の発達理論に基づく対象関係論を取り入れ、よい自己と、悪い自己を分割し、分裂することを境界例の防衛機制として捉えた。本事例のAの内界における関係性のパターンに焦点を当てると、対象関係論的な理解が可能である。Aはひとりで寝ることができず、母親にしつこくつきまとっていたが、これは依存的な自己と愛情を与えてくれる対象の表象であり、一方、両親の暴力によって押さえつけられていた恐怖の情動からなる屈従的な自己と権威的な対象の組み合わせ、また、Aの支配的な激しい怒りの情動の自己と、従属的な対象の組み合わせなどが、Aの内界に存在し、日常生活での対人関係に影響を与えていたと見ることができる。

こうした自己と対象の組み合わせは、対極にある組み合わせに急激に変化した。愛情で結

カーンバーグ(Otto F. Kernberg)
→45ページ。

マスターソン (James F. Masterson)
→57ページ。

アドラー (Gerald Ader)
→60ページ。

ハーマン(Judith Lewis Herman)
一九四二〜。アメリカの精神科医。ハーヴァード大学医学部精神科臨床準教授。マサチューセッツ洲ケンブリッジ病院VOV（暴力被害者）プログラム訓練主任。トラウマ、PTSD治療研究の第一人者的存在。

びつけられたといえるほどの親密な対象との関係が、一変して不信と恐怖で結びつけられた対象との関係に反転する。また、対象であったはずの表象が、突然に自己表象に裏返る。たとえば、友人に裏切られ、傷ついた被害者であったAが、急激に激しい怒りで攻撃的になり、迫害者の表象になっていた、などである。自己と対象の組み合わせは常に対極をなしてAの内界に存在していたと考えられる。

マスターソン［1972／1980］は、マーラー*［Mahler,1975］の分離個体化説を取り入れ、境界例の理解にふたつの組み合わせを仮定した。分離しようとする子どもを妨げる対象（母親）と、面倒をみてもらいたいという子どもとしての自己の組み合わせと、分離の動きを子どもが示したときに、見放してしまう対象（母親）と、見放された価値のない自己の組み合わせである。この組み合わせを結びつけているのが、「見捨てられ抑うつ」であるとしている。Aの内界においても、常に空虚感、絶望、孤立感、死にたい気持ちや、殺意を感じるほどの激しい怒りなどがあり、マスターソンが主張する「見捨てられ抑うつ」が、自己と対象を結びつけていると理解することも可能である。

アドラー［1985］は、境界例患者は、外的な対象がいなければ、内界に対象を想起することができないために、退行が起こり、見捨てられ抑うつや、しがみつきが出現するとしている。カーンバーグのいう、よい自己と、悪い自己とを分裂することが可能であるということは、すでに良い自己が内在化されていることになると考える。アドラーは患者の中の中核的な病理を「孤独」と捉え、この孤独が強まったときの自己消滅の不安を重視している。事例のAの内界には、抱えてくれる母親が存在しておらず、外界に存在する母親に

マーラー（Margaret S. Mahler）
↓55ページ。

しがみつくことでしか、孤独から逃避することができなかったと考えられる。

以上のように、いずれの理論にもAの内界の状態が当てはまると思えるが、病因論を考えると、本事例の心理療法過程から、心的外傷体験が病因の根底にあると考えられた。

ハーマン［1992］は、近年BPD患者には心的外傷の体験が高率で存在することが明らかになってきていると述べている。ハーマンは複雑性外傷後症候群（Complex Post-traumatic Stress Disorder）としてBPDを概念化した。ただし、ハーマンの外傷説の中核である患者の語る外傷体験がそのまま事実としてよいかどうかは問題であり、それが空想や歪曲された話しである可能性がある、という指摘もある。しかし、現在ではBPD病因の一つに外傷があることは一般にも認知されてきているという［成田ほか、2003］。

母親は表向きにはAの面倒を見ているため、虐待ケースであることが見事に隠されていた。学校関係者らは、Aの欲しがる物を何でも買え与えている両親に、「甘やかしすぎた結果ではないか」と、忠告していた程である。甘やかすという関係は、虐待を隠せてはいても、アドラーのいう、境界例者と親との関係は、無視と甘やかしが交互にあるという考えに当てはまる。Aの扱いに常に頭を悩ませ、被害者になっていた母親であるが、Aを虐待していたことは、母親面接からも明らかである。Aは表現が大きく演技的で、巻き込む力が強い。そのAが語る両親から受けた暴力の話だけでは、ハーマンによって指摘されているように、空想や歪曲された話ではないか、という疑いも生じる。母親と治療者が繋がることが、Aの面接に有害に働いていたことは事実であるが、もしも、母親面接を行っていなければ、虐待が背景にあることに確信は持てなかったであろう。本事例はハーマンの主張する複雑性外傷後症候群としてのＢＰＯに当てはまると考えられる。

(2) 事例の理解

本事例では、一三歳から一四歳にかけてのＡを児童思春期境界例として治療した。治療プロセスの中では、時間枠を厳守することが難しく、またＳさんに対する激しい対人葛藤など、派手な境界例的特徴が出現していたが、特に注目されたのは、親子間の深い溝であった。＃5では、欲しい物を買ってくれる人としての親が語られ、ＳＣＴでは、母は優しいと記された。しかし、＃8で境界例的病理を現す夢が出現した後の＃9では、今までの躁的態度とは打って変わって、初めて沈黙が現れる。その沈黙ののち、かつての交通事故での入院のエピソードが語られ、「お母さんが毎日お見舞いに来てくれたけど寂しかった」と、寂しさの感情が表現された。母親は物理的には存在していても、心的には存在しないのであり、母親としての機能不全に陥っていると考えられた。母親はＡのこころの世界に住めないでいるのであろう。＃10からは母親への不信感が表れ、＃11では、父親に対して、「死ね」と語る。＃14、15では、父親と争って死のうと思うと語った。＃16では、＃5と同様、お金をくれる親は良い親と語り、＃25では、父親と争い、「あいつ殺してやる」とリストカットをした。＃27、29では、「私は何のために生きているんだろう。本当の友人なんていない。生きていても意味ないと思うし、本当に死にたい。生きるためにリストカットをいっぱいやりそう。」と空虚感、無力感が語られる。＃30、31では、「前はここに来ると、気持ちが楽になったのに、今はここに来ると苦しい。」「母も殺したい、二人とも殺したい。」と訴えた。#40では、友人の親の死の夢が出現したら、一四日後に自分の親が死ぬという夢を語り、「嬉しい。本当に死んで欲しい。」と述べた。夢の中で両親が死ぬというところで面接は終了した。

母親面接でのAと母親に関する情報は、#1では、Aは「ひとりになるのが怖い」と訴えて、ひとりでは寝ない。常に私に干渉し、わめいて要求を通そうとするAを暴力で押さえつけてきた。#3では、Aは異常な怖がり。寝る時も「鍵ノックした?」と聞く。#4では、小さいときから、本を読んでいても終わりがないから、最後はいつもAを叩いていた。#6では、施設にでも入れた方がいいのかなと思う。正直言うと、あの子がいなくなって欲しかった。#8では、Aが病気や事故で死んでくれないかな、と思う。#10では、Aはひとりで寝るようになる。#12では、「小さいときから、両親がAを棒で殴って無理やり学校に行かせていた。それは悪いことだ。」とAが母親に言った、等である。Aの母親は機能しない母(BPD的な母)であり、AのホールディングにA失敗している。「Aが死んで欲しい。いなくなって欲しい」と願う母親に対し、Aは不当に扱われていると感じ、また自分は理解されていないと感じ、激しい怒りと攻撃性を両親に向ける。やがて面接が進むと無力感、空虚感が顕在化し、抑うつに沈むようになる。Aの無力感、空虚感は対象(母親)への信頼感の欠如に根ざすものであろう。

セラピストが面接の枠組みを守り、Aの怒りを扱いながら面接を進めた結果、彼女は徐々に変化を始めた。常にセラピストを自分の世界に巻き込もうとしていたAが、面接中に度々沈黙し、自分自身のこころの世界に向き合うようになっていった。しかしながら、Aの癒しは、一直線で進むことはなかった。面接開始から七ヶ月後には、Aは「自殺をしたい」という気持ちが強くなり、「両親を殺したい」とも訴えた。自傷行為や、喫煙も始めた。このことはBPOの場合に限らず、こころが癒されるためには、傷つき直す必要があるということの表出でもある。しかし、新しい傷つきはかつての傷つきとは異なり、セラピストとのこころの関係に守られて行われる。この守りがある故に、新たな傷は単なる問題行動に終わらない。セラピストとクライエントとの両者の間に生じた容器にやがて収容され、両者の心的体験となり、「生き直し」の作業につながっていく。つまり、新たな問題行動とみえる行為は、治療プロセスに必須のものと捉えられるのである。このプロセスを展開するためには、治療者（セラピスト）の存在が決定的ともいえる意味を持つことは言うまでもないだろう。

面接開始から一〇ヶ月後の中学二年生の二月には、このように激しいAの行動化も収まり、死にたい気持ちが消えていった。親密な一対一の対象関係しか持てなかったAが、複数の友人と対人関係が持てるようになったのも大きな変化である。極端な肥満も解消し、自分のクラスに毎日登校できるようになったところで、面接は一旦終了した。終了の背景には、セラピストが母親面接を続けていたことが関係していたと考えられた。スーパーヴァイザーからは、面接開始当初こそ、回数を少なくして、母親面接を受けてもよいという指導を受けていたが、ADHDの診断は誤りであり、人格障害レベルの様相が明らかになってからは、再三に渡って、母親面接を中断するようにとの指摘を受けていた。筆者が勤務する公的機関に、母親面接を担当する者が他にいなかった事情があったにせよ、Aが何度か「母親面接をやめて欲しい」と訴えていたにも関わらず、セラピストは母親面接を切り捨てることができなかった。「自分だけのセラピストでいて欲しい、というAの願いを、セラピストとしてどれだけ理解していたのか？」という批判を受けても当然である。Aとの治療関係においては、枠を厳守していたにも関わらず、セラピストが母親面接を切り捨てることができなかった要因については、母親とセラピストとの間に起きていた現象を考えなければならない。母親面接では、コンサルテーションの様相を装いながらも、セラピスト自身が、BPD的な母親の陽性転移ともいえる無意識的な強い力に巻き込まれていたのではないかと考えられる。母親は意識しないまま、Aとセラピストの外的、内的の枠を破壊する方向に仕向けていったともいえる。Aは登校を始めた段階でも、何かに依存する症状は続いていた。たとえ、当初の主訴の解消は達成されていても、それはAが本当の意味で自分自身を生きられない表れであり、何かに融合していないと生きていけない状態は、セラピーがまだ半分もいっていない段階だったと考えられる。子どもが人格障害者のレベルの場合、同一治療者が母親面接を行ってはならないことはすでにいわれていることであるが、本事例においても明白である。本報告は、BPOの第一段階の事例であり、第二段階は今後の課題である。母親面接が本事例に与えた影響や意味については、(4)BPOの心理療法で述べる。

(3) ADHDとBPDの鑑別

安藤［2003］は、「人の性格がある年齢から突然に出現するものではないとすれば、成人に至ってＢＰＤと診断される数だけ、児童思春期におけるＢＰＤあるいはＢＰＤ予備軍ともいうべき方が存在すると考えるのが自然である」として、一八歳以下の児童思春期にも境界例の存在を認めている。小学校高学年からＤＳＭ―Ⅳの診断を満たすＢＰＤが存在するのだが、成人に比べると稀なため、ＤＳＭは「成人早期から」といった曖昧な表現をとらざるを得なかったと見ている。

館［1995］は、境界例を取り上げる際、思春期に先立つ潜伏期から、時に幼児期より空虚、無力感、抑うつ気分が確認されることがあるが、むしろ小児期より始まる行動異常として表面化する場合もあると述べ、児童期に境界例が存在すること、それは境界例として認知されるよりも、その症状の一部を取り上げ、「行動化の異常」として見られることがあることを述べている。また、ＢＰＤがヒステリーと混同されやすい点にも触れており、症状や行動は似通っているものの、両者の精神病理に根本的な違いがあるため、アプローチの仕方が異なり、ＢＰＤの治療関係においては、一次対象との関係が再現されると主張している［館、2003］。

安藤［2003］は、ＢＰＤ、ＢＰＯ（ＢＰＯは疾患単位ではなく、診断基準が存在しないのであるが）を含んだ児童期思春期の境界例を以下の五点から理解し診断している。

⑴怒り、寂しさなどの情動の混乱。
⑵激しく強い対人希求性。
⑶分裂、投影同一化などの防衛機制をとることで、不安定化する対人関係。
⑷この結果、さまざまな問題行動や症状が発現。

(5)この性格傾向、存在様式は、治療的介入を含む他者からの介入なしには修正できない。

ＡＤＨＤのＤＳＭ診断は、不注意、受動性、衝動性の存在から行うが、ＢＰＤ、ＢＰＯを基準に持つ安藤の(4)、館の述べた「行動の異常」が、ＡＤＨＤと誤って診断される可能性もあるだろう。

Ａは当初、カウンセラーや医療機関からＡＤＨＤと理解され、精神刺激薬（商品名：リタリン）を服用していたが効果が得られなかった。そのため最終的には、坑精神病薬や坑鬱薬を与えられたが、これらも効果がなく、「ご褒美シールを貼る」などの行動療法的な対応も同様に効果がなかった。セラピストが担当し、面接が始まって三ヶ月後に服用を中止してから、異常に強い食欲が収まったことからも、Ａの肥満には薬の副作用もあったと考えられる。

一般に三歳を過ぎると、全体対象関係をもつことができるようになるといわれているが、Ａの対人関係は、部分対象関係であり、その結果、年齢相応の対人関係をもつことができなかった。すでに触れたように、衝動的行動や、不安定で操作的な対人関係、見捨てられ不安、自傷行為、自殺願望、両親への怒りの強さなどを特徴とする、思春期のＢＰＯだと判断した。

(4)　ＢＰＯの心理療法

すでに記したようにカーンバーグは、現実の環境は重視しておらず、治療技法は、患者の感情表出を提出しつつ、治療者（セラピスト）は中立性を維持し、内的対象関係が転移として出現する陰性転移の解釈が中核となる。一方、マスターソンの治療技法は、行動化に対する限界設定と直面化である。また患者が抑うつを主観的に体験出来てからは、患者の自律への動きを見出し、治療者がそれをともに体験しようとすることが大切だとする。アドラーによると、治療技法としては、治療者が患者に自己対象機能を果たしてやることが必要であるとする。ハーマンの治療では、患者の外傷体験を認めること、外傷体験の記憶を感情を伴って想起し、統合することが必要であるとする。

近年、虐待が背景にある場合に多く生じる障害として、「解離性障害」が挙げられるのはすでに周知のことである。本事例では、治療過程で見られる通り、空想で遊ぶという防衛は使われていないことなどからも、Aが解離性障害ではないことがわかる。Aの病理が解離ではなく、BPOという形で出現したことも、Aと母親の関係を特徴づけていると考えられる。解離よりも、さらに深いレベルでの病理として、BPOという人格障害になったAと母親との関係の根底に流れているものは、「見捨てられ」というよりも、「拒絶」が大きいと感じられた。虐待の加害者である母親自身が、BPD傾向のある女性であったことも、AがBPOになる原因として考えられるが、Aが夫の国の血を引く子どもであったことが、母親にAを拒絶させた側面も否定できないと思われた。Aが胎児の時期にはすでに、無意識領域での対応関係において、母親に拒絶されており、しがみつく関係が始まっていたと推測できる。

BPOの心理療法については、カーンバーグがいう、治療契約を設定することは、Aとの面接過程でも見られるように、筆者の治療理論と類似している。時間を厳守し、緊急な場合を除いては、面接を増やさないことなど、基本的な治療契約であるが、ＢＰＯのクライエントの場合は、こうした基本的なことを守ることが困難である。しかし、本事例では、一分単位といえるほど、徐々に枠組みは守られていった。治療者側も、厳しく時間を守り、面接頻度を変えないこと、予約の変更をしないこと、秘密を厳守すること、支持的な介入はせず、クライエントの日常生活に直接介入することをしない、また緊急の場合の対応はとらず、あくまで面接室内での援助に徹底することなど、カーンバーグの治療理論と一致している。また、治療者の個人的な情報を与えないこと、慣れ合いの関係にならないことなども挙げられる。しかし、無意識状態にある素材を解釈していくという技法は、支持的ではなく中立的な立場でとしながらも、操作的であることは否めない。行動化を転移に変えていくために、治療契約をするというのがカーンバーグの考えであるが、筆者は、行動化を心理療法的な体験に変えていくために、治療契約を行うと考える。

マスターソンは、解釈ではなく、直面化を基本的な治療技法としている。直面化においても、操作的であることに変わりはない。また、マスターソンは、直面化を通して転移に変えていくことの重要性も指摘している。転移に変えることが目的であることは、カーンバーグと共通していることにも注目したい。

解離の代表的な研究者であるパトナム［Putnam, 2001］やクラフトらは、催眠療法などを用い、解離の患者に対して、操作的で積極的な治療を行っているが、ＢＰＯの治療は、解離の治療と異なって当然である（筆者は、解離の治療も操作は排除するべきであると考えるが。）しかし、カーンバーグの解釈や、マスターソンの直面化という治療技法が、操作的な治療関係であることに筆者は違和感を感じるのである。何故ならば、本事例における心理療法過程での体験から、治療者自身のこころを開くことが、第三の領域を布置すると同時に、クライエントのこころのなかの封じ込められた子どもに出会うことに繋がり、操作的ではない治療関係が可能になるからである。こうした関係は、分析心理学に位置づけられる。

ユング派の分析心理学からみたＢＰＤ、ＢＰＯの治療理論は、精神分析とは大きく異なり、病因論や解釈、自己対象機能の形成などの治療モデルをとりわけ重要視しない。ＢＰＤ、ＢＰＯに限らず、心理療法において重視されるのは、「癒しの布置」である。分析心理学では治療者はクライエントを一方的に分析するのではない。クライエントの傷つきに対応する自らの傷つきが癒されるための作業を行うのである。治療者は破壊的なものや、傷つきに向き合い、内なるクライエントに向き合い、自分のこころの動きを抱える。この時、何よりも自然なこころの動きが尊重されなければならない。そうした作業を続けていくと、ある時治療者にこころの治癒が自然発生する。治療者の傷つきが癒されようとするとき、その場に「癒しの布置」が生じるのである［織田、2005］。

筆者の治療は、分析心理学の治療論に基づいている。さらに、その上で治療の焦点としたのは、「封じ込められた子ども」という新たな観点である。この「封じ込められた子ども」とは、目の前に存在する現実のクライエントのことではない。ユング派の分析心理学でいう、「内なる子ども」に位置づけられると考えられるが、原初的な自己（セルフ）は人生の始まりから存在し、この一次的自己は、生得的元型的な潜在力をすべて含むというフォーダムが提唱する仮説とも共通する［Fordham, 1969］。しかし、この超越的な子どもは、生育の過程で、次第に封じ込められていく。封じ込めているものを取り払う作業を援助するのが治療者の役割である。当然のことながら、主体的に取り組むのは、クライエントの意識であり、このクライエントの意識と共同作業を行い、封じ込められた子どもを解放することを目標とする。しかし、精神分析の研究成果を無視するものではない。たとえば、病因やＢＰＤの対応技法などは、治療に組み入れた。治療者（意識領域）がクライエントを理解するのに役立つからである。

筆者は、心理療法過程において、転移を重要視していない。ＢＰＯの患者の治療では、治療者への転移が強く起きるといわれているが、直接的な転移を利用しない心理療法的治療関係は、カーンバーグ、マスターソン、両者との大きな違いである。治療者（セラピスト）、クライエント、両者の間の中間的領域の中で感情体験が行われる。したがって、セッションの中で、治療者がクライエントの怒りを直接的に向けられることもほとんどないのである。つまり、クライエントには、治療者に怒りを向けようとしても向けることができないメカニズムが働いていると捉えることもできる。たとえば、クライエントが、両親や友人を殺したいと、殺意を伴う怒りを心理的に体験することは出来るが、悪い対象を治療者に投影することができないのである。今日まで言われている、転移、逆転移を利用した精神分析的な治療理論から見れば、全くナンセンスな考え方であろう。

織田［1998］は、著書『心理療法の想像力』の中で、分析心理学における心理療法的な容器（Vas）について、「ユングの錬金術研究を出発点にしている容器は、ウィニコットの「抱えること」（holding）やビオンのコンテナ（container）と類似している。しかし分析心理学と精神分析との相違としては、ウィニコットやビオンの理論が母子関係、つまり子どもを抱える母親から生じているのに対して、ユングの容器が錬金術の象徴を用いている点である」と述べている。

さらに織田は、現実の治療者と患者関係が内的な形成にどのような影響を与えるのかという点について次のように論じている。「私たち治療者の仕事は、自己治癒のこころの動きが生じるような仕掛けを作ることであり、これは治療的な対人関係の深まりを通して、錬金術的な容器を形成することである。」また、「容器は生きた器でなければならず、それが治療的な対人関係と想像力によって生じることから、変容の容器は治療者と患者との中間領域に生じると言える。」

筆者の治療は、織田の「中間領域に形成される容器」という概念を基盤としている。この容器が心理療法にとって、不可欠なものであることは、臨床体験から実感を伴って学んでいる。こうした心理療法的な関係は、治療者自身が、自分のこころに開かれていることは当然のことであるが、こころの世界に生きている、かつて封じ込められていた子どもが自由に生きていることが前提となると筆者は考える。分析心理学の「内なる子ども」や「傷ついた子ども」という考え方に位置づけられるが、傷ついた子どもを癒す治療者は、この封じ込められた子どもであり、バラバラになったこころの世界をまとめる指導者も、この封じ込められた子どもである。「封じ込められた子ども」がこころの世界で自由に遊べるようになるためには、充分に大人への怒りの作業を成し遂げていなければならない。特に、BPO者との心理療法的な関係においては、情動としての激しい怒りを体験する、織田のいう「心理化」することが、重要な鍵となるからである。クライエントとの容器が守られ、支えられながら、治療者のこころのなかの子どもの怒りが活動しなければならない。こころの世界の傷ついた子どもの傷を癒せるのは、目の前にいる治療者ではなく、こころの世界に生きている封じ込められた子どもだけであろう。この子どもは、日常の子どもとは大きく異なる。筆者は、誰しも、こころの世界には、この封じ込められた子どもは存在していると考える。けた外れな能力を持つ、こころの世界の唯一の治療者である。この目の前の治療者の役割は、この封じ込められた子どもを解放するお手伝いをすることである。つまり、こころのなかで体験できなかった感情を、容器の中で体験していく作業を援助していくのである。生育の過程で封じ込められた子どもを封じ込めていた物とは、怒りなどの破壊的であるが故に否定されてきた感情である。生きられなかった感情を生き直すという共同作業によって生きた感情となり、こころ全体が変容するためのエネルギー源に変化する。

したがって、目の前のクライエントは、目の前の治療者を直接攻撃することはできない。何故ならば、治療者のこころのなかのかつて封じ込められていた子どもが、クライエントのこころの世界に存在する封じ込められた子ども（治療者であり、指導者である）の援助者であるからである。

（網谷由香利）

引用・参考文献

Adler,G.1985 *Borderline Psychopathology and its Treatment.* Northvale : Jason and Aronson,New york.（近藤三男・成田善弘（訳）1998『境界例と自己対象』金剛出版）

安藤 公 2003「児童思春期における境界性人格障害」『精神療法』第29巻第4号 金剛出版

Devison, G.C. & Neale, J.M. 1982 *Abnormal Psychology.* John Wiley & Sons.（村瀬孝雄（監訳）1998『異常心理学』誠信書房）

Fordham,M.1969 *Children as Individuals.* Hodder&Stoughton,London.

Herman,J.L.1992 *Trauma and Recovery.* Basic Books.New York.（中井久夫（訳）1996 『心的外傷とその回復』みすず書房）

Kernberg,O.F.1967 Borderline Personality Organization. *J Am Psychoanal Assoc,* 15,641-685.

Kernberg,O.F.1976 *Object Relations Theory and Clinical Psychoanalysis.* Jason Aronson,New york.（前田重治（監訳）1983 『対象関係論とその臨床』岩崎学術出版社）

Kernberg,O.F.1984 *Severe Personality Disorders.* Yale University Preso.New Haven.（西園昌久（訳）1996『重症パーソナリティ障害』岩崎学術出版社）

Klein,M.1945 Notes on some schizoid mechanisms.In Klein,M.,Heimann,P. et al（Eds.）, *Developments in Psychoanalysis.* London : Hogarth Press.

Mahler,M.S.1975 *The Psychological Birth of the Human Infant.* New York : Basic Books.（高橋雅士・織田正美・浜畑 紀（訳）1981『乳幼児の心理的誕生』黎明書房）

Masterson,J.F.1972 *Treatment of the Borderline Adlescent.* Wily-Interscience. New York.（成田善弘・笠原 嘉（訳）1978『青年期境界例の治療』金剛出版）

皆川　邦 2004「青年期の危機―境界性パーソナリティ障害の鑑別判断―」『思青医誌』第14巻第1号
成田善弘（編）1997『現代のエスプリ別冊―　人格障害』至文堂
成田善弘ほか 2003「境界性人格障害の個人精神療法―文献の検討から―」『精神療法』　第29巻第4号　金剛出版
織田尚生 1998『心理療法の想像力』誠信書房
織田尚生 2005『心理療法と日本人のこころ』培風館
小此木啓吾・深津千賀子・大野　裕（編）1998『精神医学ハンドブック』　創元社
Putnam,F.W. 2001（中井久夫（訳）『解離』みすず書房）
鈴木　茂 2003『人格の臨床精神病理学―多重人格・ＰＴＳＤ・境界例・統合失調症』　金剛出版
館　直彦 1995『境界例―パーソナリティの病理と治療』　岩崎学術出版
館　直彦 2003「ヒステリー診断の今日的意義―境界性人格障害と診断された女性症例の治療経験から―」『思青医誌』第13巻第1号

第2節　ボーダライン事例の研究（Ⅱ）
――容器の中での腐敗（死）の体験をめぐって（セラピストと腐敗体験を共有したY氏との心理療法過程）

1　はじめに

(1)　自己愛性人格障害事例への分析心理学的理解

自己愛性人格障害の病理も広義には境界例（ボーダーライン）に含めることが出来るであろう。たとえばカンバーグ*［1992］は自己愛パーソナリティ障害を境界人格構造、すなわち原始的防衛機制や原始的対象関係が優勢な人格構造の一亜型にすぎないとしている。自己愛性人格障害の病理とそれに対する心理療法についてはこれまで様々な学派によって論じられてきたが、分析心理学では織田［1986］によって初めて「永遠の少年元型」との関連性を通してその病理が詳細に論究された。織田は「永遠の少年の心理は、社会活動や職業的な適応の困難性、横柄で誇大的な救世主的な態度、この横柄さと関連する共感性の乏しさなどから成り立っている。ところがこれらは、ほとんどそのままＤＳＭ―Ⅲにお

*カーンバーグ（Otto F. Kernberg）
↓45ページ。

ける自己愛性人格障害の診断基準に相当する」と述べている。また織田はヒルマンが「永遠の少年元型」を「少年―老人」という一対をなす元型でとらえようとしていることを手がかりに「心の中の老人を分裂させた永遠の少年は…（中略）…自己愛性格者とかなり共通の心理を有していることがわかる」と結論づけている。

織田［1985］はさらに、その病理の原因について、ノイマンやエディンガーの仮説にならい「乳幼児から幼児期にかけては、自我はその一部が未だ自己に覆われた状態にあり、独立性を確立していない。このような場合、母親元型が一部自己としての役割を果たし、早期の発達段階における自我自己関係は、同時に子供と母親元型との関わりとなる。従って、老人の元型が分裂して永遠の少年が布置すれば、彼が成人した後においても、心理的には自我は一部自己に覆われており、また母親元型の支配をも受けている」と論述している。

織田の以上の研究に続いて渡辺［1988］は精神病理学的理解と心理療法的実践との接点を見いだすべく「枠としての身体」という概念を用いた論究を試みている。

渡辺［1988］の論は境界性人格障害の病理に焦点があてられたものであるが、織田に明らかにされたように自己愛性人格障害の病理が永遠の少年と母親元型とに密接に関係のあることを考慮すれば自己愛性人格障害にも該当する部分が多いものと考えられる。

渡辺［1988］は「人格障害としての境界例の多くに、嗜癖、盗癖、万引き、過食、安易な性行為といった問題が特徴的に認められるのは、彼らの身体性の空虚さと、それを埋め合わせるための外部の『何か』を身体の枠を越えて身体の内に取り入れようとする試みを示しているように思われる」と述べ、境界例の病理は身体の枠性の障害とも言い得るものであり、「そこでは外部の『何か』が簡単に内に取り入れられると同時に、逆に身体の内にあるべきものが安易に外に吐き出されてしまう」と述べている。

そして以上の「取り入れ」と「吐き出し」をめぐる身体性の問題の基底には、普遍的な呑み込み、包含するという本能的な力が布置しており、これはグレートマザー*として象徴化されるものであるとする。このグレートマザーの働きに対して、「取り入れ」と「吐き出し」というベクトル的特殊性を与えるものが現実の母性と父性のあり方に他ならないことを言及している。

(2) 自己愛性人格障害に対する心理療法

それでは、自己愛性人格障害への心理療法ではどのような考慮がなされるべきであろうか。渡辺は境界例の治療で重要なことは、「不用意に外なるものを内に取り入れたり、安易に内なるものを外に吐き出したりせずに『包含する力』を出来る限り制限して、なるべく『切断する力』を発動することが必要である」と述べる。ただし永遠の少年としての境界例の患者においては一方的に『包含する力』が制限され、その力の補給を絶たれると、彼らはグレートマザーの強大な力の助けを一気に喪失して、すさまじい飢えと孤独と空虚感に襲われてしまう。そこで「圧倒的な母性原理としての『包含する』力と発動しない父性原理としての『切断する』力を調停するものとして祖父の存在の重要性に注目して、セ

グレートマザー
太母、もしくは母親元型ともいわれる。ユングは、母親が子供に及ぼす影響を、必ずしも一個人としての母親のみに由来せず、元型的な根拠に基づくものであり、集合的なものであると考えた。グレートマザーは元型的イメージとして、はぐくみ育てる肯定的側面と、のみこむ否定的側面の両面を持って意識生活に影響を与える。

ネックス元型が布置される必要性を強調する。セネックス元型とは鉛に象徴される「滞留する力」であるが、この滞留する力が治療場面で布置されるためには心理療法場面における容器の存在が不可欠とされる。そして、この容器の中での滞留する力が布置されていく過程こそが、心理療法における腐敗（死）の体験であり、腐敗の体験を通してのみ再生が可能になるものとされる。

(3) 容器の中での死と再生の体験

渡辺［1988］の以上のような心理療法場面における容器の重要性と、そこでの死と再生の体験の必要性についての論考は、織田［1993／1998］においてさらに深められた。

織田［1993］は「心理療法過程において生ずる心の変容は象徴的な死と再生の過程によって達成される」と述べる。織田は特に、ユングが錬金術書「哲学の薔薇園」の中で錬金術過程における死の体験は王と王妃がともに体験しなければならないことを取り上げた部分に注目して、これを「死のコンユンクチオ*」と名付けている。そして心理療法の過程においてもセラピストとクライエントの双方が死の体験を共有する必要性について論じ、そのことが双方の再生（生のコンユンクチオ）をもたらすものであることを強調する。

織田［1993／1998］の論の特色は、心理療法場面におけるクライエントの体験のみならずセラピストの心理的体験の重要性に注目していることである。織田は心理療法の場面においてセラピストがクライエントとほとんど同一のテーマを生き抜くことを「変容性逆

コニウンクチオ（コンユンクチオ）　錬金術において互いに似ていない物質が結合して、新たな要素が生じることを意味するが、そのアナロジーとして、心理療法場面においては、セラピストとクライエントが心理的な結合ないしは融合を体験することを意味する。

転移」と名付けている。

以上の心理療法的な人間関係の深まりを通して、クライエントだけではなくセラピストをも巻き込んだ心の変容が生じるためには、双方がともに守られる場が確保される必要がある。この場こそが錬金術における容器であり「心理療法的な変容の器」と名付けることが出来るとする。

ここで取り上げる事例は、面接開始当時三〇歳の男子の夢分析を中心とした心理療法の過程について述べたものである。セラピストとクライエントとの治療関係の深まりを通して、どのように渡辺［1988］や織田［1993／1998］のいう容器が面接場面に布置されて、そこで、クライエントとセラピストの死と再生の体験がなされるのかを述べていきたい。

最後に、ボーダーラインの事例を担当することが心理療法家として成長するためのイニシュエーションとしての意義を持つものであることを「死と再生」のテーマに絡めて考察する（なお事例はプライバシー保護のために臨床的な意義を損じない限りにおいて脚色した）。

2　事例の概要

①　**クライエント**：　Yさん（面接開始時三〇歳、男性無職）

②　**主訴**：　慢性的空虚感に苛まれる。対人関係がうまくいかない。

③ **家族構成**‥ 父親（パン工場経営、当時六〇歳）母（専業主婦、五五歳）姉（既婚、三四歳）

④ **問題の経過と来所に至るまで**‥ クライエントが「慢性的な空虚感に苛まれる。自分とは何者であるのかわからない。対人関係がうまくいかない。自分が生きているという根拠がはっきりしない」等の訴えを持って来所したのは三〇歳の五月であった。一年前に同じ様な症状で心療内科を受診したが、ドクターとの折り合いが悪く、四回の受診で中断した。クライエントは大学を中退後、コンピューター関係の企業に就職したが、上司から仕事が遅いということで注意され、怒りを爆発させて殴打事件をおこしたとのことである。以後は父親の経営する小規模なパン工場でアルバイトを継続中とのことであった。

クライエントの語るところによると高校時代より慢性的な淋しさや空虚感にさいなまれ、自分がこの世に実在しているという確かな根拠が得られず苦悩していたとのことである。高校時代は一時不登校に陥ったこともあった。当時から自分でも原因がつかめない怒りにとらわれ、家庭内暴力をふるったことも多々あったという。また、怒りや苛立ち、虚しさにとらわれると衝動的に柱に頭を撲ちつけたり、タバコの火を掌《てのひら》に押しつけるなどの自傷行為もおこなった。

⑤ **家族構成**‥ 家族は会社役員の父親、専業主婦の母親、と本人の三人（ただし他県に嫁いでいる姉が存在）。父親は、かって社会運動家で、戦後間もない時期から左翼運動をおこなっていた。現在のパン工場も当時の仲間との共同経営とのことである。クライエントは幼少期より、この父親から社会主義社会の理想を聞かされ、小学生の頃は本気で

ソ連に留学することを考えていたとのことである。ところが現実生活での父親は、家庭では妻子に暴力をふるったり工場に勤務する女性と不倫関係に陥ったりした。

一方母親は、若い頃は労働組合の専従を勤めていたこともあったが、家庭生活においては暴君の夫の言いなりであり不倫問題について抗議することも出来ない有様で、代わりに姉やクライエントに対して八つ当たりした。

高等学校は、最初は全日制の進学校に入学するが、その後空虚感と無気力のために、通信制に編入して毎日ほとんど読書三昧の生活を送っていた。この頃の読書の傾向は主に文学作品であり特に小説では太宰治、評論では渋澤龍彦に惹かれ後者は現在でも愛読書になっているとのことである。

なお、姉は高校を卒業するとともに就職、しばらくしてから結婚し現在ほとんど実家に寄りつかない状態である。

クライエントは高校卒業後、仏教学部のある私立大学に入学した。以上の進路の選択は、宗教に対して否定的であった唯物論者の父親に対する反発と、宗教を学ぶことによって「存在の空虚感を埋め合わせ、何か人生の意味を見いだせるのではないか」という期待のためでもあったという。しかし仏教学部は彼の期待には何も答えてくれず、そこを二年で中退した後、今度は西洋哲学や現代思想に関心が移り他大学の哲学科に編入したがここも中退した（大学生時代も対人関係をめぐるトラブルを何回も起こした）。その後生活上の必要から先の某企業に就職した。

面接開始当時のクライエントは、時どき父親の工場に顔を出す以外は、書斎に閉じこもり、哲学、文学、心理学関係の書籍を読み耽り、小説家になるために文章修行に励んでいた。ただし、時として空虚感や淋しさにとらわれると大量に飲酒したり、風俗関係の店に行き、後者については「淋しさから特定の女性のいる店に何回も行き、家に門が建つくらい金銭を浪費した」とも語った。筆者の相談室については某雑誌で「寺院の中にあるカウンセリングルーム」として紹介されたのをたまたま目にして来所したとのことである。

⑥ **見立て**：面接場所で頻繁に見られた万能感に基づく誇大な自己顕示性は、まさに自己愛性人格障害をも疑わせるものであり（DSM—Ⅳ—TR）、織田や渡辺の永遠の少年元型の布置を充分に伺わせるものであった。ただし、クライエントの持つ慢性的な空虚感や寂しさ、激しい怒りなどからは境界性人格障害的な側面も見られた。

3 面接の経過

面接は約一〇日に一回の頻度で八〇回行われ、本人の希望で主に夢分析を中心にした心理療法が行われた。面接の過程を三期に分けて説明を加える。

(1) 第一期（初回〜二〇回）、クライエントが強い万能感を表出する時期

【初回面接】初回面接の時のクライエントは、これまで自分がどれだけ「人生の問題」に

真剣に悩み、たくさんの書物を読んできたのか一方的かつ自慢気に語った。「世間の人々は、特に会社の同僚なんか何もわかっていないのです。人生の意味とか精神生活の大切さとかを問題にしないでただ組織の原理に従って生きているだけの自分を持たない連中ですよ…。」と口角泡を飛ばして語るところが印象的であった。また、最近の文学や思想、心理学の傾向について語る時は全く得意気であった。「最近ではユングの心理学にいたく共鳴して、この心理学こそ自分の空虚感を克服してくれるものと信じている」などとも述べ「思想や文学や心理学などの知識は、それ自体が自分にとってはエロス的で食物のような意味を持っているが、取り入れても、取り入れても満腹感を味わうことが出来ない」などとも語った。

セラピストはそういうクライエントに対してある種の嫌悪感を感じ〈あなたがここに来られて何を望んでいらっしゃるのか今ひとつ良く分からないところがあるし、今後どれだけ、あなたの期待に沿うことが出来るか自信が持てないのですけど…〉と答えてしまった。するとクライエントの態度が急変して、顔に瞬時見捨てられたことに対する激しい不安感がよぎった（表情の急変からクライエントがスプリットしたことが明白であったがこうした態度の急変はその後の面接においても見られた）。やがて怒ったような表情になって「私は先生には何の期待もしていません。先生はこの場で私が語る夢をひたすら聞けば良いのです。私は夢を語ることで、少しでも虚しさが軽くなればそれで良いのです」と激しい口調で言った。セラピストは自分が軽く見られたような気持ちを抱きながらも、これ以上断ると彼が激しい怒りを爆発させるかも知れないという不安感もあって一応面接を引き受けることにした（内心では、このような病態のクライエントは長続きはしないであろうとた・かをくくっていた）。

なお、当時のセラピストは某教育センターに昼間は指導主事として勤務して心理相談は夜間のみ行っていた。今後はセラピストとして自立して生活していくかどうかという問題にも直面していた時期でもあったがなかなかふんぎりがつかなかった。教育界にも未練があり、可能ならば教育公務員とセラピストという二足の草鞋をはいていきたいなどという万能感にとらわれていた。

その後の面接においてもクライエントの万能感を背景にした一方的な自己顕示が続いた。

例えば【第七回】では「私は現在ようやく自分のアイデンティティは小説家にあると思っています。ほぼ毎日一〇時間以上は習作しています。後は世間に売り出す機会を待つのみですね。渋澤さんのようなエッセイ風のものが良いと思っているんです。ここに来て夢分析を受けるのも、空虚感を何とかしたいということだけではなくて、自分の中にある無意識下の創造性をトルソーとして堅め、それを創作にいかしたいという現実的な要求からです。調子が出ないとウイスキーのボトルを一晩で半分空けたり、性的に欲求不満になると風俗の梯子をすることもあります。そうするととても気持ちが乗ってきますよ。最近は空虚感がほとんどないですね。」と自信満々に語ったり、【第八回】では「ユングの個性化の思想の通り最近では私自身が小説を書いたり、本を読んだりすることで自らの個性化を果たしつつあると思います。…最近ではユングとともにジャックラカンの『エクリ』を読んでいます。私にとっての対象aとは私の書く小説やエッセイのすべてです。ところで、先生、知識の量に大いに開きのあるクライエントと面接されることはとてもつらいでしょうね。私としてはこの場はあくまでも私自身のためにあるのですから…どうも失礼なことを言いました。」とあたかもセラピストを挑発するような言動が語られた。ただしクライエントがいくら豊富な知識を取り入れ、それを披瀝しても、彼自身の内面で充分に発酵することなく外部に吐き出されてしまっているような印象を受けた。

そして【第一四回】の面接では、ついにセラピストも我慢出来なくなり、うっかりと〈あなたのお話は一方的で抽象的すぎます〉と言ったことにクライエントが腹を立て、面接室の机を叩いたりした。しかし【第一九回】にセラピストが、面接開始時間になっても待合室の灯りをつけ忘れたことに対して、「本当に不安になりました。どうしたらよいのかわからなくなり、パニックに陥りそうでした」と不安気に語った時、セラピストは始めて、クライエントの怒りや万能感の背後にある激しい見捨てられ不安を実感することが出来た。

この期に語られた夢の内容は以下のようなものであった。

（夢③）「自分は街の上空を飛んでいる。やがてプールのある学校の校舎の近くに低空飛行すると、プールには何か黒いものがいる。よく見ると巨大な龍が泳いでいた」

（夢⑤）「私の書いた本が売れたという話であった。『四次元のトポロジー』に似た感じの装丁でまずまず満足出来た」

（夢⑦）「机をはさんで、作家の村上春樹と村上龍とが向かい合っていた。春樹はノートを広げ、今も何かを書いている。龍は何もこんな場所でと怒っている。私は面白がって龍をたきつけ春樹にけんかを売らせようとしている」

（夢⑧）「将棋の羽生さんと私が棋譜を検討している。それを他の男性が観察しようとすると、羽生さんはその男性に対して、君にどうしてこの高度な内容が理解出来るのかねと一瞥をくれ、私も同じくその男性を冷笑した」

（夢⑪）「何となく明るい教室。ふと見上げると、私のちょっと後ろくらいのスペースで朝永振一郎がYシャツの袖をたくし上げてだれか、他の先生の指導を受けている。白髪を振り乱して汗を飛ばしながら、いかにも真剣という感じであった。その時、私はノーベル賞クラスの物理学者たちと一緒に授業を受けていることに気づき、少年のように立ち上がり、『すごい、この教室は最高級の物理学者だらけだ』と叫んでいた。最前列に座っていた湯川秀樹先生が、私を振り返り、やっとわかったかいという感じでにたりと笑った。私は私の内界における最高級の学者たちから教えを乞おうとしているわけだ。これはいいと思った。」

以上の夢に関しては特に夢③から、空を飛ぶ永遠の少年が連想されるとともに、プールの中の巨大な龍が太母を象徴しているように思われた。なおセラピスト側はクライエントに対して面接の度に嫌悪感を感じつつも、自分自身の未だ充分に整理されていない万能感を刺激されあおられるような不思議な気持ちを体験した。特に、夢③に関しては、あたかもセラピスト自身の夢であるかのような印象を受けたり、夢⑪での内界の最高級の学者云々については、クライエントの内界であるとともにセラピスト自身の内界をも意味するような印象も受けた。

(2) 第二期(二一回~六〇回)、クライエントとセラピストにおける死の体験の共有

この期において、クライエントは賃金の高いアルバイトを探すために自動車の教習所に通い、八回も受験するがいずれも不合格になった。このことに彼は深く傷つき、抑うつ状態に陥ってしまった。一方セラピストもまた、クライエントに同調するように、昼間の職場で過重労働やクライエントとの面接によるストレスから同様な状態を体験するようになった。

【第二四回】【第三〇回】の面接でクライエントは「最悪ですね。結局八回挑戦して、八回とも駄目になりました。私を追いつめる教官の態度に腹が立ち口論になりましたけど…でもこの件以来すっかり自信をなくし外出するにもおっくうになり、いらいらすると、深酒をしたり、お袋に八つ当たりして壁に穴をあけたりしています。」「最近憂鬱で憂鬱で身体が思うように動かず、小説もうまく書けません。いらいらして死にたい気持ちでいっぱいになります。」大量に飲酒して吐いてしまいます」などと語るようになった。

また【第三三回】では「最近、食べ物の味がわからなくなりました。何を食べても渋い味しかしないんです。それからどうも歳をとっているわけでもないのに白髪が異様に増えたようで急にふけてしまいました。鳩尾に鉛がつまったようで重いです」とも語った。

以上の面接に同調するようにセラピストも面接場面で心身がだるくなったり、深い眠気に襲われたりした。当時セラピストはクライエントの面接を本人の希望で夜間の九時から一〇時の時間帯で行っていた。そのことは昼間の事務の仕事にも支障をきたすようになり、あたかもクライエントが自動車の免許をとれない事に関連するように職場でパソコンの技術の修得がうまくいかず、上司とのトラブルも多くなっていった。

クライエントの症状の深刻さとともに夢の傾向も変化した。

(夢⑮)「私はどこか、日本海沿岸の寂しい漁村の海辺にたった一人いる。周囲には誰もいない。はるか砂山の向こうに、寂れた建物があった。重い足取りで近づくとそこは廃屋のような老人ホームであった。内には包帯に包まれた、みすぼらしい身なりの老人たちがベッドに横たわっていた。私は彼等に死が近いことを知った」

(夢⑰)「私は高校時代通っていた通学路の森の小道を進んで行った。すると、かび臭い臭いとともに沼地にたどり着いた。沼地の先は行き止まりになっており、そこには防空壕のようなトンネルがあった。トンネルを抜けるとそこは見慣れない風景であり、廃屋や崩れかかったアパート、ゴミ捨て場などが続いていた。うす暗い夕暮れ時、私は淋しさと孤独感が募るばかりであった」

以上の夢はクライエントの鬱を象徴するとともに「永遠の少年」として大地に降りることのなかった彼がようやく土に接触し始めたような印象をうけた。

その後クライエントの心身の不調は以前にもまして激しくなり、【第四〇回】では「何も出来ないくらい身体が重く、鳩尾に鉛がつまっているいるようです。」といった不定愁訴の他にあいかわらず「何を食べても味がわからない」と語り、髪や髭はのび放題で黒いジャンパーとジャージ姿で来所するようになった。また、面接場面ではかつての華やかな会話が遠のき沈黙が多くなった。

【第四三回】では「最近本当に寂しいです。酒を飲んでも、怒ってもどうにもならないのです。自分はこのまま、こんな姿で老いていくのでしょうか…」と面接場面で初めて涙を見せたが、セラピストはあたかも自分のことを言われているような不思議な感情を味わった。実際このままでは指導主事の仕事を継続していくことが不可能になるくらい落ち込むようになり、日中の業務に支障をきたすようになった。

なお、この回においてセラピストが再び面接開始時間に面接室の灯りをつけることを忘れてしまった（おそらく疲労から）が、今回は〈あなたにとって大切な場所であるのに、見捨てられたような気持ちを味あわれたのではないでしょうか、本当にすまない〉と心から詫びた。そのことに対して「先生、以前の私でしたら怒りでもう二度とここに来ないと思ったでしょうけど、怒りの気持ちがあっても今は帰る場所がないんですよ。それに先生も疲れているのでしょうから」と逆にクライエントの方で慰めてくれた。この時、お互いがその場所に包まれ保護されているような実感を味わうことができた。

その後クライエントの夢はさらに否定的な傾向をおびる内容になっていった。あたかも内的な死を体験しつつある印象を受けた。

（夢⑳）「どこかの病院あるいは老人ホーム。いやもっと汚らわしいところであった。そこのある一室から汚い垢だらけの若者が逃げ出したということであった。若者は、怖ろしく込み入った地下の下水道に逃げ込んだ。まるで蛇みたいであった。彼は怖ろしい汚さであった。アンモニアのようなすえた悪臭がした。私は若者が自分のようにも思われてきた。やがて彼は、下水道の土管の中に閉じこめられてしまった。ものすごい暑さと息苦しさに襲われた。永久にここから出られないような気がした。若者（もしかしたら私）はこうして死の世界に近づいていくように思えた」

（夢㉓）「近所の病院で外科の担当医に癌の宣告をうけた。あと、三ヶ月くらいの寿命ということであった」

（夢㉕）「私は、私を殺してくれる執行人と一緒であった。それは別に犯罪を犯した罪で殺すのではない。切腹の時の介錯人という感じであった。介錯人は黒づくめの服装であった。処刑の部屋は黒い壁の密室であり、私自身も黒い服を着ていた。そして、いよいよ私の番がきた。私は多少不安はあったが、首の座に座った。やがて、ギロチンのような大きなハンマーのようなものが振り落とされた。閃光がほとばしった感じであった」

ところで、面接場面におけるセラピストはクライエントの報告する夢や話題にじっと耳を傾けていたが、心身の疲労と抑うつはさらにひどくなるばかりで、常に深い眠気に襲われ、あたかもセラピスト自身が同様の死を体験しつつあるようでもあった。

やがて以上のような面接のプロセスを背景にしてクライエントの内省も深まっていった。たとえば（夢㉚、㉛）では「江戸川乱歩の小説に登場する芋虫のような蛇のような男が現れた。男は首と胴体だけだったが、地を這っていた」

「感じとしては（現在自分の住んでいる）下の川沿いの散歩道、ちょうど山川に面している墓場と地域文化財指定の地蔵さん達との間くらいだった。この一画は近所では私が一番好きなスポットだ。緑多くして昼なおちょっと暗い。深閑としていてこもれ日のまじっているさまは得難い。近所で鎌倉がちょっとだけ顔を出しているという感じである。もう少し先には曹洞宗の寺もあり、その近くに庚申塔が立っている。もっともそこは市指定のゴミの収集所でもある。庚申塔は市民の毎日の生活から出るゴミに埋もれている。何かが出そうな雰囲気で多少は薄気味悪いと思った矢先、大蛇がとぐろを巻いていた。その蛇は人間の言葉を話し、背後にも同じような蛇がいると言った。私が後ろを振り向くと、地蔵の近くのどぶのような岩の裂け目から、巨大なもう一匹の蛇が半身を這い出していた。まるで芋虫のような蛇であった。地を這う異形の人間のような気もした。私に気付かれたそのものは、身をひるがえし、元いた地底に逃げていった。私のたじろぎを敏感に感じたようであった。はじめの蛇も後ろの蛇も「男」であった。はじめの蛇はまあ普通の蛇だった。人間の中に混じっても怪しまれなかった。後ろの蛇は相当受け入れがたい感じがしていたが、あれは、真の自分だと思った」

と報告されたが、この時クライエントは「先生、私は本当は自分自身の暗い側面を見たくはなかったんです。蛇の部分を見ないで済ませたかったのです。しかし、今となってはこういう姿の自分を見なければならないのでしょうね。これまで、自分自身の地を這うような部分は恐怖の対象だったのです。本当の自分とはこの蛇のような化け物なんですけど、もしかしたら、このような姿と仏教の仏様とどこかでつながっているかも知れません。どうしてもこんな姿の自分、おぞましい自分を受け入れることが出来ないのです。もっと空を飛ぶような華やかな自分でありたかったのです。単調な日常には耐えられなかったのです。さもないと空しさの底に落ちてしまうんです。限りない空虚感に耐えられなかったのです」【第五三回】

と語り、「あいかわらず毎日憂鬱でやりきれません。本当は私の自我はもともと壊れてしまっているのではないか。自我が壊れてしまっているから、激しい衝動に突き動かされ、車の免許を取るときも歯止めが効かなくなってしまったのではないのか。激しい怒りや性的な衝動、他人から裏切られることへの不安感など抑えることが出来なかったのではないのか…でもどうしても今までの私は自分がまともでないことを認めることが出来なかったのです。けれども今はもう限界です」【第六〇回】と述べ面接場面で内省的な話題を扱うことが出来るようになった。

なお、今回の面接を前後として、日常生活においても問題行動はなくなっていった。

(3) 第三期（六一回～最終回）、クライエントとセラピストの再生と外界への再適応の期間

この期はクライエントの抑うつも収まり、少しづつ社会への復帰が可能になっていった。一方でセラピストの方も当時の職場を退職し、心理療法家としての道を歩む決断が出来た。

クライエントが（第二期の後半に見られるような）内省を語れるようになるとともに、

夢の傾向にも変化が見られてきた。以前のように死を象徴するようなイメージが少なくなり、変わりに再生の兆しを伺わせるような内容に変わっていった。

（夢㉟）【第六一回】では「船の中であった。海は凪いでいて外界は暑そうであった。船内には冷房が効いている。夢の中の私が窓をすこし開けようとすると、老人の声が聞こえ『心配しないでここで涼んでいればいい』といった」という夢が報告された。

（夢㊲）【第六三回】は「歩いて山を登っていた。道路は舗装されていた。気がつくと、左側に湖があった。きれいな水だった。岸辺に近づいてみると、静かに水は引いていった。誰かが側に車を停めて、その湖からホースか何かで水を引いて行水をしているようであった。暑いから気持ちはわかると思った。サラリーマン風の男性であった。気持ちが良いですかと言うと、その人はびっくりした様子で『まさか、こんな風に行水するわけがないじゃない』と言って、車から離れた。私は何となく愉快な気分であった。湖は光をにじみ出すようにきらきら輝いていた」（夢㊳）「相手が誰であったのか、性も年齢も思い出せない。私はその人の手を取り、胸に手を当て、心像の鼓動を感じてもらい『ほら、自分はこうして生きている』と伝えた」【第六五回】等が報告されるようになった。

続いて【夢㊶、第七四回】では以下の内容が報告された。

「私はたった一人で自動車を運転しなければならないはめになった。私は人に運転を見られてしまうとすくんでしまうのであった。真冬の山道をたった一人で運転していく。周辺には寂しい廃屋が並んでいる。気がつくと何と山道に見知らぬ老人が歩いていた。私は老人に『今からあなたを乗せていきます。』と言い、車にエンジンをかけ再び動かそうと始めるが案の定、右に左にばかみたいにぐるぐる回ってしまった。仮免の試験の時の坂道発進のぶざまな失敗やバックの魅入られたような失敗の連続がまざまざと蘇り、私はパニックに陥ってしまった。もう駄目だと思った時に、ハンドルの切り方か何かを急に思い出し、何とか出口のところまでこぎつけることができた。まだエンストはしていない。しかし、私はハンドルにしがみつき、息も絶え絶えに固まり、やはりばかみたいに見ていられないかっこうをしていた。その時、おじいさんはいつの間にか外に出ていて、まだ雪のぬかるみの道を先に歩き始めていた。そして『無理をすることないよ。わしは歩けるしさ。心配しなくてもいいよ。どこまでもいっしょに歩こうよ』と言ってくれた。おじいさんのズボンのところは泥がはねていた。その時、私はこんな自分とともにどこまでも歩んでくれるというおじいさんに対して感謝の気持ちでいっぱいになった。こうした感情は生まれて初めてと言って良いくらい長い間忘れていた感情であった。そして心からすまないという思いがあふれ出してきた。おのれの無力、あの見てはいられない力の入りすぎ、それが情けないみっともない気持ちよりもすまなくて、すまなくてどうしようもなかった」

夢の報告とともにクライエントは次のように語った。「この寂しい風景は鬱になると出てくるんですね。どうも今回は不思議な老人が現れて『どこまでも一緒に歩もう』と言ってくれたんです。ズボンの裾に泥をつけたまま…本当にこの老人が有り難くて、有り難くて…もう免許の件にはこだわらなくていいんだという気持ちになりました。でも、車の免許の件も、私の中の万能感的なものを諦めさせるきっかけではなかったのでしょうか。この老人は、私のそういう断念をすることを教えてくれているように思えるのです。これまでの私は自分自身の欲望や激しい衝動に対して断念することが出来なかったんです。」

今回の面接はセラピストにも感動を与えるものであった。特にクライエントの語る断念と言う言葉は今後セラピストが、指導主事の仕事を断念して心理療法家として自立して行く方向に心を動かす契機となった。

その後、今度はクライエントの夢にセラピストが登場するようになった。

【夢㊷、第七六回】「気がつくと私の隣りに先生が背を向けて寝ていた。私は夢うつつで今みたばかりの夢を報告した。確か、数学だか哲学だかの難解な公理のようなものが入っている、びんの蓋のようなものを開けようとしていた。『公理の意味が解けるとよいのですがね』と先生に言った。先生は寝ぼけ眼で『私にはそんな難しいことはわからないですよ』と答えられた。私も、その時、ああそんな抽象的な問いなどどうでもいいんだ。本当はびんの中身が空であること、この空の中身を先生に見てもらいたかったんだと思った。」

この時期クライエントは抑うつも身体症状も軽減してアルバイトの面接が受けられるまでに回復した。けれども面接試験にはなかなか合格出来なかった。

にもかかわらず次のような内省を語れるまでに成長した。

【第七八回】「先生これ見て下さい。いろいろ面接したんですけど駄目でした。スーパーの仕事も駄目になりました。でも今の時代は妻子持ちでリストラされた人たちなんかはもっと大変だと思います。採用されるされないはあちらの都合なんですね。こちらが出来ることは待つことだけです」

【第七九回】「結局全部落ちてしまいました。でも不思議なことに落ちついています。社会に適応出来ないという自分に立てた時、本当にどうしようもないこんな自分を抱えていくことが出来るのでしょうね。そんなことを実感できると、かっての虚しさがほとんど感じられないのです。今はとても落ちついています。また、何度でも挑戦していきます…。それから最近感じたことなんですけど、ここでの心理療法を通して、私が一番納得したことは、自分の人生に歴史が作られたことです。これまでの人生には時間や歴史がなかったような気がします…」

最終回【第八〇回】の面接では再びセラピストが登場する夢（夢㊺）が報告された。

「改築中の自分の部屋が完成して、そこに先生が来られた。先生はここに泊まってくれたらしい。朝であった。私はこれから一人で旅に出る予定である。もうこの場所には帰ってこなくて良いらしい。先生が泊まってくださったからそれでいいんだと思った。『先生をここに残して行ってもいいんですか』と尋ねると『大丈夫だよ。もうお別れだね』と微笑んでおられた。私はその時寂しい気持ちよりも、どこかで満たされた気持ちになった」

セラピストは夢の報告を聞きながら、特に『先生をここに残しておいても良いのですか』の部分が、クライエントとセラピストとが入れ替わってしまっているような不思議な感慨を味わった。

今回をもって、クライエントは「何とか一人で歩んで行きます」ということで二年以上に及ぶ心理療法は終結した。セラピストもまた公務員を退職して、開業心理療法家として自立した。

4　考察

最初にセラピストとクライエントとの相互の関係性をとおして今回の心理療法がどのように展開していったのかを考察する。

第一期では、クライエントから万能感に基づく自己顕示的言動と飲酒、性的行動化などが多く語られる。またクライエントはたくさんの書籍を読み大量の知識や教養を身につけても、それが安易に外部に排出され内面化されないような印象をセラピストはうける（第七、八回）。渡辺［1988］は「境界例においては、一方で絶え間なく発動する母性原理としての『包含する力』があり、他方では父性原理としての『切断する力』はほとんど発動しないままに終わっている。そのために『取り入れ』と『吐き出し』が無制限で、溜め込む内なる場所が確立されていない。…いたずらに普遍的、本能的な「包含する力」が布置し、グレートマザーの暴力的な支配下にはいることにある」と述べているがここでのクライエントの性的行動や、知識や教養が内面化されることの状態などがそれを示すものと考えられる。

ところで、面接場面においてセラピストは最初、クライエントの以上の傾向に対して嫌悪感を感じてはいたが、夢③や⑪の報告では、あたかもセラピスト自身の夢であるかのような印象を受けた。これは織田［1998］のいう変容性逆転移の成立を物語るものである。当時のセラピストは教育職と職業的な心理療法家の二足の草鞋を履いていきたいという考えを持っていたが、これはある種の万能感であり、クライエントとの面接を通して、変容性逆転移として「永遠の少年元型」がセラピストにも強く布置され、こうした思いがさらに強められたことが推測される。

ところが第二期においてクライエントは自動車の仮免の失敗を契機に鬱に陥った。仮免の失敗はクライエントの挫折体験ではあったが、以前にも何度か同様の体験を味わってきた彼が今回初めてそれを心理的な体験として維持できたものとも考えられる。また、【面接二四、三〇、三三回】に見られるように身体的な症状も伴うようになり、夢の傾向も第一期の華やかな内容とうって変わって陰惨なイメージが語られるようになった。これらの夢は永遠の少年が大地に接触するようになった証であり、沼地や墓場、廃屋、死を待つ老人たちのイメージは土を象徴するとともに、クライエントが内的な死を体験しつつあることを窺わせるものである。

このようなクライエントの変化に同調するようにセラピストもまた職場の仕事がうまくいかなくなったり面接場面で抑うつや激しい疲労を体験するようになった。こうした相互の関係性の中で、【四一回】の面接においてセラピストがクライエントから慰労の言葉をかけられ、あたかも、面接の場に包まれ保護されるような体験をした。このことから、セラピストとクライエントとの中間領域における容器の布置を推測することが可能である。織田[1998]は心理療法的な容器はあくまでも中間領域に布置されるものであると述べる。中間領域とはセラピストとクライエントとの間に適切な心理的な距離が形成されることによって成立するが、ここでクライエントがスプリットしないで、怒りを抱えることが出来たことからも両者の間に適切な心理的な距離が形成されつつあることが窺われる。

その後、セラピストとクライエントとは容器の中での死の体験を共有していく。緒田［1993］は「死のコンユンクチオ、言葉を換えれば治療者と病者とが死の体験を共有することについて述べているといってもよいだろう。深い関わりのもとで両者が同時的に死を体験することによってそれぞれが新しく誕生する」と述べている。容器の中での死の共有とは、織田のいう死のコンユンクチオを意味する。

クライエントに関しては⑳から㉕までの夢にそのことが象徴されるが、特に夢⑳における密封された土管のイメージや黒い部屋、衣服などは錬金術の容器が密封され熱が加えられ、物質の最初の変容である腐敗（黒化、死の体験）が行われつつあることが連想される。ユング［Jung, 1944］は『心理学と錬金術』において、錬金術書『アウスレウスの幻』を取り上げ、ニグレドからアベルドに至る過程を解説するにあたり、物語の中の王子がガラスの器に密封されて海底で熱にさらされるストーリーを用いて説明を加えているが、ここでの土管の中の熱もそのことを象徴しているようにも考えられる。

なお、セラピストの抑うつや疲労はさらに高まるが、これはシュワルツ-サラント*［Schwartz-Salant, 1989］のいう「黒化は抑うつや喪失、空虚感、悲哀感として体験される」に近い心理的体験であり、セラピストにおいても内的な死が体験されつつあることの証のようにも考えられる。

次に夢㉚、㉛に蛇が登場するが、蛇は変容するものの象徴としても受け取ることができ、クライエントの再生が準備されつつあることが推測される。実際に日常生活においてもク

*シュワルツ-サラント（Schwartz-Salant）
→183ページ。

ライエントの問題行動は収まっていった。

第三期において再生を象徴する夢のイメージはさらに深められていった。夢㊲、㊳では、水のイメージや助けてくれる老人が現れるようになるが、これはクライエントに水で象徴されるような肯定的な母性が布置されるようになったものと考えることが出来るし、老人のイメージからはセネックス元型の布置を読みとることが出来る。ヒルマン［Hillman, 1970］はプエルとセネックスとの対極性について論究しているが、クライエントにおいても、永遠の少年と対極にあるセネックスが容器における死の体験をとおして布置するようになったものと考えることが出来るし、容器の体験そのものがセネックスの布置であるとも言える。そして夢㊵においてはセネックスは、クライエントにどこまでも同伴してくれる老人としてさらに明確なイメージを持つに至る。クライエントはこの夢を通して、始めて「断念する」とか「感謝する」とか「申し訳ない」という感情を体験出来るようになった。このようなクライエントのエピソードを通してセラピストも、教育公務員と心理療法家という二足の草鞋を履くことを断念出来るようになる。そして、最終回において「先生をこの場においていってもよいですか」という夢が報告された。ここでセラピストはあたかも、これはこちら側の台詞であるかのような印象を持つ。こうした現象は投影性同一視とも受け取れるが、これまでの面接のプロセスで容器の中でのセラピストとクライエント間における神秘的な融合がおこなわれ、今それが終了に向かいつつあるものと言える。

今回ここで取り上げた心理療法の全プロセスから考えられることは、セラピストとクライエントの相互の関係性の深まりの中で変容性逆転移が成立して、容器の布置が行われたことである。そして容器における「死と再生」の体験が成立し治癒に至ったことである。その際の治癒の機転として考えられることは容器の布置とそこでの腐敗(死)体験であり、プエルと対極にあるセネックス元型の賦活である。

最後に、セラピストの通過儀礼としてボーダーライン事例を体験することの意義について簡単に述べる。

一般にボーダーライン事例の心理療法はセラピストにとって困難をきわめるものと言われる。特にセラピストが初心者の場合にはクライエントに必要以上に振り回されたり、場合によっては傷つけられもするようである。その理由のひとつには、今回の事例のように「永遠の少年」元型が強く布置したクライエントの場合、セラピストにも同じような傾向性が布置され、万能感や自己愛を強く刺激されることが考えられる。そしてセラピストがクライエントに対して固い防衛の殻を造ったり、クライエントの激しい抵抗を呼び起こしたりして、治療を混乱させる結果を招きやすい。しかし、こうした困難さにもかかわらず、ボーダーラインの心理療法を行うこと自体には一条の光が存在する。理由は、困難なクライエントと関わることが、セラピスト自身に万能感や自己愛を断念させ、絶望することの必要性を教えてくれるからである。そして、以上の絶望や断念こそが、「永遠の少年」としてのクライエントに最も必要なものであり、治療場面における腐敗体験を布置させる契機となるからである。

これは単純にセラピストが絶望することでクライエントが変化するというものではなく、相互の関係性の中でほぼ同時に行われるものである。

また、たとえセラピストが中堅の心理療法家であり、ボーダーラインケースにある程度は熟知してはいても、今ここでの心理療法の場面でボーダーラインのクライエントと接することは、現在直面しなければならない日常生活上の万能感の問題を内省する良い機会ともなりうるものである（今回の事例においてそのことが窺えよう）。

以上から明らかなことは、セラピストが成長するためには、心理療法の場面における「死と再生」の体験が何度でも必要であり、ボーダーラインへの心理療法はそれが体験できる良い契機となりうるものであり、セラピストの成長への通過儀礼としての意味を持ちうるということである。

以上は筆者の「ユング心理学プラス『仏教』のカウンセリング」（1992、学陽書房）の症例を新たに研究論文として今回書き改めたものです。

（大住　誠）

引用・参考文献

Hillman.J. 1970 *OnSenex Consciousness* Spring Publication Inc.
Jung. C.G. 1944 *Psychologie und Alchemie. GW.* 12, Walter Verlag, 1972（池田紘一・鎌田道生（訳）1976『心理学と錬金術Ⅰ／Ⅱ』人文書院）
織田尚生　1986　『ユング心理学の実際』　誠信書房

織田尚生　1993　『昔話と夢分析』　創元社
織田尚生　1998　『心理療法と想像力』　誠信書房
Schwartz-Salant, N. 1989 *The borderline personality : Vision and heading.* Chiron.（織田尚生（監訳）1997『境界例と想像力―現代分析心理学の技法』金剛出版）
塩尻瑠美　1992　「自己愛性格」『心理臨床大事典』　氏原　寛ほか（共編）培風館
渡辺雄三　1988　『心理療法と症例理解』　誠信書房

第8章　境界例と遊戯療法

1　境界例児童

パイン*［Pine, 1985］によれば、《境界例児童》という診断名には、雑多な現象が何でもかんでも含み込まれる傾向がある。その結果、アメリカの臨床現場では境界例と診断される子どもの洪水が起きているらしい。パインは、《境界例児童》と呼ばれている現象をおよそ四つに分類している。①他者からの孤立や錯綜した人間関係、②パニック状態や感情欠損状態、③中身のない仮初の成熟や子どもっぽい行動、④奇妙な社会的行動・思考・言語・運動形態の取り合わせ。これらの内容が極めて雑多な要素の寄せ集めなことは、一目瞭然である。不幸なことに、《境界例》という言葉はくずかご的診断名として使用されやすい。例えば、ウォーレス*［Wallace, 1983］も、「要求がましく、敵意をもったやっかいな人間」と感じられるクライエントが、《境界例》という診断のくずかごに投げ入れられている、と指摘している。

境界例児童という主題には、二重のつかまえにくさがある。一つは、彼らが発達過程の中にいることに起因している。彼らの臨床像は流動的であり、常に変化している。アンナ・

パイン（Fred Pine）

ニューヨークで活躍する精神分析家で、心理学者である。彼は、マーラーの共同研究者であり、有名な『乳幼児の心理的誕生』の共著者として知られている。ニューヨーク大学、アルバート・アインシュタイン医科大学などで教えた。日本を訪れたこともある。

ウォーレス（Edwin Wallace）

彼は、コネチカット精神衛生センターやエール大学医学部などで活躍し、今はジョージタウン医科大学で心理療法を教えている。『力動精神医学の理論と実際』という良い教科書を書いている。初歩的な基本概念の紹介から始まり、中級者でも充分読み応えのある臨床の知恵が盛り込まれている。

フロイト*［Freud,A., 1965］は、児童期における精神的健康と病気との間に境界線を引くことの困難さを強調し、その理由を四つ挙げている。①イドと自我との間の力の比率が常に流動的であること、②適応と防衛、正常と病理との過程が相互に入り組んでいること、③ひとつの発達段階から次の段階への移行に際して、潜在的停止、機能異常、固着、退行等が志向されやすいこと、④イド派生物と自我緒機能などの発達路線はそれぞれ不均衡に成長すること。このような困難さのため、境界例児童の確定診断はできないだろうし、すべきでない、という意見もある。例えば、アンナ・フロイトの流れを汲む児童分析家たち［Rosenfeld & Sprince, 1963］は、少なくとも思春期を過ぎるまでは確かなことは言えない、と指摘している。

境界例児童のもう一つのつかまえにくさは、境界例という主題そのものに内在している。パイン［1985］は、境界例児童は二重否定によって定義される、と指摘している。二重否定とは、「神経症でない」と「精神病でない」の二つの否定である。「境界例は～である」とはきっぱり言いづらく、「境界例は～でない。そして、～でない」という否定形の積み重ねの言い方になりやすいということである。彼は、境界例を《空間性のメタファー》と考え、神経症圏と精神病圏の間にある程度の広さが存在することを想定している。しかし、彼のように考えると、《境界》の境界は、どこに引けばよいのか、という新しい問題が生じる（精神病圏と境界例の境界線をどこにひくのか、そして、神経症圏と境界例の境界をどこにひくのか?）。これでは、《境界》の問題を解決しようとして、逆に境界の問題を二つに増やしている。このような分類学の精緻化の努力そのものの価値を否定するつもり

アンナ・フロイト（Anna Freud）
ロンドンのハムスティッド・クリニックで活躍した精神分析家である。父フロイトの編み出した精神分析を継承・発展させた。例えば、防衛機制の整理・体系化に取り組み、『自我と防衛機制』を著した。これは、精神分析を深層心理学から自我心理学へ橋渡す上で大きな役割を果たした。クラインと双璧をなす児童分析の開拓者でもある。

はない。しかし、きっちり分けようとして細部の差異にこだわっていけば、数多くの境界例サブタイプを作り出すことになる。そして、今度は、サブタイプ間の弁別に頭を悩ます羽目に陥る。成田［1991］は、境界例が厳密に定義づけられたなら、もはや「境界」例ではなくなり、別の名称を与えられるべきである、と指摘している。境界例の特徴は、このような不安定さであり、つかまえにくさにこそあると思う。

ここで、臨床例を一つ挙げてみよう。私が初めてD男に出会った時、彼は九歳で、すでに毎週一回の遊戯療法を二年間受けていた。小学校に入学したての頃、彼は、「落ち着きがない」、「教室から逸脱してしまう」という主訴で遊戯療法を受け始めた。脳波には異常所見は認められず、知能指数は平均的な値を示していた。私が彼の遊戯療法を引き継いだ時点では、教室からの逸脱という問題はほぼ消失していた。しかし、彼自身と母親は、遊戯療法を継続したいという意向が強かった。虚言、イジメ、ケンカなどのトラブルが時々生じた。二人より多い人数で遊ぶことができないという点だけが、日々の問題であった。彼の《主訴》はすでに明確な形をつかみにくいものになっていた。一般に、主訴の曖昧さは、境界例の特徴の一つである（これも、境界例のつかまえにくさの表れである）。境界例の相談申し込みにおいて、「精神症状がない、あるいは曖昧である」、「訴えがとりとめない」ということが多い（この亜型は、「心理療法の勉強をしたいから」、「教育分析を受けたいから」という《主訴》である）。それでいて、心理療法に対する希求性は高い、というちぐはぐさがある。つまり、症状と心理的課題の大きさが釣り合っていないのである。

これは、自分の心理的課題を古典的症状という形に異物化し、まとめる力が弱いからである。

当初、私は、D男との心理療法の具体的目標をつかまえかねて、困惑した。しかし、彼に直に接してみると、彼の抱えている問題があなどりがたく深刻なものである、と切実に感じられた。遊戯室の中での彼は、極めて凶暴であった。おもちゃを踏みつけ、蹴り、そして壁にぶつけた（時々、おもちゃは壊れた）。刀をめちゃくちゃに振り回し、私に詰め寄った（おもちゃの刀とはいえ、まともに当たるとミミズ腫れになる）。また、ドッジボールや野球で遊んでいる時、思い通りにボールを投げられなかったり、打ち返せなかったりすると、彼は猛烈な怒りを爆発させた。頻回の怒りの爆発は彼と私の関係を脅かし、心理療法過程の中で長く続いた深刻な問題であった。アメリカの精神分析医たちがとりあつかおうとした境界例とは、DSM流にチェックポイントを数えあげて外側から押さえられるような疾病単位ではない（例えば、成田［1991］は、境界性人格障害のDSM診断基準をもっとも端的に要約する言葉は《境界》よりも《不安定》の方が相応しい、と指摘している）。境界例とは、心理療法的人間関係の中に入り、その内側から観察しなければはっきりとつかまえられないような状態像なのである。私がD男と直に接して実感した困難性は、彼と私の間に穏やかの安全感が片時も存在しないことであった。

境界例は状態像が不安定であるばかりでなく、その対人関係も不安定である。特に、セラピストとの関係が非常に不安定になり、時に錯綜することがある。このような治療関係の不安定さは、境界例の情緒の不安定さと密接な関連性がある。その中でも、怒りの激しさは際立った特徴である。境界例の怒りの爆発を記述するために、《憤怒》という言葉が当てられている。ローゼンフェルドら［Rosenfield & Sprince, 1963］の例示している境界例児童らのほとんどは衝動統制が悪く、学校場面で破壊的エピソードが生じたことを契機に治療機関に紹介されている。リンズレー*［Rinsley, 1980］は、境界例の診断学的疾病分類学の確立のしにくさのために、境界例児童の多くが、多動症候群とか微細脳損傷などの診断を受けて、薬物療法のみしかされていない、と指摘している。今日、日本の心理臨床現場そして教育現場で流行しているLD、ADHDなどの診断分類もまた、もう一つの《診断のクズカゴ》になっているふしがある（例えば、高石［1994］を参照）。つまり、「教室で、教師にとって扱いにくい、厄介な子ども」をその中に投げ込むことで安心するために利用されているようにみえる時がある。D男の場合も、一歩間違えれば、リンズレーの危惧したコースを辿っていたかもしれない。ウォーレス［1983］は、境界例を心理療法で治療することは最も困難な仕事でありながら、逆説的にも、心理療法が唯一の希望であるだろう、と指摘している。D男との心理療法は極めて困難なものであったが、実のある仕事ができたと思っている。彼が、《正しい境界例児童》であるのか否かは、残念ながら定かなことは言えない。しかし、彼との遊戯療法過程で浮上してきたいくつかのテーマは、パインが「霞《かすみ》がかかったような不鮮明な領域」と呼ぶ《境界例児童》の心理的世界を理解するための一助にはなるだろうと思う。

リンズレー (Donald Rinsley)
メニンガー・クリニックやトペカ州立病院などで活躍した精神分析家である。彼は、マスターソンの共同研究者であり、思春期・青年期の重症境界例の病理学的解明と治療に貢献した人である。特に、思春期患者に対する入院治療の理論化で知られている。後年は、カンザス大学医学部で教えた。

マスターソン (James F. Masterson)
→56ページ。

2 憤怒

境界例の心理療法において、《憤怒を心理療法関係の中でどう扱うか、どう持ちこたえるか》というテーマは、重要な臨床的課題である。D男との遊戯療法においても、前述した通り、激しい怒りの爆発は当面の大きな障害物であった。D男との遊戯療法過程における怒りの爆発を例示してみよう。彼はドッジボールやキャッチボールをしている時に、しばしば怒りを爆発させた。彼は、怒鳴り声を上げつつ滅茶苦茶にボールを放り投げた。いつもボールはあらぬ方向に飛んでいった。そのボールをキャッチすることはとてもできそうにない。それでも、彼は、「オマエはボールをキャッチしなかった!」と訴えて、怒りを爆発させた。あるいは、私の目前まで詰め寄り、私めがけて力任せにボールを投げつけ、大急ぎで逃げ帰った。このようなボールを使った遊びは、セラピストとクライエントの心理的距離関係が主題になりやすい。彼と私の間には、《アソビ》というものがない（つまり、遊びになっていないのである）。抜き差しならない距離関係の中で、彼のボールをキャッチせざるをえない。その上、ボールはフワフワした材質ではなくて、列記とした硬いドッジボール用のボールだ（顔に当たればけっこう痛いし、メガネのフレームが曲がると、後でけっこうめげる）。彼の怒りは理不尽だが、怒り方が生半可でない（顔を真っ赤にして、時には涙ぐみながら、真剣に私に怒った）。そこに彼の存在がかかっていることが、その真剣さからひしひしと伝わってきた。象徴的な意味でこのボールは彼の分身であり、私はこの分身をがっちりキャッチしなければならない、という課題に直面していることは分かっていた。

心理療法の実践とスポーツは似ているところがある。学生の頃、私はバスケットボールを少しかじっていた。パスをキャッチする時、「ボールにミートしなさい」とコーチから指導されていたことを思い起こした。この《ミートする》ということは、ボールをキャッチする瞬間に、ボールに向かって一歩前に足を踏み込むことである。飛んでくるボールに対して自分から向かっていくことになるので、ボールと私の衝突は激しくなるはずである（ボクシングのカウンターパンチのようなことになる）。しかし、ミートした方がボールをがっちりとキャッチできた。D男とのドッジボールは、クライエントが投げかけるものをセラピストがどのように受け止めるかというテーマを端的に描き出していたように思う。振り返ってみると、D男とのドッチボールに対する私の参加姿勢は、腰が据わっていないところがあった。彼の分身（ボール）、彼の怒り、彼の存在を受け止めるためには、後ろに下がってキャッチしようとしては駄目なのだ。逆に、一歩踏み込むこと（ミートすること）が肝心だったのである。心理療法において《受容》は、最も基本的な構成要素である。クライエントを《許容》しているだけでは、《受け止める》ことにはならない（それは、《受け流す》ことでしかない）。クライエントを《受容》するということは、セラピストの能動的営みなのである。クライエントと出会うこと（ミートすること）を通して、《受容》は成立する。境界例の激しい怒りは、基本的でありながらも最も重要な《受容》を真に希求していることを浮き彫りにしている。

今度は逆に、セラピストからクライエントにどのように投げかけるか、というテーマについて考えてみたいと思う。D男とは、よく野球をした。野球と言っても、遊戯室には私たち二人しかいない。したがって、私がゴムボールを投げて、彼が打つだけである。しかし、彼はなかなかボールを打ち返すことができない。空振りすると、「オマエの投げ方が悪い！」と訴えて、怒りを大爆発させる。ある日のこと、いつもの様に空振りして腹を立てた彼の体が遊戯室の壁にくっついて離れなくなってしまった（というファンタジーが展開した）。壁に体がくっついているものの、彼はバットを構えて野球を続行しようとした。彼は身動きできないので、私は彼がバットを構えたところにめがけてボールを投げた。バットにボールが当たると、彼の足が壁から外れた。もう一球バットに当たると、もう片方の足も壁から外れた。この遊びを繰り返す内に、彼の体は一つずつ自由になっていき、再び元の形の野球に戻ったのである。

それまで私は、彼が打ちやすいようにスローボールを（下手投げで）投げることに心をくだいていた。「オマエの投げ方が悪い！」と怒鳴られる度に、私のボールはますますスローになった。ところが、この考え方こそ間違えの元だった。ボールがスローになればなるほど、彼は大きく空振りする羽目になっていたからである。彼のバットが私のボールにミートするためには、彼が私の投球にタイミングを合わせるのではなく、私が彼のスウィングにタイミングを合わせるべきだったのである。彼の指摘し続けた《投げ方の悪さ》とは、このような私の投球姿勢そのものだった。クライエントのリズムに、セラピストのリズムを合わせることの大切さを、D男は説いていたのだろう。私は、セラピストがクライエントの世界をともに生きられるか否か、というところに心理療法のポイントがあると思っている。これは、セラピストがクライエントの世界の重さをどうになうことができるか否か、というテーマでもある。そのためには、クライエントの世界の周波数にセラピストの受信機の波長を合わせせなければならない。このことを、《共感の大切さ》と言ってしまえば、あまりに当たり前すぎる。しかし、《共感》や《受容》などの心理療法の基本的構成要素の質が鋭く問われることは、境界例の心理療法の特徴なのかもしれない。

長い心理療法の旅路の中で、クライエントとセラピストの関係は時に揺らぐこともある。しかし、それを乗り越えることで、二人の関係は深まっていくものである。私とD男の信頼関係は、少しずつ確かになっていった。そんな私たち二人の関係が大きく揺れた印象的なエピソードを例示したい。このエピソードのキーマンは、D男の母親である。先に、彼の母親について簡単に説明しておこう。彼女は被害感が強い人で、一方的な苦情を学校に訴えでて衝突することが時々あった。また、彼女に伝えたことが曲解されてD男に伝わることもあった（その歪められた情報によって、彼は混乱に陥る）。彼女のD男に対する気持ちは分裂していた。彼がトラブルを起こす度に、彼をどこかの「施設」に預けてしまいたいという気持ちが沸き上がってくる。その一方では、彼女の疲れを一番理解してくれるのも彼であるとも思っていた。実際、彼は、そんな彼女をよく気遣った。彼女と夫は、結婚以来不仲な状態が続いていた。彼女は、《たとえ離婚してもD男は絶対手放さないつもりだし、彼も彼女の方についてきてくれるに違いない》と確信していた。彼女の中には、彼を見捨ててしまいたい気持ちと決して手放さない気持ちが錯綜しつつ並存していた。そういう彼女の不安定さが、彼の抱え込んでいる不安定さと密接に関連している、と私は感じていた。リンズレー［1980］は、境界例児童の母親は、母親自身が境界例の症状を持っている、と指摘している。境界例的母親は、自分自身の見捨てられ抑うつを防衛するために子どもとの共生的結合を手放そうとせず、個体化へと向かう子どもの努力を妨害しようとするのである。少なくともD男の場合、母親の心の《分裂》は彼の心の《分裂》に影を落としていたと思う。この《分裂》については、次節以下で改めて論じたい。

このような母親の不安定さに、私と彼の関係が脅かされることがあった。このエピソードは、連絡がないままD男がセッションを二回続けて休んだことから始まる（私たちの遊戯療法のペースは週一回であった）。三週間後、母親は、《二週間前に電話連絡を入れたら、電話口に出た者に「篠原は退職しました」と言われた。だから、D男を遊戯療法に連れてこなかった》と説明する。ところが、彼女からそのような電話を受けたというスタッフはいない（狐につままれたような話である）。母親の曲解によって、D男が不信感を膨らませ、立腹するのは必至の状況である。遊戯室にやってきた彼は、野球遊びの最中に予想通り怒り始めた。「D男はうまくなっているのに、オマエの投げ方が下手だから力が発揮できない！」と訴えた。荒れた彼は、遊戯室から庭に走り出ると、ボールを高く蹴り上げた。ボールはフェンスを越えて、隣接した小学校のプールの中に飛び込んでしまった（こんなことは、初めてのことである）。すると、彼は、「取りに行こう」と言った。彼の声には、挑発的な響きはなく、むしろ澄んだ感じすらあった。私は思い切って、彼と隣接した小学校のプールまでボールを取りに出かけた。道すがら、この二セッションの休みについて話し合った。私は、私から見えた事実を淡々と話し、彼は静かに聴いていた。隣の学校のプールまでボールを二人で取りに行ったエピソードは、失われた信頼関係を遊戯室の中に回復する意味合いがあったように思う。強い不信感と憤怒によって、私が破壊されず、また彼自身をも破壊してしまわずにそれを取り扱えることができたという意味で重要な局面であった。母親の曲解はこの展開を（無意識的に）促進させるとともに、ここまでに二人でなした心理的仕事の試金石となったように思う。このエピソードの後、遊戯室での直裁的な憤怒は影をひそめるようになった。そして、恨みの表現は空想遊びに織り込まれて、それを遊ぶことが可能になっていった。

3　分裂と投影同一化

本稿の冒頭で論じたように境界例児童の診断上の曖昧さは、それが児童期の障害であることに一因がある。そして、それは、児童臨床に共通した弱点である。ところが、中井[1983／2001]は、「児童精神医学は、症候群あるいはそれ以下の包括的で漠然とした診断システムを用いつつ日々の実践に支障を来していない」と指摘している。彼は、《普遍症候群—個人症候群》という軸を立てて、正統精神医学と力動精神医学の性質を比較検討している（ちなみに、この中間に文化依存症候群を置いている）。いわゆる《正統》の精神医学の診断分類システムは、《普遍症候群》についての静的分類である。普遍症候群は、西洋型都市住人かつ成年（一八歳以上）の患者に基づいて体系化されている。中井によれば、児童は普遍症候群と個人症候群が混交しており、十分に普遍症候群を抽出できない。そのため、児童の障害に《正統》の診断分類は適応できないのである。一方、力動精神医学は、この個人症候群に長く自己限定してきた（つまり、神経症圏を主な治療対象にしてきた）。臨床像は、軽症であるほどステレオタイプではなくなり、個人性が卓越してくる。心理療法を実践するセラピストが、普遍的な診断分類よりも、その個人の生に関心をもつ理由もそこにある。ユングならば、このような個人性の重要さを《物語》の大切さと言いかえているだろう。例えば、彼は、「診断は患者の役にはたたない。決定的なものは物語である。と言うのは、それだけが人間の背景と苦しみを示し、その点でだけ医師の治療が作用し始めることができるからである」と指摘している［Jung, 1961］（ここでの《診断》を《普遍症候群の体系》と、《医師の治療》を《心理療法》と読み替えても差し支えないだろう）。児童臨床が《霞のかかった不鮮明な領域》の中でも支障をきたしてこなかった理由は、心理療法と同様にクライエントの個人性あるいは《物語》を中心においた臨床実践をしてきたことにあるのだろう。その上、遊戯療法は、クライエントの《物語》が浮上してくるには好都合な心理療法である。例えば、エリクソン[*]［Erikson, 1950］は、遊戯療法の必要条件を三つ挙げている。①おもちゃと大人（セラピスト）を子ども自身が独占できること、②たとえその内容がどのようなものであれ、子どもの遊びの展開を妨害しないこと、そして、③それを最後まで演じきることである。遊戯療法の中で演じられるファンタジーの展開は、クライエントの生きている《物語》をみごとに描き出してくれる。遊戯療法は、極

エリクソン（Erik H. Erikson）
彼は、アンナ・フロイトから教育分析を受け、児童分析家としてアメリカで活躍した心理学者である。青年期境界例との臨床経験に基づいて、「アイデンティティ」という概念を提唱したことで知られている。
→44ページ。

めて「心理療法的」な心理療法なのである。

それでは、あるセッションを例示し、遊戯療法の中でどのようにファンタジーの世界が展開し、D男と私がその物語をどのように生きたのかについて検討してみよう。この日、私たちはいつものように刀で激しく打ち合っていた。この日から続くセッション二回が、休日のため実施されない予定であった（次に彼と会うのは三週間後である。彼は、このことをあらかじめ承知していた。一方、私は、このさし迫った分離がこのセッションの文脈となるだろうことを承知していた）。突然、彼は滑り台に駆け上がると、刀を振りかざし、「参ったと言え！　言わないとここに（天井に刀を）刺す、古い建物だから崩れ落ちる」と私に迫った。この挑戦をどう受け止めたらよいのか、私はとっさに困惑した。私がまごまごしている内に、《炎の剣》が天井に刺された。辺りは火の海となり、遊戯室はたちまち崩壊してしまった。崩壊させた張本人の彼も少し呆然としている。窮地に置かれた私は、《勇者を呼んで、どうすればよいのか、彼に教えを請おう》と思いついた（数回前のセッションで、彼は《勇者》の役割をとって人形遊びをしていた。この萌芽的な英雄ファンタジーの展開が、私の頭の中をかすめたのだろう。このような即興劇の中では、頭より先に反応せざるをえない。それは、スポーツに似ている。例えば、相撲や柔道では、頭で考えてから技を出していたのでは、タイミングがずれてしまう。後々振り返るならば、この反応には、英雄的セラピスト像への同一化願望や、彼の中の英雄的自我に働きかけたいという願望の跡をみることができる。そして、このような私の姿勢が、彼との心理療法の展開に影響を与えただろうし、そこに限界を作っていたのだろう）。

このような私の反応（彼の挑戦に対する受け止め方）に対して、彼は即座に滑り台の上で横臥した。そして、「勇者は寝ている。お姉さんに目薬をさしてもらえれば、起きられる」と応えた。私が《お姉さん》の役割をとることが自然な流れであり、私は勇者に目薬をさす立場に置かれた。悪いことに、勇者の周りには高圧電流が流れている。お姉さんは、容易には勇者に近づくことができない。その電流を断ち切るためには、《緑の剣》が必要である。そして、その剣を入手するためには、強敵をたおさなければならない（という物語を彼は作る。同時に、彼は敵役を演じて私と戦った）。《緑の剣》の他に、《地図》と《玉》も必要である、と判明する（さながら、三種の神器のようである）。お姉さんは、激しい戦いを経てそれらをひとつずつ集めていった。私たちは、彼の物語を真剣に演じた。演じると同時並行に、彼の物語は紡ぎ出されていった。結局、お姉さんは、水を満たした箱にビー玉を集め、勇者の下にやっとの思いでたどり着いた。勇者は、水の中からビー玉を一つ取り出して、その中を静かに覗き込んだ。それから、お姉さんにもビー玉の中を覗き込ませた。この儀式的遊びを終えると、勇者は「治り」、帰っていった。と思ったら、起きたばかりの勇者が歩きながら眠りこけてしまっているではないか！　そこで、お姉さんは玉をかざして玉越しに勇者を覗いた。すると、勇者は再び覚醒することができた。ここで、彼は、「お姉さん」としてではなくセラピスト（筆者自身）を呼びよせた。そして、私たちが今まさに演じたばかりの物語をもう一度最初から語り直すことを求めた（さながら、今日のセッションの復習をさせられているようであった）。彼の振る舞いは老師のようであったし、私は入門者のような立場をとらされていた。そして、この復習課題をパスすることがとても大切であることは、彼の真剣な態度からよく分かった。緊迫感に包まれた中で私はなんとかこの課題をやりおおせた。すると、彼は私に《風神の玉》を授けてくれた。そして、「この玉があればいつでも勇者を呼ぶことができる。しかし、同時に竜も呼び出される」と忠告し、「濡れたビー玉の雫を拭き取れば、元の世界に戻れる」と宣言した。その言葉に、私も少しホッとしてビー玉を拭いていると、勇者の体が石のように固まり「溶岩」の中へとズルズルと落ちかかっているではないか！　私は、大急ぎで玉をかざして、勇者を玉越しに覗いた。すると、勇者は体が動くようになりやっと帰っていったのである。

フロイトは、「詩人と空想すること」［Freud,S., 1908］の中で、遊んでいる子どもが自分の世界を作り出すことと小説家が物語の世界を紡ぎ出すこととの共通性について議論している。小説家は自分の自我をいくつかの部分自我に分割し、自分自身の内的世界に存在する矛盾をいくつかに分けて人格化させる。そして、この自我分裂は正常な子どもが誰でも遊びの中で経験するものである、と指摘している。D男との一連の遊びの中にも、この自我分裂はみごとに描き出された。遊戯室の中のD男は、彼自身であり、遊戯室を火の海に落とし込む人物であり、寝むれる勇者であり、勇者の覚醒を妨害する人物であり、最後には老師的人物でもあった。これらの人物たちが、彼の内界には生きている。そして、彼は、それぞれの役割を自在に演じ分けた。一方、私は、彼のセラピストであり、お姉さんであり、入門者であった。私が演じた人物たちもまた、彼の内界の住人たちである。このような自我分裂は、フロイト［1940］が狼男の研究の中で見出した心理的過程である。そこでは、二つの対立する自我状態が並存している。今日、《分裂》は、境界例の心理過程を特徴づけるメカニズムとして重視されている。原始的防衛機制としての分裂は、自我が部分自我へと分割されるだけではない。自我分裂に呼応する形で内的対象も分裂し、部分自我と部分対象のペアはそれぞれ分裂した対象関係を営む。遊戯療法の実践者は、遊びという道具立てを心理療法的関係の媒介として利用するが故に、《分裂》を目の当たりにし、直に触れやすい立場にいる。

境界例の心的過程における《分裂》は、《投影同一化》との組み合わせで機能する。投影同一化もまた、境界例の心的過程を特徴づける重要なメカニズムである。防衛機制としての投影同一化は実に様々な形で理解されてきたが、小此木［1990］は、投影同一化の本質を《自分の内的葛藤を処理するのに都合のよい外的現実を作り出すこと》と端的に要約している。このメカニズムの働きによって、境界例における外的現実（いわゆる「現実世界」の出来事）と内的現実（ファンタジー世界の出来事）の兼ね合いは、独自な様相を呈する。この様相を、精神病圏と神経症圏の場合と比較してみよう。フロイト［1924］によれば、精神病圏の場合、外的現実は否認されて内的現実一色になる。そして、失われた外的現実との結びつきを回復しようとする努力によって、幻覚・妄想などの精神病症状が形成される。一方、神経症圏の場合、外的現実はきっちりと現実吟味されており、葛藤は主に抑圧によって内的現実の中で処理される。ただし、処理し切れなかった一部が、神経症症状という形で外的現実の中に回帰してくる。境界例の場合、精神病圏のように現実吟味を失うことはない。しかし、葛藤は内的現実の中で処理されない。それは、葛藤に見合うものを外的現実の中に作り出すという形で処理される（この処理の仕方こそ、投影性同一化のメカニズムである）。もちろん、境界例のクライエントの人間関係は混沌とすることになる。結果として、そのような人間関係は新たな問題とならざるをえない。このような形で問題が生じることが、境界例的症状なのである。

遊びの中では、このような投影同一化が分かりやすい形で表現される。フロイト[1908]は、遊びの特徴を二つ挙げている。①想像上の対象や状況を現実（目に見え、手に触れることのできる事物）に《仮託》すること、それでいて、②遊びの世界と現実がはっきり区別されていることである。前述の通り、遊戯療法の中で展開したファンタジーは、D男の内的現実の中に実在する状況をドラマ化しており、ファンタジーの登場人物は彼の部分自我あるいは内的対象たちを表していた（ここには、《分裂》のメカニズムが働いている）。そして、D男の内的現実における葛藤は、ドラマの登場人物の間の葛藤として演じられた。遊戯療法の場合、外的現実としてのセラピストが直にそのドラマに参加し、そのファンタジーをクライエントと共に演じる。D男との遊びには、常に緊迫感があった。私たちはとても真剣であった。それがファンタジーの中での出来事であるにもかかわらず、一つ一つに大変な切実さが感じられた。フロイトは、「遊びの反対は、真剣ではない」と指摘し、子どもが遊びの世界を真剣に生きることを強調している。私は、負わされた役割を通してD男の内的現実を真剣に生きた。クライエントの内的葛藤が、セラピストとクライエントという生身の人間関係（それは、目に見えて手に触れることのできる外的現実である）において生きられることこそ、《投影同一化》のメカニズムである。フロイト流に言えば、

D男の内的現実は遊戯室の現実（セラピストを含む）に《仮託》されたのである。しかし、《現実世界》の現実と《遊びの世界》の現実が混同されることはなかった。その点で、現実吟味は少しも侵されていなかった。遊戯療法において、セラピストがこのような形でファンタジーの中に参入することは、分裂と投影同一化の錯綜する《現実》の中に身を置くことを意味している。それは、クライエントの内的現実をセラピストが分かち合うことであり、その《現実》の重みを担うことでもある。

セラピストが上述のような《現実》の中に身を置き、それを分かち合うことは、転移現象と密接な関連性がある。例えば、サンドラーら［Sandler, Dare & Holder, 1973］は、転移概念を様々な角度から検討した結果、早期の対象や状況の反復と見合う状況を無意識的にではあるがたくみに作り出すクライエント側の心理作用を転移概念の一側面に含めている。クライエントの内的状況に見合った外的状況を作り出す心理作用とは、分裂と組み合わされた《投影同一化》のメカニズムに他ならないだろう。心理療法的人間関係の中で、クライエントの内界に閉じ込められていたものは、おずおずと解凍される。それは、クライエントがそれまで見ることも触ることもできなかったものである。フロイト［1905］は、「デーモンと戦うためには、まずデーモンを呼び出さなければならない」と指摘している（解凍されたデーモンは、目に見え手に触れることができる現実に《仮託》されなければならない、と言い換えることもできるだろう）。しかし、この解凍作業は、間違いなく危険な作業である。フロイトがドラ症例において体験したように、デーモンとの戦いを無傷でやり抜くことは極めて難しいことなのである。フロイト［1914］は、転移とは《遊び場》

のようなものである、とも指摘している（［土居、1997］を参照）。心理療法とは、クライエントの心の深みに隠れている病的な衝動が、その《遊び場》の中に自由に表現される過程である。転移という心理療法につき物の遊び場の中で、クライエントの内的世界がクライエントとセラピストによって演じられること（あるいは、遊ばれること）は、なにも境界例の心理療法に限られたことではない。ただ、境界例の心理療法は、転移における遊びの側面を拡大して見せてくれるのである。

4　融解か、壊死か

前節では、主に《分裂と投影同一化》の視点から遊びの形式面について議論した。今度は、遊びの内容面についてとりあげたい。まず、D男の遊びに表現された不安の特徴から検討していこう。彼の物語の中で、《勇者》は繰り返し体が動かなくなってしまった（これは、前述したドッジボール遊びの中に先取りされている。私が彼の波長に同期できなかった時、彼の体は壁にはめ込まれて、あたかも石のように動かなくなってしまった）。勇者が覚醒するためには、《お姉さん》に《玉》を通して見てもらわなければならなかった。《お姉さん》の眼差しによって、勇者の失われた魂が体に回帰したのである。レイン*［Laing, 1960］は、人間の存在の出発点は母の情愛のこもった目で見守られている人間として自分を体験することにある、と指摘している。勇者は、当初は目薬を差してもらうという設定

レイン（Ronald Laing）
　イギリスで活躍した精神分析家である。彼は、統合失調症やシゾイドの精神病理学的解明に取り組み、『引き裂かれた自己』を著したことで知られている。イギリスでは豊かなシゾイド研究の蓄積があったため、アメリカほどには境界例という概念に振り回されない傾向がある。

であった。物語が膨らんでいく中で、水滴の落ちるビー玉を通して眺めるという形に発展する。したがって、眼差しは目薬の雫の改定版である。この二つは、母の乳房から滴り落ちるミルクのように心理的栄養に満ちた雫であったのだろう。

眼差しを巡る精神病理が様々な形で存在するのは、他者の眼差しの中に自己存在が出発するという仕組みに起因している。D男にとってこの眼差しを失うことは、自分の存在が失われることを意味していたのだろう。このような不安は、フロイトが神経症圏のクライエントたちとの臨床経験を土台にして見出したような不安（つまり、性欲と敵意、そして処罰への恐れなどによって構成される不安）とは、質的に異なるものである。DSMでは、「現実に、または想像の中で見捨てられることを避けようとする気違いじみた努力」が、境界例のチェック項目の筆頭に挙げられている。このような死に物狂いの努力を引き起こす原因は、自分の存在を失う不安にあるのだろう。そもそも、このファンタジーの展開は、差し迫ったセッションの休みが引き金になっていた。セッションの休みによって、セラピストの眼差しは失われる。それは、同時に彼の存在が失われることを意味する。彼の存在が失われれば、彼の生きている世界もまた消滅する。彼の存亡には、彼の世界の存亡がかかっている。この一大事は、遊戯室という世界の崩壊として遊ばれたのである。

このような世界の存亡の不安は、精神病圏の不安である。統合失調症のクライエントは、文字通り《統合》に失敗している。ウォーレス［1983］は、《統合》とは自他の分離した像を自己と世界の一体化したイメージによって結び合わせることを意味している、と指摘している。この統合の仕事には、二つの矛盾する側面がある。まず、我々は、自分と世界を分けることができなければならない。この分離に失敗した場合、自分の考えたことなのか、それとも《現実》に起きたことなのか、を区別できなくなる。一方、自分と世界とを結び合わせることに失敗したならば、私は私の世界を意味あるものとして生きていくことができなくなる。この自分と世界を分けてかつ結び合わせる仕事は、すべて人間に課せられている。この仕事に失敗した者が世界と関わろうとした場合、彼は世界の中に融解し自分を失ってしまうだろう。したがって、彼は融解の危険を避けて世界から離れざるをえない。その結果、自分だけの世界の住人になってしまうことすらある。しかし、みんなの世界とのつながりを失った自分だけの世界は枯れていき、しばしば壊死しかねない。壊死を恐れて世界に接近しようとするならば、再び融解の危険に曝されることになる。融解か、壊死か、という課題を乗り越える仕事は、スキュラとカリュブデスの間の危険を通り抜けることに似た英雄的仕事なのである。

勇者のファンタジーは、その後のセッションでも繰り返し演じられた。一方、ボール遊びも最後の最後まで平行して行われた。このファンタジーの展開は、ボール遊びを通した関係形成と関係確認を土台としていたのである。そして、その物語は、純正の彼の物語であるとは言えない。前述した通り私のファンタジーもまたそこに関与しているからである。しかし、私のファンタジーは、私が彼のファンタジーをどう受け止めてどう返したのかという形でもある。彼と私の演じた物語は、私たちの出会い（ミート）によって生まれたファンタジーであり、正確には彼と私の間に生じたものである。その後、彼の物語は、《光の剣》を求める勇者の旅物語へと発展していった。この旅を通して勇者自身も成長していった。そして最後に私たちは、「本当の勇者だけが引き抜ける」と伝えられる光の剣が突き立てられた場所まで辿りついた。剣は勇者によって引き抜かれ、暗黒の世界は光に照らされた。このくだりが、彼と私の織り成した物語のクライマックスであった。

ユング［Jung & Kerenyi, 1951］は、D男の物語に描き出されたような《英雄の旅》の神話的イメージを詳細に検討し、「英雄の第一の仕事は、暗黒の怪物を退治することである」と指摘している。彼によると、昼と光は意識と同義語であり、夜と闇は無意識と同義語であるから、英雄の勝利は無意識に対する意識の勝利を象徴している。このような象徴的理解は、自我発達という角度から再検討の試みがなされている。ユング派分析家のサミュエルズ*の展望［Samuels, 1985］によれば、英雄の旅路は自我発達の軌跡を意味しており、旅の第一の目的は母親から自分を切り離すことにある。《自分と世界を分ける仕事》は、母親との具体的人間関係を通して成し遂げられるものである。子どもにとっては、まず母親が《世界》だからである。例えば、エリクソン［1950］は、母親の顔に手を伸ばし鼻や口に指を突っ込み探索することが地理学の起源である、と指摘している。母親から分離するためには、英雄は竜や怪物と戦って勝利しなければならない。ユング［1952］は、「自分自身を母親から切り離そうとする者は、誰でも、母親の元に戻ることを熱望している」と指摘している。母親の元に戻ることは、それまで積み上げてきた自我発達を手放すことを意味する。したがって、英雄的自我からみれば、母親は恐ろしい怪物として象徴的に体験される。怪物との戦いは、「母親の元に戻りたい」という自分自身の願望との戦いであるとも言えるだろう。

サミュエルズ（Andrew Samuels）
ロンドンで活躍しているユング派分析家である。ユング心理学の基本概念を広く展望した『ユングとポストユンギアン』を著したことで知られている。これまでにも、度々、来日している。イギリスのユング派は、対象関係論との密接な交流をもっていることに特徴がある。技法的にも、彼はカウチを使用している。

英雄の旅のもう一つの目的は、自我が母親から切り離されたことによって失われたバランスを回復することである。前述した通り、私たちは、自分と世界を分ける仕事と同時に自分と世界を結び合わせる仕事もしなければならない。英雄神話において、この結び合わせる仕事は、お姫様や宝を獲得するというイメージで描かれている。竜の元から奪還した宝やお姫様は、潜在的には母性的要素を秘めている。D男にとって《玉》は、母親の分身であり、母親の共感的まなざしであった。また、彼が警告しているように、玉には竜を呼び出す危険性も孕《はら》んでいた。一方、《お姉さん》もいずれは子どもを産んで母になるのだから、竜の前駆体とも言えるだろう。D男の物語では、母性の二面性は分裂して描き出されている。一方は、玉を持ったお姉さんであり、もう一方は、世界を破壊し勇者の覚醒を妨害する者たちと竜である。《自分と世界を分けて、かつ結び合わせる仕事》には、上述したように《融解か、壊死か》という危険性を孕んでいる。境界例のクライエントは、この二つの危険を《良い》と《悪い》に分けることで処理しようとする。つまり、融合的母子関係にいつまでも留まろうとする対象関係と、分離した恐ろしい母子対象関係の二つに分ける。そして、この二つの対象関係を同時に持とうとする（あるいは、交互に持とうとする）。母親との良い関係を保護するために、母の本質的にもっている二面性を分割して、《良い母親と良い自分の関係》を《悪い母親と悪い自分の関係》から守ろうとするのである。ウィニコット* [Winnicott, 1971] は、境界例とは、①その核心は精神病的であるが、②その中心にある精神病的不安が生の形では突出せずに神経症的な形で表れるものである、と簡潔に定義している。《融解か、壊死か》という精神病的不安に直面した時に、精

ウィニコット（D. W. Winnicott）
ロンドンで活躍した精神分析家で、小児科医でもある。クラインから児童分析のトレーニングを受け、児童臨床に多くの貢献を残した。日本でも、広く受け入れられている。彼は、クラインの死の本能論からは距離をとり、母性的環境の大切さを強調した。「移行対象」という概念を提唱したことで知られている。↓
44ページ。

神病者のように解体することもなく、一人だけの世界に引きこもることもなく、《分裂》によって危機を乗り切ろうとするところに境界例の特徴がある(もちろん、この分裂によって、境界例の対人関係はズタズタになるのであるが)。前述の通り、遊戯療法という道具立ては、このような自我の分裂と対象の分裂を浮き彫りにしてくれる。

カーンバーグ*やマスターソンのような今日の代表的な境界例研究者は、マーラーの発達段階論に依拠しつつ、母との分離の葛藤が著しく顕在化する再接近期に境界例の固着点があると見ている（[成田、1991] を参照)。生後三年目に入ると、通常、再接近期葛藤は乗り越えられるものとされてきた。しかし、小此木 [1985／2002] は、このような個体化の確立は、理論的に想定されているだけではないか、という問題提起をしている。彼によると、①失われた母親との共生的融合に回帰する運動と離脱を目指す運動とはライフサイクル全体において反復交代するものであり、②この二つの運動をいかに統合するかという課題は、人間に与えられた人生の課題であって、再接近期だけに限らない。境界例の母親をめぐる対象関係の分裂は、このような人間に負わされた基本的課題を拡大してみせてくれているのである。

カーンバーグ (Kernberg)
→44ページ。

5 心理療法的病理

境界例は秩序破壊的な側面を持っている。それは、診断分類体系という秩序からはみ出すという形で表れることもあれば、治療構造という秩序を破壊するという形で表れてくることもある。しかし、そもそも心理療法も脱秩序的側面を持っている。正常は一つの秩序であるが、この世に形をなした病もまたもう一つの秩序である（一方はいわゆる《健康》なバランスをもった秩序であり、他方は病んだバランスを孕んだ秩序である）。この二つの秩序の間を移動しようとするならば、そこには脱秩序状況が発生せざるを得ない。心理療法空間は、必然的に脱秩序的特徴を持っている。その上、遊戯療法の場合、《遊び》という道具立てそのものが、秩序破壊的側面を持っている。例えば、サミュエルズ［1985］は、「遊びの本質は、自我のルールが破られることにある。つまり、カテゴリーの違い、位階秩序、現実、正常性、礼儀作法、明白さなどと言ったものがすべて捨て去られる」と指摘している。上手く運べば、矛盾や対立物を共存させたり、一致させたりすることができる。悪くすれば、混同、混交、カオスである。幸いにも、D男は、遊戯療法の中で充分にファンタジーの世界を展開することができた。そして、自分の物語を演じ終え、遊戯療法の空間から去っていった［篠原、2001］。クライエントは、満足のいく結末を迎えるか否かを問わず、いずれは心理療法空間を去る。一人そこに残されるのは、セラピストである。このセラピストこそ境界人であり、もっとも《境界》的な存在である。境界例の心理療法は、心理療法とセラピストに内在する《境界性》を拡大して見せてくれる。本稿において、筆者は、境界例の心理療法が《受容と共感》、《転移》、《統合》などの心理療法の極めて基本的テーマを浮き彫りにするということを強調してきた。ウォーレスの指摘した逆説（境界例は心理療法で治療することが最も難しいにもかかわらず、心理療法が唯一の希望である）は、境界例は極めて心理療法的病理であり、境界例によって心理療法の本質が厳しく問われる、ということを意味している。境界例が医原性（正確には、心理療法原性）であるかもしれない、という議論が生じる由縁もそのあたりにあるのだろう。

（篠原道夫）

引用・参考文献

American Psychiatric Association 1994 *Diagnostic and Statistical Manual of Mental Disorders.* 4 th ed.（高橋三郎・大野 裕・染矢俊幸（訳）1996 『ＤＳＭ―Ⅳ 精神疾患の診断・統計マニュアル』医学書院）

土居健郎 1997『「甘え」理論と精神分析療法』金剛出版

Erikson,E.H. 1950／1963 *Childhood and Society.*Norton.（仁科弥生（訳）1977『幼児期と社会１』みすず書房）

Freud,A. 1965 *Normality and Pathology in Childhood : Assessments.* International University Press.（黒丸正四郎・中野良平（共訳）1981『児童期の正常と異常』岩崎学術出版社）

Freud,S. 1905 Bruchstück einer Hysterie-Analyse. *G.W.* 5. Fisher Verlag.（細木照敏・飯田 真（共訳）1969「あるヒステリー患者の分析の断片」『フロイト著作集第５巻』人文書院 276-366p.）

Freud,S. 1908 Der Dichter und Phantasieren. *G.W.* 7.（高橋義孝（訳）1969 「詩人と空想すること」『フロイト著作集第３巻』人文書院 81-89p.）

Freud,S. 1914 Erinnern,Wiederholen und Durcharbeiten. *G.W.* 10.（小此木啓吾（訳）1969 「想起、反復、徹底操作」『フロイト著作集第６巻』人文書院 49-58p.）

Freud,S. 1924 Der Realitatsverlust bei Neurose und Psychose. *G.W.* 8.（井村恒郎（訳）1969「神経症および精神病における現実の喪失」『フロイト著作集第6巻』人文書院 316-319p.）
Freud,S. 1940 Die Ichspaltung im Abwehrvorgang. *G.W.* 17.（小此木啓吾（訳）1983「防衛過程における自我の分裂」『フロイト著作集　第9巻』人文書院 152-155p.）
Jung,C.G. 1952 *Symbole der Wandlung.* Rascher Verlag.（野村美紀子（訳）1985／1992『変容の象徴』下巻　ちくま学芸文庫）
Jung,C.G. 1961／1963 *Memories,Dreams,Reflections.* Pantheon Books.（河合隼雄・藤縄 昭・出井淑子（訳）1972『ユング自伝1』みすず書房）
Jung,C.G. und Kerenyi,K. 1951 *Einfuhrung in das Wesen der Mythologie.* Rhein Verlag.（林道義（訳）1983「童児元型」『続・元型論』　紀伊國屋書店）
Laing,R.D. 1960 *The Divided Self.* Tavistock Publications.（坂本健二・志貴春彦・笠原 嘉（共訳）1971『引き裂かれた自己』みすず書房）
中井久夫　1983／2001『治療文化論』岩波現代文庫
成田善弘　1991「境界例が精神医学に問いかけるもの」『こころの科学』第26巻 30-35p.
小此木啓吾　1985／2002　『現代の精神分析』講談社学術文庫
小此木啓吾　1990「境界パーソナリティーと現代の人間像」『イマーゴ』第1巻10号 40-55p.
Pine,F. 1985 *Developmental Theory and Clinical Process.* Yale University Press.（斎藤久美子・水田一郎（監訳）1993『臨床過程と発達②』岩崎学術出版社）
Rinsley,D. 1980 *Treatment of the Severely Disturbed Adolescent.* Jason Aronson.（岡部祥平・馬場謙一・奥村茉莉子・鍋田恭孝・溝口純二（訳）1986『思春期病棟・理論と臨床』有斐閣）
Rosenfeld,S. & Sprince,M.P. 1963 An attempt to formulate the meaning of the concept "borderline". *Psychoanalytic Study of the Child*,18,603-635.

Samuels,A. 1985 *Jung and the Post-Jungians.* Routledge&Kegan Paul Ltd.（村本詔司・村本邦子（共訳）1990『ユングとポスト・ユンギアン』創元社）

Sandler,J.,Dare,C.& Holder,A. 1973 *The Patient and the Analyst.* George Allen & Unwin Ltd.（前田重治（監訳）1980『患者と分析家』誠信書房）

篠原道夫 2001「英雄ファンタジーと遊戯空間」『箱庭療法学研究』第14巻1号 17-32p.

高石浩一 1994「繰り返される「器質感」をめぐって」『別冊発達』第18号 37-44p.

Wallace,E. 1983 *Dynamic Psychiatry in Theory and Practice.* Lea&Febiger.（馬場謙一（監訳）1996『力動精神医学の理論と実際』医学書院）

Winnicott,D.W. 1971 *Playing and Reality.* Tavistock Publications.（橋本雅雄（訳）1979『遊ぶことと現実』岩崎学術出版社）

第9章　境界状態と死

筆者が主として仕事をしているのは、大学病院の小児科である。DSM—Ⅳによれば境界性パーソナリティ障害という診断は一八歳以上の人につけられるものであるから、子どもには境界性パーソナリティ障害は存在しない。そこで、今回は、筆者の出会った子どもたちの世界の境界性について触れ、そこにセラピストとしてどう関わるかについて考察してみたいと思う。

小児病棟では、生と死のボーダーラインにおかれた子どもたちとその家族に出会う。問題が生じた子どもたちに臨床心理士の関与が期待されるのは、死が意識的、無意識的に大きな影響を与える時と、その状態から少し脱することができて、どこか少しほっとした時に多いように思われる。

1　小児病棟における境界性

〝死〟が人間の意識に大きな影響を与えている時は、ある意味で非日常的空間／時間であると言える。死の不安、恐怖というものは、比較のできないものである。大人の方が不安であるとか、子どもの方が不安であるとか言うことはできないように思う。とにかくそれは「ありえない！」ことであり、体に収まりきれないほどの不安である。

多くの子どもは、有無をいわさず、突然日常的な環境から引き離されて、小児病棟という非日常的な空間の中に入れられるのである。「拉致されてきました」と、入院時の状況と気持ちについて語ってくれた子どももいる。免疫疾患や小児がんの子どもたちは、ベッドから降りることも許されない時期がしばしばあり、一種の拘禁状態が反応をひき起こすこともあるし、治療自体が苦痛を伴うことも多い。医療スタッフは、一定のプロトコル（手続き）に従って手早く処置を行っていくが、子どもたちや家族は、その状況に投げ込まれて、「とにかく体の方はお任せします」といった感じで、心の方は一部麻痺したような状態のまま経過していく。

そこは、これまで子どもたちが大事にしてきたもの、例えば友人関係とか、クラブ活動とか、生徒会の活動とか、お稽古ごととか、そのようなことが意味を持たない世界である。検査データの数字がとても大きな意味を持ち、皆がそれに一喜一憂する。病院は人を〝ヒト〟として扱い、個性を認めにくい場所であるというイメージも、〝死〟というものが持つ平等性と関連があるようにも感じられる。

2　不安期

(1)　死への不安

「病院に入院したのに、どうして良くならないの？　このまま死んじゃうの？」と訴えてくる子どももいる。子どものそれまでの経験からすれば、病院に行くということは、病気が良くなり、楽になることである。しかし、病院に来ても期待するほど楽にはならないということを経験するのは、とても不安なのであろう。

また、現在は、治療のスケジュールや見通しについて主治医はその都度説明をしてくれるが、大人の時間感覚と子どもの時間感覚はかなり異なっている。子どもにとっては一ヶ月先というのは堪え難いほど長く果てしない時間であり、六ヶ月先というのは、見当もつかないほど先の話である。さらに一年先というのは、来るかどうかも確かでないほど先の未来の話なのである。

小児病棟では、時折「夜が怖い」と不安を訴える子どもがいる。「夜眠ると、そのまま目が覚めなくなっちゃうんじゃないかなと思って、怖くなる」「だから、眠らないようにしているけど、すうっと眠くなってくると、とても怖い」と話してくれる子どももいる。その都度、看護スタッフを呼んで大泣きする子どもや、腹痛を訴える子どももいる。子どもの感じている不安を理解したり、聞き取るには、年齢に応じた子どもの外界の捉え方をふまえた上で、うまく言語化のできない子どもの断片的な表現に注意しながら話をつないでいく必要があるだろう。

(2) 不安と解離

死への不安は、子供たちにどのような行動を促すであろうか、いくつか例を挙げてみよう。

・病棟のプレイルームにおいてある玩具や本に、自分の名前をマジックで書き続けた子どもがいた。いくら叱られてもやめることができず、臨床心理士の介入となった。

・看護師が入室すると、顔に白い布をかけておどけて見せる子ども。告知もすでに受けており、自分がかなり厳しい状態であることを知った上での行動に、治療スタッフは戸惑いを強く訴えていた。

・日中は医療スタッフの指示を良く守り、非常に聞き分けが良くニコニコしている子どもであるが、夜になると「子どもたちが集団自殺をする」といった怖い夢に脅かされていた。

これらは、「死ぬのではないか」ということが心配ではあるものの、それをうまく意識化したり言葉にすることができなかったり、あまりにも怖いので意識化したくなかったりした子どもたちの行動であると考えることができる。

(3) 不安について語ること

それでは、そのような問題行動と関わるためにはどのような方策が考えられるであろうか。

意識化されない、あるいは意識化できない不安が行動化を引き起こす時、通常はその不安の意識化を目指すことになる。回復の見込みのかなり高い子どもについては、遊びや絵画や箱庭等を用いた関わりを行っていき、最終的には不安について話をすることが目標となる。名前を書き続けた子どもは、「死んでしまうのではないか」という不安について話し合うことができると、問題行動は収まった。

しかしながら、ターミナル（末期）の状態にある子ども、回復の可能性がほとんど望めない子どもが、不安について語るか語らないかは、本人次第である。一人称の〝死〟という、個人のもっとも内奥に存するデリケートな問題に関しては、他人が無遠慮に踏み込むことは許されない。その問題にセラピストがどの程度関わることを認めるのかは、クライエント以外にはあり得ない。「招かれるかどうか」の問題であると言い換えることもできるだろう。顔に白い布をかけていた子どもも、「集団自殺をする」夢を見ていた子どもも、ターミナルの子どもであり、それから間もなく亡くなった。このような時には、セラピストはただ、時間をきめてそばに座って、クライエントが話してくる話を聴いているだけである。しかし、「不安だ」という話はできなくても、〝病院からいなくなった友達の話（退院した友達とは、明らかに区別して話していた）〟をしきりにした子どももいるし、「私、高いところが好きなの。空が飛びたいくらい。でもお父さんは怖いって言うの。変だよね」という話をしてくれた子どももいる。自分の将来の夢ややりたいことについて語る子どももいる。セラピストには聴くことしかできないが、クライエントが話すことによって、少しでも内的に体験してくれたらいい、と願いながら聴くのである。

中学生男子のAは、セラピストが訪室した際に、壁にかかった甚平の背中に縫い取られた竜を見せて「先生、なぜ竜だか知ってる?」「竜はさ、死なないからだよ」「おれさ、このまま死んじゃうのかな、って思うと、気が狂いそうになる」「おれさ、結構ワルだったんだよ。かっこ良かったんだぜ。もてたし。先生に見せたかったな。*でも、もし生きられたら、医者になりたいな。医者になってここの病院に戻ってきたい。そうしたら先生、一緒に仕事ができるね。まじめにがんばればさ、病気なおるかな。なぜこんなになっちゃったのかな。ちきしょう!」と漏らした。Aは、時として不安に押しつぶされそうになったり、時として希望に胸を膨らませたりしながら、いきいきと率直に語ってくれた。いったん寛解状態になって、セラピストの勤務する病院では受けられない治療を受けるために転院したが、病気の再発の方が早く、亡くなってしまった。

(4) 不安を超えて

死を前にして新しい可能性を展開させる子どももいる。

盲学校高等部に所属し、知的障害のある染色体異常の男子生徒Bが入院していた。病気

* 治療の副作用による脱毛と、満月様顔貌が認められていた。思春期の、自分の容貌が気になる時期の子どもには、そのこともたいへん辛いことである。

や障害を持って生まれたBをおいて、生後間もなく母親は出奔してしまっていた。父親と祖父母、それからBにとっては義母にあたる人が、献身的にBの養育にあたっていた。しかしながら極度の弱視とおそらくは不安のため、看護師の顔や腕をなで回したがることが、問題になっていた。特に若い看護師の肌を「気持ちがいい」といってさわりたがった。

Bの最大の楽しみは、「楽器屋さんにいって、おいてあるキーボードをさわって、いろいろな音を出すこと」とのことだったが、病棟では大きな音を出すことは難しく、また小さな子ども用の玩具のキーボードしかなかった。目の不自由なBにとって触覚や聴覚による快さを求めることはしごくもっともなことであり、彼なりの不安に対する対処法だろうと考えられたが、ラジオやCDを聴くといった受身的な対処法ではなく、何かもっとコミットできるものはないだろうかと考えていた頃、Bは大好きな「どうぶつの森」というカードゲームについて話をしてくれるようになった。そうこうするうちに、Bは絵を描き始めるようになった。目が悪いので、ほとんど紙に目を付けるようにして色鉛筆で描いていった。「どうぶつの森」に着想を得た、動物を擬人化したもので、それぞれの動物にははっきりした個性とストーリーがあり、言われなければ、目が悪いとはわからないほど、それぞれの動物の個性が絵に現れていた。はじめは恥ずかしがっていたBであったが、次第に皆に自分の作品を見せるようになっていった。皆が彼の絵に驚き、喜ぶのを見て、Bも非常に満足そうであった。Bの作る作品にたいへん心を動かされたセラピストは、せっかくできてきたお話を、絵本かアニメのようにすることができないかと考えていた最中に、Bは急逝してしまった。

3 身体的危機の後の心理的危機

(1) 一時的な失望から混乱したケース

身体的な危機状態を乗り越えた後で、激しい心理的危機に襲われる子どもも少なくない。骨髄移植を受けた子どもが、無菌室を出られるようになった後、一般の個室に移ったところで医療スタッフを振り回すようになった事例を何例か紹介する。

小学校低学年男子のCは、家族ぐるみで極めて意欲的、協力的に骨髄移植に取り組んだ。「早く治して、家に帰って、学校に行くんだ」「またサッカーをやれるようになりたい」と、はじめのうちは辛い処置も積極的に受けていた。しかしながら、無菌室を出て、個室に移ってからは、拒薬をしたり、指示に従わなかったりして医療スタッフを困らせるようになった。「お薬をちゃんと飲めるようになったらお家に帰れるのだから」と医療スタッフや母親が説明しても、頑として薬を飲まなかった。

セラピストが訪室し話をしてみると、移植をすれば治ると思っていたのが、本人が思うようには早く良くならず、医療スタッフや親に対する不信感や失望を感じていたこと、本人なりにもう十分がんばってきたのに、まだまだがんばれと言われて嫌になってしまったことがうかがえ、また、それらのことが、自分に対する不信感にもつながっているように感じられた。また母親の不安も大きいようだったので、セラピストは母親とも積極的に話をする時間を設けるように心がけた。

十分にがんばっているCを、本人も納得がいくように褒めること、なおかつどこまでがんばればいいのか見通しが持てるように、クーポンシステム*を導入することにした。看護スタッフがポケモンの絵の表を作ってくれて、Cのがんばりが目に見えるようにすると、Cは驚くほど落ち着いた。また、一人で遊ぶことが多かったCに対し、対戦して遊ぶ「海賊の法則」などのゲームを導入すると、小学生の男の子らしい負けん気を示し、生き生きとしてきた。Cは、入室する医療スタッフを捕まえては対戦を挑むようになり、腕をあげ、自信を取り戻していったように思われた。このことは、入院生活と病気とその治療という非常事態に脅かされたCの世界の回復でもあるように感じられた。

(2) 環境の問題が大きく関与しているケース

次に紹介するのはもっと難しく、複雑なケースである。中学生女子Dは、実母と社会人の兄と実母の内縁の夫との四人家族である。専業主婦である母親は「忙しい」と来院も在室時間も少なく、Dは着替えにも事欠くことがあったが、母親の言いつけにはどんなことにも逆らわず、医療スタッフに対しても長い間、従順で良い子の側面を見せていた。実父がドナーとなっての骨髄移植の際にも、実母は一晩だけ病院に泊まったものの、眠らずに付き添っている医療スタッフのそばでほとんどずっと眠っており、その後も一日一〇分ほど顔を出すか出さないか、という毎日が続いていた。個室に移ってからは、なにかと用事

クーポンシステム
簡単な目標を定めてそれが達成できた時にクーポン券やシールなどがもらえ、それが規定の枚数に達するとごほうび（例えば「公園に連れていってもらえる」「大好きなハンバーガーチェーン店に連れていってもらえる」など）をもらえるシステム。子どもにとってほんの少しの努力で達成できる目標で、しばしばほめてもらえることが大切。ごほうびも日常生活の中のちょっとした「いいこと」であることが望ましい。

を理由に来院しない日も多くなった。

なかなか来院しない実母に対し、医療スタッフが少し厳しく指導したことと時を同じくして、たがが外れたようにDの問題行動と、家族からの医療スタッフに対する攻撃が始まった。皮膚炎に対して薬を塗布しなければならないが、「痛い」と大騒ぎとなり、一回の塗布に三時間以上かかる。排便の時も大騒ぎをし、自分で拭くこともできず看護師に依頼するが、それにも三〇分かかり、「なんでそんなこともできないの」「下手」「バカ」とののしる。

検温や清拭、服薬といったことも看護師が行った時にはできず、「あっちいけ」「うざい」「しゃべるな」「入ってくるな」「あんたなんかきらいっていったでしょ！　担当外してもらって！！！」と。しかし、清拭等、自分がしてほしい時に呼びつけて「なんでさっさとしないの」「やってっていったでしょ。あんたが聴いていないのがわるい」とわめきちらす。次第に看護師に対して、殴ったり蹴飛ばしたりも始まる。家族に協力を求めると、「そんなのは私の仕事じゃない」「呼んでもすぐに対応しないのは怠慢じゃないか」「患者の虐待である」と病院長に何度も電話を入れるのである。

そんな状態でもDは実母の言うことだけは良くきき、勉強が嫌いにも関わらず、実母に「勉強しなさい」と言われれば、毎日勉強に取り組んでいた。セラピストと一緒に作ったビーズを母親が褒めたり興味を示せば、次の回には必死で、できるだけ多くの作品を作って家族に贈ろうと試みていた。

この親子関係を間近に見ていた小児科医の中には、「Dは被虐待児なのではないか？」

という疑問を持つ人もいた。Dの親は、医療スタッフにいくら止められても、高度な糖尿病の状態を併発しているDに対して、食べ物の差し入れをやめようとしなかった。「Dの問題行動は、病院での虐待によって生じたPTSDである」と実母と義父が訴えるので、病棟では念のため、精神科医にも介入を依頼した。診断は「もともと強迫的なところに拘禁状況が加わったために生じた状態。制約がゆるくなってきているので経過観察でいいでしょう」とのことだった。

セラピストには、Dの中で母親イメージが分裂し、良い母親イメージのみを実母に投影し、悪い母親イメージを看護スタッフに投影しているように感じられた。そして、Dが必死にしがみつこうとする良い母親イメージを投影されている実母は、セラピストには、悪い母親―完全に子どもを虐待する母親であるとの印象を免れることはできなかった。その虐待のイメージとは、必要なもの（良いもの）を与えようとしないで、必要でないもの（悪いもの）を無理矢理に与え、代わりに多くの大切なものをDから奪いとっているというイメージであった。現実のDが太れば太るほど、Dはやせ細って暗く不機嫌になっていくように感じられたのである。

セラピストの心中には、Dと関われていないこと、Dにとってセラピストは単なる遊びの材料の運搬人か調達人にすぎないのではないかという思いが強くなっていった。「道具」ではなく「ひと」としてあつかってほしいと感じた時、セラピストの方もDと接する際に、「もの」に頼りすぎていることを強く意識した。「もの」を持たないで面接をすれば、Dに「役立たず」と思われるのではないか、という恐れが心の底にあることに気がついた。その一方で、いくら「もの」を持っていっても、Dの心理的飢餓感により貪り食われてしまい、Dは満足することはなさそうだということに、ある種の無力感と怒りを感じさせてもいることにも気がついた。

この関係は、「もの」を介在させることによって、その「もの」の陰に隠れているセラピストのあり方にも大きく起因しているのではないかと考えた。そこで、「もの」を持ち込むことを極力少なくし、やむを得ず持ち込んだ場合にも消耗品の補充はしばらくないこととした。

新しい材料が入らないことについて、Dは不満を漏らしたが、かえって会話は増していった。Dから受ける怖さ、セラピストの無力感はより直接的に感じることになった。しかし、Dは、実母に対する賛美だけでなく、寂しさについても語るようになっていった。

本当は、実母に対する怒りもあるのだろうと感じていたが、苦しんでいるDに付き添っていることもできず、逃げ出してしまったり眠りこんでいる実母を見ていると、Dの怒りを受け止める容器にはなり得ないし、外泊や退院で実母に頼らざるを得ない現実も明らかなので、しばらくそのあたりの問題は棚上げせざるを得ないのだろうと感じられた。その後、Dは次第に落ち着きを見せていった。

4 おわりに

かなり厳しい身体疾患や、治ることのない慢性疾患を抱えた子どもとその親に、臨床心理士として、あるいは心理療法家としてどうかかわることができるのか、筆者の試みはまだ始まったばかりである。この分野は、エッセイ的な文献や、HOW TO的な文献が多く、内的な考察を深めた論文は少ない。〝死〟というものが関わることが、それを困難にさせているのは明らかである。

筆者のこの論文も、アカデミックな水準までは到達していないが、これまでの経験をひとまずまとめさせていただいた。これを出発点に、もう少し理論的にも考察を加えていきたい。

（横山恭子）

参考文献

Renault. M. 2002 *Soins Palliatifs : Questions pour la Psychanalyse.* Éditions L'Harmattan.（加藤 誠（訳）2004『緩和ケア：精神分析になにができるか』 岩波書店）

Schwartz-Salant N. 1989 *The Borderline Personality : Vision and Healing.* Chiron Publications.（織田尚生（監訳） 1997 『境界例と想像力：現代分析心理学の技法』 金剛出版）

Turner V.W. 1969 *The Ritual Process : Structure and Anti-Structure.* Aldine Published Company. Chicago（冨倉光男（訳） 1976 『儀礼の過程』 思索社）

山中康裕・河合俊雄（編） 2005『心理療法と医学の接点』 創元社

【執筆者一覧】

◆第１章◆
織田尚生（おだ・たかお　東洋英和女学院大学人間科学部）
◆第２章◆
池上 司（いけがみ・つかさ　池上クリニック・カウンセリングオフィス）
◆第３章◆
吉田敦彦（よしだ・あつひこ　学習院大学名誉教授）
◆第４章◆
角藤比呂志（かくとう・ひろし　東洋英和女学院大学人間科学部）
◆第５章◆
田中信市（たなか・しんいち　東京国際大学臨床心理学研究科）
◆第６章◆
老松克博（おいまつ・かつひろ　大阪大学大学院人間科学研究科）
◆第７章◆
第１節　大住 誠（おおすみ・まこと
聖マリアンナ医科大学神経精神科学教室講師〈非常勤〉）
第２節　網谷由香利（あみや・ゆかり　佐倉心理療法研究所）
◆第８章◆
篠原道夫（しのはら・みちお　東洋英和女学院大学人間科学部）
◆第９章◆
横山恭子（よこやま・きょうこ　上智大学総合人間科学部）

◆シリーズ　こころとからだの処方箋◆　②

ボーダーラインの人々

——多様化する心の病——

二〇〇五年九月二十五日　第一版第一刷発行

著　者　織田尚生《おだたかお》ほか

編　者　織田尚生《おだたかお》（東洋英和女学院大学人間科学部人間科学科教授）

発行者　荒井秀夫

発行所　株式会社ゆまに書房

〒一〇一―〇〇四七

東京都千代田区内神田二―七―六

振　替　〇〇一四〇―六―六三一六〇

印刷・製本　株式会社キャップ

カバーデザイン　芝山雅彦〈スパイス〉

落丁・乱丁本はお取り替え致します

定価はカバー・帯に表示してあります

ISBN4―8433―1814―0 C0311